Zur

Analysis und Synthesis

der

pseudoplastischen Prozesse

im Allgemeinen und einiger im Besonderen.

Von

Dr. Gustav Zimmermann.

Berlin,
Druck und Verlag von G. Reimer.
1844.

Vorwort.

Ich übergebe hiermit dem medizinischen Publikum eine Reihe von Abhandlungen, deren Resultate, wie ich wünsche, auf die gesetzmäfsige, d. h. auf chemisch-physiologische Principien gegründete, Erforschung des kranken Lebens-Processes als ein Entwickelungs-Moment Einflufs gewinnen mögen. Sie verdanken ihre Entstehung theils Beobachtungen und Untersuchungen am Krankenbette, zu welchen mir mein Verhältnifs als Lazareth-Chirurg und die fördernde Theilnahme meines früheren Vorgesetzten, des Regiments-Arztes Herrn Dr. Büttner, Gelegenheit und Veranlassung gab, theils dem Studium der Werke derjenigen Männer, welche durch ihre Arbeiten auf dem Gebiete der Naturwissenschaften überhaupt und der Physiologie insbesondere die Medizin wesentlich gefördert haben.

Diese meine Arbeit, die ich als ein Programm für spätere, bessere Leistungen betrachte, hat meiner Ansicht nach das Verdienst, dafs sie, auf Thatsachen und Prinzipien gestützt, einzelne, wichtige Fragen scharf ins Auge fafst und zu beantworten versucht. Mögen dies Andere als eine Aufforderung betrachten, ein Gleiches zuthun: denn nur dem vereinten Streben Vieler kann es gelingen, alle die Thatsachen zu sammeln, die zur Lösung der aufgeworfenen Fragen von Nöthen sind.

Schliefslich mufs ich bitten, etwaige Widersprüche und Unverständlichkeiten in dem Buche, die durch aphoristische Schreibart und wenig geglätteten Styl entstanden sein mögen, selber zu lösen und aufzuklären: ebenso die nicht durch meine Schuld in den ersten 4 Bogen stehen gebliebenen, den Sinn entstellenden, Druckfehler vor dem Gebrauche desselben zu berichtigen.

G. Zimmermann.

Physiologische Corollarien.

So weit unsere Kenntnifs bis jetzt reicht, sind es 54 Elemente, aus welchen Alles, was auf und in der Erde ist, besteht. Die erste Eigenschaft dieser Elemente ist die, für sich zu bestehen, zu sein; so wie aber die Atome eines Elementes mit denen eines andern in Berührung treten, bemerken wir an ihnen eine Thätigkeit: sie ziehen sich entweder an und verbinden sich zu einem neuen Körper, oder sie stofsen sich gegenseitig ab. Diese Kraft der Elemente, sich unter einander zu einer neuen Form zu verbinden, so dafs von ihnen selbst dem Auge Nichts mehr wahrnehmbar ist, kommt jedoch nur dann zur Entwickelung, wenn ihre Atome nicht zu weit von einander entfernt liegen und differente Materien sich berühren. Vermittelt wird die Verbindung oft durch die Einwirkung anderer Kräfte, z. B. der Wärme, des Lichts, der Elektrizität. Aber durch eben dieselben Agentien können schon fertige Verbindungen wiederum in die einfachen Elemente zerlegt werden, z. B. das Quecksilberoxyd durch Wärme in Quecksilber und Sauerstoff; wie man aus Wasserstoff und Sauerstoff durch Einwirkung des elektrischen Funkens Wasser bildet, so kann man dieses durch den Galvanismus wieder in die einfachen Elemente zersetzen.

Diese Kraft der Elemente, Verbindungen mit einander einzugehen, ist bald stärker, bald schwächer; die Eigenschaften der gebildeten Körper, namentlich ihr Vermögen, gegen äufsere Störungen Widerstand zu leisten, hängt von der bestimmten Ordnung ab, in welcher sie sich verbunden haben. Denn wir wissen, dafs die nämlichen Elemente, in dieser Form zusammengesetzt, oft ganz andere chemische und physikalische Eigenschaften haben, als wenn sie in einer anderen

Weise sich vereinigt haben; z. B. Harnstoff und cyanichtsaures Ammoniak, Amylon, Rohrzucker, Traubenzucker, Milchzucker, Schwefel bei 110° R. und bei 15° R., die Phosphorsäure und Pyrophosphorsäure und deren Salze, sind dafür Belege. So der Arragonit und der Kalkspath. —

Wir kennen bis jezt zweierlei Arten von Verbindungen der Elemente, nämlich die anorganischen und organischen; und wir nennen daher die Kräfte, welche sie vereinigten und zusammenhalten, die anorganische, chemische und die organische Verwandtschaftskraft.

Die chemische Verwandtschaftskraft offenbart sich in allen Elementen. Sie ist nichts Selbstständiges, sondern, wie jede andere Kraft, durch den Gegensatz, die Differenz der Materien hervorgerufen. Aber sie zeigt sich nur da, wo die Elemente in einer bestimmten Ordnung, (nach dem stöchiometrischen Gesetze) immer zu eins zu eins, oder zwei zu zwei u. s. w. zusammentreten. Nur im Momente ihrer Vereinigung sind die Elemente aktiv thätig: durch die innige, gegenseitige Berührung wird in den Atomen die Kraft rege, durch deren Einwirkung sie sich dann in bestimmter Ordnung gelagert zeigen. Sowie die Verbindung zu Stande gekommen ist, beharren die Elemente so lange in derselben, ohne weiter in sich selber Veränderungen zu durchlaufen, bis etwa in ihre Nähe andere Elemente treten, von denen diese oder jene zu denen in der Verbindung stärkere Verwandtschaft haben, als diese unter sich. — Viele Elemente und noch mehr die Verbindungen derselben zeigen sich in einer eigenthümlichen Form, der Krystallform: daher unterscheiden wir an jeder die Form und die Qualität des Geformten.

Die chemische Verwandtschaftskraft wirkt nie unwillkührlich; alle Thätigkeit fliefst aus der Nothwendigkeit, aus Gesetzen. Die erste Folge ihrer Wirksamkeit ist die Bewegung, die sich an den Atomen offenbart. — Sie hat es nur mit Stoffelementen zu thun. —

Die organische Verwandtschaftskraft ist ebenfalls Nichts Selbstständiges; sie kommt jedoch nur zur Entwickelung, wenn bestimmte Elemente durch gegenseitige Berührung sich so disponiren, dafs die chemische Wahlanziehung unter ihnen aufgehoben wird. Die Elemente, welche in die sogenannten organischen Verbindungen eingehen, sind namentlich der Sauerstoff, der Wasserstoff, der Stickstoff, der Kohlenstoff, Schwefel, Phosphor, Eisen, einige Alkalien und Erden. Sie verbinden sich nicht zu eins zu eins oder zwei zu zwei, sondern sie treten, drei, vier, fünf u. s. w. unmittelbar zu einem neuen Körper zusammen. Die Ordnung, in der sie sich lagern, mufs ebenfalls eine andere sein, als in den anorgansichen Verbindungen: denn der Harnstoff besitzt ganz andere Eigenschaften als das cyanichtsaure Ammoniak, obgleich beide aus denselben Elementen und gleich grofsen Atom-Mengen zusammengesetzt sind. — Es giebt auch Verbindungen, die als Zwischenstufen zwischen den anorganischen und organischen anzusehen sind, wie z. B. der Alkohol, den man als aus Aether und Wasser zusammengesetzt betrachten kann.

Die organischen Verbindungen, sowohl die ternären, quaternären u. s. w. machen den Hauptbestandtheil der Pflanzen und Thiere aus. Als der Repräsentant der animalisch-organischen Verbindungen ist das Protein zu betrachten, welches allen anderen Verbindungen, Albumin, Fibrin u. s. w. zu Grunde liegt. Diese Verbindungen beharren ebenfalls so lange, als nicht stärkere Einflüsse von aufsen kommen, durch welche das Band, womit die organische Verwandtschaftskraft die einzelnen Atome derselben zusammenhält, gelockert und loser wird. Die Wärme und den Sauerstoff der Luft haben wir namentlich, nebst dem Lösungsmittel, dem Wasser, als diejenige Kraft und denjenigen Stoff anzusehen, der auf Kosten der organischen Verbindung seine chemische Kraft geltend zu machen sucht. Der Sauerstoff hat zu fast allen andern Elementen die gröfste Wahlverwandtschaft; in den Protein-Verbindungen findet er den Wasserstoff, den Kohlenstoff, den Stickstoff, den Schwefel und den Phosphor, mit denen er Verbindungen eingehen kann. Ist erst auch nur ein Atom des Protein aus diesem an den Sauerstoff getreten, so beginnt die chemische Wahlanziehung in fortschreitender Progression sich zu entwickeln, indem nun selbst unter den Atomen des Protein die chemische Wahlverwandtschaft auftaucht. Der Sauerstoff der Luft, namentlich in Verbindung mit dem Stickstoff derselben, ist der Repräsentant des Chemismus; die Folge seiner Einwirkung ist in organischen Verbindungen die Fäulnifs. Diese ist eine solche Mischungs-Veränderung in denselben, wodurch sie in ihre entfernten Bestandtheile zerlegt werden, wobei sich fast nur anorganische Produkte bilden, deren Charakteristisches die Kohlensäure und das Ammoniak ist. Es ist dies ein Herabsinken der Atome aus einer höheren Verbindung auf eine niedere, von Formelementen zu Stoffelementen. — Es beginnt die Fäulnifs in organischen Materien nicht erst dann, nachdem die organische Verwandtschaftskraft völlig vom Chemismus überwunden ist; nein, sondern das Band der ersteren lockert sich allmählich und in gleichem Grade bilden sich die anorganischen Verbindungen. Hat der Chemismus gesiegt, so ist damit der Fäulnifs-Procefs beendigt.

Der Chemismus ist der ewige Feind der organischen Verwandtschafts-Kraft, wie das Licht der Finsternifs, das Gute dem Bösen, das Sein dem Werden gegenübersteht. In ihrem Werden, in ihrem Bestehen und in ihrem Untergange kämpft die organische Verbindung gegen diese mephistophelische Macht. Dieser Kampf der chemischen und organischen Wahlverwandtschaft, den man eigentlich keinen Kampf nennen kann, da alle Vorgänge nach bestimmten Gesetzen erfolgen, (physikalischer, chemischer Procefs) die zu erforschen das höchste Ziel unserer Bestrebungen ist, ist für die organischen Wesen der Grund ihres Entstehens und Vergehens; die Aufgabe der denkenden Wesen ist es nun, denselben zu ihrem Vortheil zu lenken. —

Während wir also in jedem Atom organischer Materie die organische Verwandtschaftskraft wirksam sehen, so bemerken wir, wenn mehrere Atome derselben nach innerer Norm, nach einer bestimmten Idee und zu einem gewissen Zwecke zusammentreten, die Lebenskraft. Die dadurch bewirkte Verbindung organischer Atome zu einem Ganzen ist eine Zelle. In der Zelle treten dieselben unter einander in Wechselwirkung, wodurch sich jene wesentlich von der blofsen Protein-Verbindung unterscheidet. In dieser stehen blofs die Atome der Elemente in Wechselwirkung; in jener haben wir es mit der Wechselwirkung der Formelemente zu thun, unter denen eine Selbstanziehung und Selbstabstofsung stattfindet. Diese geht nie in Neutralisation über, sondern anfangs schwach steigert sie sich, erreicht ihren Culminationspunkt und wird dann wieder schwächer. Neben dieser Wechselwirkung der organischen Atome unter einander, geht in diesen selbst eine Veränderung vor sich: je lockerer in diesen das Band der organischen Wahlverwandtschaft wird, um so lockerer wird in der ganzen Zelle die die organischen Atome zusammenhaltende Lebenskraft.

Jede Zelle hat ihren Anfang; von da durchläuft sie quantitative und qualitative Veränderungen, indem sie anfangs immer mehr organische Atome in sich aufnimmt, wodurch sie sich innerlich entwickelt, ausdehnt, wächst. Eine jede Zelle ist als eine Art von Microcosmus anzusehen, der eine bestimmte Funktion erfüllt. Diese ist am energischsten, wenn sich die Zelle am höchsten entwickelt hat.

Eine Zusammensetzung von mehreren Zellen nach einer bestimmten Idee und zu einem bestimmten Zweck giebt ein Gewebe. Durch die Vereinigung vieler Zellen wird deren Funktion quantitativ vermehrt, wie mit der Menge der Plattenpaare die Kraft der voltaischen Säule zunimmt. Jede Zelle des Gewebes entsteht, wächst, reift, altert und vergeht: in die Stelle der abgestorbenen treten neue, die denselben Cyklus der Metamorphose durchlaufen. Es findet also eine fortwährende Verjüngung statt. Dies ist die Vegetation, deren beide Seiten die pro- und regressive Metamorphose sind. — Jedes Gewebe hat eigenthümliche Verrichtungen, die von der verschiedenen Art der organischen Atome und ihrer Lagerung in der Zelle abzuhängen scheinen: das Nervengewebe, Muskelgewebe, Zellgewebe, Hautgewebe u. s. w.

Eine Verbindung mehrerer Gewebe nach einer bestimmten Idee und zu einem bestimmten Zweck giebt ein Organ. In Rücksicht auf die Menge der Gewebe, die ein Organ constituiren, findet eine grofse Verschiedenheit statt: sie sind bald complicirter bald einfacher zusammengesetzt. Am einfachsten sind die Central-Organe des Nervensystems zusammengesetzt: Blut- und Nervengewebe sind es allein, die sie konstituiren. Im Muskelsystems finden wir dagegen Muskelgewebe, Nervengewebe, Blutgewebe, u. s. w. In den drüsigen Organen finden wir Parenchym, Nerven-, Muskel-, Blut-, Knorpel- und Hautgewebe u. s. w. An jedem Organe unterscheiden wir die Vegetation und Funktion. Viele Organe haben in Bezug auf ihre Vegetation und Funktion nur eine bestimmte Dauer, wie z. B. die Thymusdrüse, die Geschlechts-Organe: sie sterben gleichsam ab.

Ein Verein von bestimmten Organen nach einer bestimmten Idee und zu einem bestimmten Zweck giebt einen Organismus. — „Einen Organismus, ein Individuum," sagt Henle, „stellen wir uns vor als eine Verbindung einzelner, mit eigenthümlichen Kräften begabter Partikel, Elemente, die unter dem Einflufs einer das Ganze durchdringenden Idee stehen. Diese Idee erkennen wir in ihren Wirkungen; sie bestimmt, was aus jedem Elemententheile an jeder Stelle werden soll; von ihr hängt der Entwickelungsgang und die Lebensdauer jedes einzelnen ab."

„Jedoch hängt die gesetzmäfsige Entwickelung des Ganzen nicht allein von einer Wechselwirkung der Theile unter einander ab; dies lehren auf das entschiedenste die Thatsachen der ersten Bildung und der Wiederergänzung verloren gegangener Körpertheile" u. s. w.

Alle Organismen entstehen aus einem Keim, in welchem er potentia ganz enthalten ist. Es bilden sich durch Neubildung die Zellen der verschiedenen Gewebe und Organe: mit der vollständigen Ausbildung derselben beginnt deren Funktion und damit die Vegetation, die Ernährung. Die Bedingungen der letzteren sind die Nahrungsmittel und die Wärme.

Die Totalsumme aller Kräfte des Organismus giebt die Lebenskraft desselben; das Ganze seiner Verrichtungen heifst Leben.

Die Lebenskraft des ganzen Organismus, die mit der der einzelnen Organe, Gewebe und Zellen in geradem Verhältnifs steht, nimmt mit der Entwickelung desselben zu und sinkt dann wieder. Denn jeder Organismus hat seine bestimmte Dauer: er entsteht, wächst, blüht, nimmt ab und stirbt, wie jede Zelle in ihm selber. Die Lebenskraft offenbart sich namentlich als assimilirend, indem sie Form- und Stoffveränderungen in den Nahrungsmitteln zu Wege bringt; sie hebt die chemische Verwandtschaftskraft in ihnen auf, so dafs die Formelemente derselben wieder zu Trägern der Lebenskraft werden können. Durch diese integrirenden Reize der Aufsenwelt besteht eine Wechselwirkung zwischen diesen und den Organen, welche in wirkliche Erregung übergeht, indem dadurch die Energie der Organe rege gemacht wird. Die Lebenskraft äufsert sich als Kraft der Anziehung, indem sich in den Geweben an die Stelle der alten Zellen neue bilden. Sie äuſsert sich als Kraft des Widerstandes gegen Aeuſseres; sie ist die Ursache der Zunahme, der Zellenbildung, des Wachsthums. Sie muſs stärker sein, als die chemische Verwandtschaftskraft; ihre Aeuſserungen sind aber abhängig von einer gewissen Temperatur. Entziehung von Nahrungsmaterial, Wärme und Sauerstoff machen allen Lebenserscheinungen bald ein Ende. Sie ist endlich die einzige Quelle der Bewegung: sie leistet einmal Widerstand; weder die organischen Atome, noch viel weniger die Zellen lassen sich durch äuſsere, chemische Einflüsse sofort bewegen und umbilden; und dann ist sie aktiv bildend, indem sie Widerstände überwindet.

Wie schon gesagt, bemerken wir an jedem Organismus Vegetation und Funktion: beides giebt das Leben. Jede Funktion oder Kraftäuſserung, sowohl willkührliche als unwillkührliche bringt fortwährend Veränderungen in den Zellen der Gewebe hervor, oder ist vielmehr durch diese bedingt. In Folge derselben werden sie immer untauglicher zu derselben und sterben gleichsam ab. An ihrer Stelle bilden sich aus dem Blute neue Zellen. Dies ist die Vegetation: sie besteht also aus der regressiven und progressiven Metamorphose. Alles das, Funktion, re- und progressive Metamorphose greift eng in einander ein: sind sie normal, so ist es der Lebensproceſs des Organismus auch und diesen nennen wir dann gesund. Weicht eine Seite des Lebens, und damit auch gleich alle drei, vom Normal ab, so wird er krank. Da sich die anomale Funktion und Vegetatation zuerst immer in einigen Zellen eines Gewebes zeigt, so ist jede Krankheit anfangs örtlich: sind alle Zellen krank, d. h. anomal, so stirbt der Organismus.

Auch ohne Krankheit ist einem jeden Organismus ein bestimmtes Lebensende gesetzt, weil sich die Wechselerregung in den einzelnen Zellen und untereinander zwar anfangs steigert, wenn sie aber ihren Culminationspunkt erreicht hat, wieder herabsinkt, bis zuletzt ihre Funktion und damit die Vegetation erlischt.

Es ist daher nöthig, wenn wir auf genetisch-historischem Wege die Entstehung des kranken Lebens-Processes erkennen wollen, daſs wir das Wesen der progressiven und regressiven Metamorphose näher erörtern und zusehen, wie diese durch die äuſseren schädlichen Potenzen in der Art abgeändert werden könne, dafs der gesunde Lebensprocefs in den kranken umschlägt.

1. Die normale progressive Metamorphose.

Ihre Quelle sind die Nahrungsmittel und diese sind die integrirenden Reize des Magens und Darmkanals; durch sie ist der Mensch am innigsten mit der Aufsenwelt verbunden: er ist das Kind derselben. Wie der Embryo seinen Lebenssaft aus der Mutter, so holt der Mensch das Material zu seiner Ausbildung und Erhaltung aus der Erde. — Er ist auf animalische und vegetabilische Kost zugleich angewiesen; durch **Magendie's, Gmelin's, Tiedemann's** und **Schultz's** und anderer Physiologen Versuche ist der Satz zur Unumstöfslichkeit erhoben werden, dafs der einseitige Genufs entweder stickstoffloser oder stickstoffreicher Nahrung auf die Dauer eine gesunde progressive Metamorphose, Blutbildung und Ernährung, nicht unterhalten kann. Die Milch allein entspricht allen Anforderungen in dieser Beziehung. — Die Nahrungsmittel des Menschen sind unter allen Umständen Theile von Organismen, in welchen die organische Verwandtschaftskraft dem Chemismus überlegen ist oder ihm zum wenigsten noch das Gleichgewicht hält. Er nährt sich von dem Fleisch und der Milch der Thiere; alle Vegetabilien, die er geniefst, enthalten ebenfalls Bestandtheile, die reich an Stickstoff sind. Je mehr sie davon enthalten, um so geringere Quantität deren bedarf er; so das Pflanzenfibrin (Kleber), das Pflanzenalbumin und das Pflanzenkasein. Alle nehmen im Magen die Form an, welche das Thierfibrin, Thieralbumin und Kasein durch Umwandlung erhält.

Diejenigen Organe, welche zunächst zur Einleitung der progressiven Metamorphose dienen, sind der Darmkanal und einige ihm anhängende Drüsen: eine der wichtigsten Bedindungen derselben ist die Wärme. Normale, den Verdauungskräften, anpassende Nahrungsmittel, Integrität des Darmkanals und des den Funktionen desselben vorstehenden organischen Nervensystems und Wärme geben eine normale Assimilation. Die Einleitung geschieht durch das Kauen der Speisen, wobei sie mit dem Speichel vermischt werden, der ein äufserst nothwendiges Digestiv-Mittel, namentlich für die Vegetabilien ist. Das Kauen, die Qualität und Quantität des Speichels sind daher wichtige Bedingungen einer gesunden Verdauung. Die ganze Schleimhaut des Magens ist mit einer grofsen Menge von Drüsen ausgekleidet, die den Magensaft absondern; der ganze Darmkanal ist mit Epithelium ausgekleidet, das höchst wahrscheinlich in dem Processe der Verdauung eine wichtige Rolle spielt. Denn es schuppt sich während desselben fast ganz und gar ab. — Während der Verdauung befinden sich die Speisen durch die Bewegung der Muskelhaut in rotirender Bewegung. Pylorus und Cardia sind geschlossen.

In allen Nahrungsmitteln findet ein mehr oder minder starker chemischer Procefs statt, der auf Kosten der organischen Verwandtschaftskraft die Zersetzung derselben zu Stande bringen würde; dieser Chemismus mufs daher zuerst zur Indifferenz gebracht werden, und dies geschieht nun jedenfalls durch den Speichel und den Magensaft und die Einwirkung der Schleimmembranen überhaupt.

Welches auch das Wesen des Verdauungs-Prozesses sein mag, so erkennen wir doch an den Produkten desselben, dafs es namentlich auf Eiweifs- und Fettbildung aus dem Nahrungs-Material ankommt. Der Chymus im Magen enthält noch Alles, die belebungsfähigen und reine exkrementiellen Theile der Speisen, bei einander: im Dünndarm erst, durch den Zuflufs von Galle, einer alkalischen, eigentlich exkrementiellen, aber für die thierische Oekonomie höchst nothwendigen und nützlichen Flüssigkeit, geschieht die Neutralisation des sauren Chymus und seine Trennung in Chylus und Exkremente. Von der Schleimhaut des ganzen Darmkanals wird der Chylus resorbirt und gelangt gewifs theilweise gleich in das Blutgefäfssystem; der andere Theil wird von den Lymphgefäfsen aufgenommen, geht durch die drei Reihen der Mesenterialdrüsen und gelangt endlich in den ductus thoracicus.

Die beiden Hauptbestandtheile des Chylus sind das Eiweifs und Fett. Es mufs das Eiweifs, das aus dem animalischen Nahrungsmaterial gezogen wird, weil der Mensch überhaupt eine edlere und höhere Organisation hat, ebenfalls in seiner Qualität höher organisirt werden, um zu den edleren Bildungen qualifizirt zu werden. Dies kann jedoch nur geschehen, wenn zwischen jenen beiden Stoffen das richtige Verhältnifs obwaltet. Die Bedingung dazu liegt, wie gesagt, in den Nahrungsmitteln, die eine entsprechende Differenz der Qualität haben müssen, dann im Verdauungsprocefs und endlich in der Einwirkung der Galle.

Im Chylus selbst kommt es schon zur Festbildung, indem sich aus dem Fett desselben die Lymphkerne bilden, die allmähliche Veränderungen durchlaufen, so dafs sie Aether zuletzt nicht mehr auflöst. In demselben Maafse, wie sich durch Contraktion an sich selber diese Lymphkerne gestalten, bilden sich aus dem Eiweifs um dieselben dünne, farblose, durchsichtige, kugelrunde Blasen. Neben diesen sieht man schon im Chylus, je höher er in den duct. thorac. in die Höhe steigt, andere Bläschen, die sich bereits zu färben beginnen und glatt werden. Hierdurch werden die Kerne fest geklemmt. Die ursprünglich aus Albumin bestehende Hülle verwandelt sich allmählich in Globulin (Kasein).

Gelangt der Chylus ins Blut, so erfahren die Blasen durch die Einwirkung des Sauerstoffs eine chemische Umwandlung und Reizung, worauf als Reaktion stärkere Zusammenziehung erfolgt. Im Blute bilden sich nun noch immer mehr Bläschen. Durch die Einwirkung des Sauerstoffs soll der Blutbläschenkern allmählich zu Blutroth verarbeitet, d. h. zersetzt werden. Je mehr dies geschieht, um so unfähiger werden sie zur Sauerstoffaufnahme, und können ihrer Funktion nicht mehr vorstehen. Sie altern, sterben endlich ab und verfallen der regressiven Metamorphose immer mehr. Sie gleichen hierin allen übrigen Zellen der Gewebe. In der Leber werden die Blutbläschen zu Galle umgearbeitet, die daher ein wahrhaft exkrementieller Stoff ist. — Höchst wünschenswerth wäre es zu wissen, wie lange die Blutbläschen, unter den normalen Bedingungen, im Blute bestehen. —

Die Blutbläschen sind als Zellen zu betrachten und bilden ein Gewebe, über dessen Bestimmung und Zweck man nicht mehr zweifelhaft sein kann. Sie haben direkt nichts mit dem Procefs der Ernährung, also der progressiven Metamorphose der Organe, zu thun; wie sie selber durch den Sauerstoff eine Veränderung erleiden, nehmen sie eine grofse Menge desselben in sich auf und treten denselben im Capillargefäfssystem an die Zellen der Organe ab. Dadurch bringen sie in diesen Veränderungen hervor, indem der Sauerstoff sich mit ausgeschiedenen Elementen derselben verbindet, wodurch sie wiederum zu ihrer Funktion geschickt werden. Meist verbindet sich der Sauerstoff mit dem Kohlenstoff zu Kohlensäure, die dasselbe Volumen wie jener einnimmt. Hiermit beladen kehren sie aus dem Capillargefäfssystem durch die Venen zu den Lungen zurück, wo sie alle Gase, wie Wassergas, Kohlensäure u. s. w., fahren lassen.

Das Natron-Albuminat des Blut haben wir als das eigentliche Ernährungs-Material der Organe zu betrachten. Dafs dem so sei, lehrt erstens die Neubildung im Embryo: hier geschieht die Zellenbildung ganz und gar aus dem Albumin. Sodann ist aber die Menge des Eiweifses im Blute nächst den Blutbläschen der überwiegende Theil. Jedes Gewebe bildet sich durch Wahlanziehung aus dem Albumin die neuen Zellen, wobei jedoch gleich in den Atomen desselben eine solche Umsetzung vor sich geht, dafs die eben neugebildeten Zellen nicht mehr dem Albumin in chemischer Hinsicht gleich sind. Es liegt also in jedem Gewebe die Kraft, in dem Albumin eine solche Umlagerung der Atome oder theilweise Verminderung ihrer Menge zu bewirken, dafs der dadurch neugebildete Stoff zu der spezifischen Zellenbildung qualifizirt wird: man denke nur an das Muskel- und Nervengewebe, an das leimgebende Gewebe u. s. w. Noch ungleicher wird allmählich die chemische Beschaffenheit der gebildeten Zellen durch die Aktion derselben und die Einwirkung des Sauerstoffs. Das sehen wir z. B. an dem jungen und alten Muskelfleische; es ist anders bei Thieren, die gemästet werden und nicht arbeiten, anders bei solchen, die ihre Muskeln anstrengen müssen.

Die Bildung der neuen Zellen an Stelle der alten ist fast der Culminationspunkt der progressiven Metamophose: sie werden nur da normal gebildet werden können, wo das Natronalbuminat eine normale Beschaffenheit zeigte. Die Neubildung der Zellen ist eine fortwährende Verjüngung der Organe: mit ihr wird die Energie derselben immer erneut. Denn die Funktion der Gewebe und Organe beruht auf einer normalen Zellenbildung und Zellenentwicklung, wie auch auf zeitgemäfser Abstofsung der verbrauchten, abgestorbenen. Jede Zelle entwickelt sich nun ihrer Norm gemäfs, indem sie räumlich zunimmt und das, was sie durch die Aktion einbüfst, wieder aus dem Blutplasma ergänzt. Das beste Bild dafür geben die Blutbläschen, deren Entwicklung, Wachsthum, Blüthe und Absterben sich am besten verfolgen läfst.

Es ist hier der Ort, wo ich mich über die Bedeutung und das Wesen des im Blute befindlichen Faserstoffs erklären mufs, da meine Ansicht über denselben von der gangbaren der meisten Physiologen ganz und gar abweicht. Gewöhnlich hält Jedermann den Faserstoff des Bluts für die Blüthe der progressiven Metamorphose, für denjenigen Stoff, aus dem die Neubildung der Zellen vorzugsweise geschieht. Es streiten aber gegen diese Annahme so viele und so gewichtige physiologische und namentlich pathologische Thatsachen, dafs ich mich wundern mufs, wie bis jetzt so wenigen die vielen Widersprüche bemerkbar geworden sind. Ich werde kurz die Gründe anführen, die mich bewegen, jene angegebene Bedeutung des Fibrin fallen zu lassen und mich bemühen, zu zeigen, dafs dasselbe geradezu als das Produkt der regressiven Metamorphose, namentlich des Muskelgewebes, also als ein rein exkrementieller Stoff, betrachtet werden mufs. Bedauern mufs ich nur, dafs ich bis jetzt noch nicht im Stande gewesen bin, durch unumstöfsliche Beweise diese meine Vermuthung zur Gewifsheit zu erheben. Ich lege dieselbe aber, ebenso wie Liebig's Theorie von der Einwirkung des Sauerstoffs auf das Blut, den im Laufe dieser Abhandlungen vorkommenden Untersuchungen zu Grunde, weil ich damit am besten die Erscheinungen erklären kann. — Was hilft am Ende dem praktischen Artze eine Physiologie, die gerade in den wichtigsten pathologischen Vorgängen keine Erklärung zu geben vermag, ja sich selbst noch nicht bemüht hat, für die physiologischen darnach zu suchen? Es befindet sich auch noch in der Physiologie zu viel Hergebrachtes, zu viel Traditionelles, wovon man sich nicht gut losreifsen mag, und ich glaube, dafs man den tüchtigen Chemikern, wie Liebig vorzugsweise, nicht genug Dank schuldet dafür, dafs sie neue Fingerzeige gegeben, neue, folgenreichen Verkehr versprechende Bahnen auch in dieser Wissenschaft gebrochen haben. Dem Physiologen und Pathologen liegt es nun aber auch ob, thätig in seine Wissenschaft nach jenen neuen Prinzipien einzugreifen und zuzusehen, ob sich bis dahin räthselhafte Phänomene darnach besser erklären lassen, anstatt sich in vornehmem Dünkel, als besitze man längst das Monopol aller Weisheit und betrachte es als einen unbefugten, räuberischen Einfall in das wohl verferchte Gebiet der Wissenschaft, wenn aufser ihr stehende Arbeiter zur bessern Cultur desselben neue Erfindungen machen. Auf welchem Standpunkte die Physiologie noch wäre, wenn sich ihrer nicht die Anatomen und Chemiker bemächtigt hätten, das lehren so manche Bücher, deren Verfasser sich in einmal aufgefafsten Ansichten ewig im Kreise herum drehen und Gewalt über Gewalt schreien, wenn sie Jemand in ihrem Noctambulismus stört.

Dafs der Faserstoff bei der Verdauung nicht gebildet wird, steht unter allen Physiologen fest; derselbe ist im Chymus garnicht und im Chylus nur in sehr geringer Menge und einer dem Albumin sehr ähnlichen Beschaffenheit vorhanden. Am auffallendsten dabei ist, dafs im Chylus der Fleischfresser weit weniger Fibrin enthalten ist, als z. B. in dem der Pferde und Schaafe. Denn nach einer annähernden Analyse finden sich in 1000 gr. Chylus eines Pferdes: 65 gr. feste Bestandtheile, worin 4 gr. Chylus-Körperchen, 0,75 Faserstoff, 31,0 Albumin, 6,23 Extractiv-Stoffe, 15,0 Fett, 7,0 alkalische Salze und 1,0 erdige Salze und Spuren von Eisenoxyd. — Weder bei der Fütterung mit dem verschiedenartigsten Nahrungsmaterial noch bei hungernden Pferden fehlt jene geringe Menge Faserstoff: ist der Chylus erst durch die Mesenterial-Drüsen hindurch gegangen, so enthält er dessen bei weitem schon mehr. — Da sich im Chymus gar kein Fibrin vorfindet, so sind Tiedemann und Gmelin, und Arnold insbesondere, der Ansicht, dafs der Faserstoff des Chylus aus den Lymphgefäfsen herkomme; aufserdem könne dies auch durch Verzweigungen der Venen zu den Milchgefäfsen mit den ganzen Blutbestandtheilen der Fall sein, da man im Milchsaft oft ganz normale Blutbläschen vorfindet. Diese Ansicht findet in dem Umstande eine um so gröfsere Stütze, als Tiedemann und Gmelin im Chylus hungernder Pferde mehr Faserstoff gefunden haben, was nur durch vermehrte Resorption faserstoffhaltiger Gebilde erklärt werden kann. Ueberhaupt bemerken wir bei Hungernden im Anfange gewöhnlich eine Faserhaut auf dem Blute, ein Zeichen, dafs das Fibrin vermehrt ist.

Daraus, dafs sich bei den Fleischfressern im Chymus gar kein Faserstoff vorfindet, während dieselben doch in ihrem Nahrungs-Material sehr viel von dieser Protein-Verbindung verzehren, scheint hervor zu gehen, dafs der Zweck der Verdauung darin besteht, daraus Eiweifs zu bilden. Es mufs also der Faserstoff im Magen eine Umwandlung in seiner chemischen Qualität erleiden; diese geschieht um so leichter, je jünger die Muskelfaser ist, also je mehr sie noch dem Albumin gleich kommt. Das Muskelfleisch alter Thiere, die viel gearbeitet haben, z. B. alter Ochsen, das zähe und sehr fest ist, ist fast unverdaulich. — Wenn also der Faserstoff das Hauptmaterial zur Ernährung sein soll, warum wird er bei der Verdauung ganz und gar wieder in Eiweifs verwandelt, während Vogeleiweifs ganz und gar resorbirt wird?

Im Blute der Pflanzenfresser ist weit mehr Faserstoff enthalten, als in dem der Carnivoren; bei den Vögeln findet sich verhältnifsmäfsig viel, bei den Fischen wieder weniger, deren Muskeln fast dem Albumin gleich kommen. Ebenso steht die Thatsache ganz fest, dafs das Blut des Fötus sehr wenig oder fast gar keinen (Jennings) Faserstoff enthält. Das Blut der Neugeborenen besitzt ebenfalls sehr wenig; nach dem 4. bis 14. Jahre jedoch hat H. Nafse keinen Unterschied von dem Faserstoff-Gehalt des Blutes von Erwachsenen wahrnehmen können. Nach der Mannbarkeit ist er am gröfsten; im Alter nimmt er wieder ab. Nach dem Geschlechte besteht in Rücksicht auf den Faserstoffgehalt des Bluts eben kein bedeuteuder Unterschied, die Melancholischen sollen jedoch nach Gaubius der meisten haben. Das von mir bei einem Soldaten untersuchte Blut, dessen Temperament das melancholische war, gab auf 1000 gr. 4 gr. getrockneten Faserstoff, der in feuchtem Zustande von einer aufserordentlichen Weifse war. Das Blut der Sanguiniker dagegen giebt weniger, als das Normal beträgt; auch bemerkt H. Nafse, dafs es falsch sei, wenn man behaupte, dafs Leute mit robuster Constitution mehr besitzen, als die mit schwächlicher; ja gerade die Menschen, die sich gut nähren, haben wenig Faserstoff. — Endlich soll nach Sigwart das Blut der Neger ein Drittel mehr Fibrin besitzen, als das der Europäer.

Vergleichen wir mit diesen Thatsachen die gangbare Theorie der Physiologen, dafs der Faserstoff im Chylus und Blute durch die Einwirkung des Sauerstoffs gebildet und vervollkommnet werde, so entdecken wir auch darin die ärgsten Widersprüche. Ich will hier noch ganz davon absehen, dafs es aller Analogie schnurstracks entgegenläuft, wenn man annimmt, dafs der Sauerstoff, der gerade, als der Feind der organischen Verwandtfchaftskraft, der Beförderer der Fäulnifs in den organischen Materien anzusehen ist, durch seine Einwirkung auf das Blut hier die edleren Bildungen befördern soll; wäre dies seine Aufgabe, so müfsten doch die Fleischfresser, bei denen die Respiration weit stärker ist und die, wenn nicht mehr, so doch weit gröfsere Blutblasen haben, die also weit mehr Sauerstoff fassen können, beträchtlich mehr Faserstoff besitzen, als die Pflanzenfresser. Ebenso müfste auch, wenn namentlich dieser Stoff die Ernährung bewirken soll, das Blut des Neugeborenen sehr viel enthalten, zumal da dessen Respiration ungemein thätig ist. *) Man wird den Mangel desselben nicht damit erklären können, dafs in dem Maafse, wie das Fibrin erzeugt wird, dasselbe auch verbraucht werde: denn dann müfste der Sanguiniker, dessen Respiration wie der ganze Blutumlauf sehr energisch geschieht, viel Faserstoff haben, da dessen Ernährung gewöhnlich nicht eben sehr vollkommen zu sein pflegt. — Ganz im Widerspruch mit jener Theorie ist aber die Thatsache, dafs die Neger mehr Faserstoff haben, als die Europäer, da dieselben doch positiv weniger Sauerstoff athmen als diese. Denn je wärmer die Luft, um so weniger Sauerstoff enthält sie in einem bestimmten Raume.

Ebenso wenig stimmen diese Thatsachen mit der Ansicht

---

*) Jedoch läfst das schnellere Athmen des Neugebornen, da nach den neueren Untersuchungen von Addison und Scudamore die Lungen desselben wegen ihrer mangelhaften Entwickelung nur verhältnifsmäfsig wenig Luft aufnehmen können, garnicht auf eine gröfsere Sauerstoff-Aufnahme schliefsen. Je mehr sich übrigens die blinden Endigungen der zarten Bronchial-Aeste in Lungenzellen erweitern, um so langsamer wird die Respiration: auch im späteren Alter stehen gröfsere und entwickeltere Lungen und langsameres Athmen in direktem Verhältnifs und ebenso umgekehrt. Phthisiker athmen schnell.

derjenigen überein, welche den Faserstoff bei der Metamorphose der Blutbläschenkerne durch den Sauerstoff entstehen lassen. Abgesehen davon, dafs es noch sehr zweifelhaft ist, ob die Blutbläschen des Menschen Kerne enhalten und es noch ganz ungewifs ist, woraus sie überhaupt bestehen: so müfste das Blut, welches viel Blutbläschen enthält, auch sehr viel Faserstoff enthalten. Wir sehen aber gerade das umgekehrte Verhältnifs. Das Blut der mit habitus apoplect. behafteten, der tüchtigen Esser, der Plethorischen u. s. w. ist reich an Blutbläschen und arm an Faserstoff. Dagegen besitzen die Phthisiker, deren Blut nur wenig Blutbläschen enthält, die sehr kleine Lungen, einen engen Thorax haben und wo verhältnifsmäfsig nur wenig Sauerstoff beim Athmen absorbirt wird, sehr viel Faserstoff; ebenso verhält es sich mit den Schwangeren in den späteren Monaten: hier ist durch das Heraufdrücken des Zwerchfells die Respiration beengt; das Blut enthält wenig Blutbläschen, aber viel Faserstoff.

Anzunehmen mit C. H. Schultz, dafs der Faserstoff des Bluts erst aufserhalb des Körpers sich bilde, und dafs derselbe im lebenden, kreisenden Blute mit dem Serum eine organische Einheit, des Plasma, darstelle, aus welchem alle Neubildung der Zellen geschieht, scheint mir durch eine Menge von Thatsachen widerrathen zu werden. Wenn im Embryo des Vogeleies alle Neubildung aus dem Albumen geschieht, wenn wir dasselbe auch im menschlichen Foetus anzunehmen berechtigt sind: warum soll nicht im späteren Alter alle Ernährung vom Eiweifs bewirkt werden können? Die Gerinnung des Faserstoffs, seine Trennung vom Serum, aufserhalb und innerhalb des Körpers, beruht offenbar nur darauf, dafs mit seinem Austritt aus dem Organismus die Bedingungen fortfallen, die ihn gelöst erhielten. Was dies für Bedingungen sind, ob chemischer oder dynamischer Natur, das ist gewiss die hauptsächlichste, dass mit dem Sinken der Lebenskraft jeder Stoff im Blute physikalischen und chemischen Gesetzen unterworfen wird. Der im Blute gelöste Faserstoff gerinnt, die Blutbläschen senken sich, röthen sich, wo sie vom Sauerstoff der Luft berührt werden, u. s. w. Wenn man darin, dafs der Faserstoff die Fähigkeit besitzt zu gerinnen, den Hauptgrund erblickte, wefshalb er zur Zellenbildung am geeignetsten sei, so bedachte man dabei gar nicht, dass er nur gerinne, weil die Lebenskraft im Blute sinkt. Bei der Neubildung von Zellen mufs aber die Lebenskraft am energischsten sich äufsern und daher kann wohl aus dem flüssigen Eiweifs die Ernährung geschehen, aber nicht aus dem Faserstoff. — Schultz hat ganz Recht, wenn er den Faserstoff für ein organisches Gewebe erklärt, und ihm eine innere organische Gestaltung beilegt, aber ich verstehe dies in anderer Bedeutung. Aus den Kügelchen des Plasma soll sich nach ihm bei der Erstarrung der Faserstoff bilden: je höher die Organisation des Plasma, desto gröfser die Menge des sich bildenden Faserstoffs. — Schultz nennt denselben ein innerlich gebildetes Eiweifs: ich kann mir dabei nichts denken. — Eiweifs und Faserstoff unterscheiden sich nicht dynamisch blofs, sondern auch chemisch: die innerliche Gestaltung kann dieses nicht so erwidern! Ich werde später auf das Vorkommen des Faserstoffs in einer anderen, als der flüssigen Form aufmerksam machen, was einigen Aufschlufs über die Natur desselben zu geben verspricht.

Ich will hier noch des Falles gedenken, den H. Nasse beschrieben hat, wo ein Geistlicher mit dem Harne Unmassen von Fibrin entleerte, ohne wesentlich abzumagern. Wie wäre dies möglich gewesen, wenn diese Protein-Verbindung hauptsächlich die Ernährung bewirken soll? Eine Reihe anderer Thatsachen, die in diesen Abhandlungen vorkommen werden, erheben ebenfalls gegen diese Annahme die gegründetsten Zweifel. Auch die geringe Menge Faserstoff, die wir im Blute der wohlgenährtesten, robustesten Menschen finden, läfst zu der verhältnifsmäfsig weit gröfseren Menge Eiweifs darauf schliefsen, wie ich schon angedeutet, dafs aus diesem letzteren alle Neubildung geschieht. Dafs das Eiweifs zur Ernährung des Gehirns diene, ist fast allgemein angenommen, weil dessen chemische Eigenschaften mehr übereinzustimmen scheinen; der Faserstoff soll dagegen hauptsächlich das Material zur Ernährung der Muskeln hergeben. Allein einmal wird man zugeben müssen, dafs die Muskeln wohl ebenso viel Nahrungsmaterial in Anspruch nehmen werden, als das Nervensystem und die Menge des Faserstoffs müfste daher der des Albumen gleich kommen; dann aber geschieht auch im Embryo die Neubildung der Muskelfaser ebenfalls aus dem Eiweifs und die Muskeln selber kommen in dieser Zeit in ihrer ganzen

Beschaffenheit noch sehr mit demselben überein. Die jungen Zellen der Muskelfaser entsprechen in ihrer chemischen Reaktion weniger dem Faserstoff, mehr dem Eiweifs; Berzelius hat es wahrscheinlich gemacht, dafs durch die Aktion der Muskelzellen sich diese zuletzt ganz zu milchsaurem Faserstoff umbilden. An dessen Stelle tritt nun das Natron-Albuminat, dessen Natron sich mit der Milchsäure verbindet, das Albumen bildet die neue Muskelzelle und der Faserstoff gelangt in flüssiger Form in das Blut oder die Lymphgefäfse. Diese Zellenbildung als Gerinnung zu betrachten, ist ganz unstatthaft; Gerinnung ist ein unfreiwilliger Akt, hervorgerufen durch chemische oder physikalische Agentien; Zellenbildung beruht auf Wahlanziehung.

H. Nasse stellt die Vermuthung auf, dafs, da der Faserstoff den Horngebilden näher verwandt sei, derselbe zur Bildung dieser verbraucht werden möge. Den gröfseren Faserstoffgehalt im Blute der Vögel erklärt er sich demgemäfs so, dafs derselbe für die übermäfsigen Hornbildungen derselben bestimmt sei. Den spärlichen Haarwuchs der Leukophlegmatischen, das Ausfallen der Haare im und nach dem Nervenfieber und im Alter will er mit der geringeren Quantität dieses Blutbestandtheiles in Einklang bringen. Allein wie es schon überhaupt nicht recht statthaft ist, anzunehmen, dafs für die Bildung eines jeden Gewebes auch ein eigener Stoff im Blute vorhanden sei, so lassen sich diese Thatsachen ebenso ungezwungen auf andere Weise erklären. Im Vogelembryo bilden sich die Epidermoidal-Gewebe, ohne dafs Faserstoff vorhanden wäre und dann mausern die Vögel nur alle Jahre einmal, es müfste daher nur um diese Zeit der Faserstoffgehalt des Blutes vermehrt sein. Das Ausfallen der Haare im Typhus und im Alter, den spärlichen Haarwuchs der Leukophlegmatischen erkläre ich weit besser aus dem Darniederliegen des peripherischen Gefäfssystems. Dafs die Thätigkeit desselben im Typhus gesunken ist, beweist die oft trockene, pergamentartige Haut, die sich meist in langwierigen Fällen ganz und gar abschilfert. — Sind wir im Stande, die Thätigkeit des peripherischen Gefäfssystems bei Leuten zu beleben, denen die Haare ausgegangen sind, so wachsen diese wieder. Darauf beruht doch allein die Wirkung aller Kräuteröle, des Weingeistes, der Kantharidentinktur, des peruanischen Balsam und wie die Haarmittel alle heifsen. Es wird Niemanden einfallen wollen zu behaupten, dafs durch die äufserliche Anwendung derselben der Faserstoffgehalt des Blutes vermehrt werde. —

In der Lymphe der Lymphgefäfse haben alle Beobachter eine unverhältnifsmäfsig grofse Menge Faserstoff gefunden; H. Nasse fand in dem berühmten Falle, der in der Bonner chirurgischen Klinik vorkam, in 92 Gr. Lymphe, 4 Gr. feste Substanz und davon war $\frac{1}{3}$ Faserstoff und $3\frac{2}{3}$ Eiweifs nebst Salzen. Im Blute ist das Verhältnifs des Eiweifses zum Faserstoff ein ganz anderes: 1000 Gr. Blut enthalten 3 Gr. Faserstoff und 80 Gr. Serum-Rückstand; hier ist also Faserstoff zu Serum-Rückstand = 1 : 26, in der Lymphe dagegen = 1 : 11, offenbar ein Beweis, dafs nicht der Faserstoff, sondern das Eiweifs des Blutes bei der Ernährung verbraucht wird; ja es folgt daraus vielmehr, dafs die Lymphgefäfse Faserstoff resorbirt haben. — Zwar enthält, wie Joh. Müller gefunden hat, zur Zeit, wo das Blut der Frösche keinen Faserstoff enthält, auch die Lymphe keinen; aber ich möchte den Satz nicht so stellen: weil das Blut kein Fibrin enthält, enthält auch die Lymphe keinen, sondern weil diese desselben beraubt ist, ist es auch das Blut. Auch Müller hat in der Froschlymphe viel Faserstoff gefunden: in 81 Theilen (ob trockner oder flüssiger ist nicht gesagt) befand sich ein Theil Faserstoff.

Eine andere wichtige Beobachtung, die für meine Ansicht, dafs der Faserstoff nicht durch die progressive Metamorphese des Bluts entsteht, ist die von Magendie, H. Nasse und Anderen, die bei ihren Versuchen über Transfusion defibrinirten Bluts in die Adern eines Thieres gefunden haben, dafs dieses, naehdem es einige Zeit cirkulirt hatte, gerinnbar geworden war und Faserstoff enthielt. Will man annehmen, dafs derselbe durch innerliche Gestaltung des Eiweifses nach Schultz, oder nach Fr. Simon durch aktive Metarmophose der Blutbläschen des eingespritzten Bluts entstanden war? Schwerlich wird man dies wahrscheinlich finden; jedoch läfst sich diese Frage positiv nicht entscheiden; man müfste denn im Stande sein, sichere chemische Unterscheidungs-Merkmale zwischen den Faserstoff-Arten verschiedener Thiere aufzufinden. Ist er aus dem defibrinirten Blute entstanden, so müfste er in seiner Beschaffenheit dem Faserstoff des Thieres gleichen, dem das Blut zu dem Versuche entzogen wurde: ist er aber durch Resorption ins Blut gelangt, so mufs er dem Faserstoff des Thieres gleichen, dem das Blut infundirt war.

Der Faserstoff ist derjenige Blutbestandtheil, der am schnellsten fault, ein Umstand, der eben nicht sehr zu Gunsten seiner hohen Vollkommenheit spricht. Man mufs diejenige Protrin-Verbindung für am höchsten organisirt halten, die am längsten der Fäulnifs widersteht und die ist das Albumin. — Was übrigens die chemische Elementar-Analyse bei den Protrin-Verbindungen anbetrifft, so läfst sich in der Zusammensetzung eben kein grofser Unterschied nachweisen, was Liebig sehr schön damit ausgedrückt hat, dafs er sagt, unter zehn Analysen des Faserstoffs oder des Albumin finde sich gewifs eine, welche auf Albumin oder Fibrin passe. Nur in ihrer chemischen Reaktion und dem physikalischen Verhalten weichen sie von einander ab, die Chemie ist aber noch nicht im Stande, die genügenden Gründe dafür anzugeben, die offenbar in einer verschiedenartigen Lagerung der Atome und dadurch bedingte Abänderung der organischen Verwandtschaftskraft bestehen müssen. Ganz dasselbe sehen wir am Rohr- und Traubenzucker, am Amylum und Milchzucker, am flüssigen und festen Schwefel u. s. w. — Uebrigens scheint das Eiweifs, wie es sich im Chylus befindet, noch nicht diejenige Vollkommenheit zu besitzen, die es im Serum zeigt; denn Pront will bemerkt haben, dafs jenes in Essigsäure nicht so löslich ist, als dieses. Möglich, dafs erst im Blute sich seine Verbindung mit dem Natron inniger und fester gestaltet.

Ueber den Faserstoffgehalt der verschiedenen Blutarten sind die Angaben der Physiologen ebenfalls äufserst verschieden und widersprechend. Viele, wie H. Nasse, Le Canu und Berthold wollen ihn im Arterienblute, C. H. Schultz, Sigwart und Thackrah im Venenblute in gröfserer Menge gefunden haben. Müller hat im Arterienblute einer Ziege mehr Fibrin gefunden, als im Venenblute; dagegen hat neuerdings Fr. Simon in dem arteriösen Blute eines Pferdes von 1000 gr. 239,9 festen Rückstand und darin 11,2 trocknen Fibrins, im venösen 242,6 festen Rückstand und 11,3 Fibrin; in einem andern Falle im arteriösen Blute 210,6 feste Substanz und 6,0 Fibrin, im venösen 213,4 Rückstand und 5,0 Fibrin gefunden. Hering hat in drei Analysen von den Blutarten eines Rindes, Schaafes und Pferdes bei den beiden ersten im arteriösen Blute mehr Fibrin und weniger feste Substanz, bei dem letzteren auch weniger feste Substanz, aber im venösen mehr Fibrin gefunden. (S. Simon med. Chemie II. 104). Die Thatsache steht übrigens ganz fest, dafs das venöse Blut des Kalbes immer mehr Fibrin enthält, als das arterielle. —

Man sieht jedoch aus dem angeführten Thatsachen, dafs der Unterschied in dem Fibrimgehalt bei den Blutadern sehr unbedeutend ist: bedenkt man aber, dafs die Menge der festen Substanz im Arterienblute immer bedeutend geringer ist, als im venösen, so kann man daraus schon allein folgern, dafs in dem letzteren mehr Faserstoff enthalten sein mufs. Uebrigens stellt das Arterienblut auch eine weit gröfsere Einheit dar, als das Venenblut: es mufs letzteres, wenn es aus den gröfseren Venen genommen wird, weniger Faserstoff zeigen, als jenes: 1) weil noch viel Faserstoff in den Lymphgefäfsen unterwegs ist, 2) weil ein Theil noch durch den Duct. thorac. hinzukommt. Ebenso glaube ich, wird sich ein Unterschied in dem Fibringehalt der verschiedenen Venen zeigen: die Jugularis enthält so z. B. vielleicht weniger, als das brachialis u. s. w. So viel glaube ich, ist hieraus ersichtlich, dafs über diesen Gegenstand ganz neue, sehr genaue und vorurtheilsfreie Versuche angestellt werden müssen; wenn man einen ganz gültigen und stringenten Beweis führen wollte, so müfste man, meiner Meinung nach, den Versuch machen, das Venenblut aus dem rechten Atrium zu entnehmen: denn hier ist es mit der Lymphe und dem Chylus aus dem ganzen Körper vereinigt; und ich bin überzeugt, dafs man in diesem mehr Fibrin finden wird, als im Arterienblute, trotz dem, dafs dieses weniger feste Substanz enthielt.

Wenn der Faserstoff des Bluts namentlich zur Ernährung verbraucht würde, so könnte er sich nicht in so grofser Menge im Venenblute wieder zeigen: wenn derselbe daher im Capillargefäfssystem verschwindet, so mufs der Verlust auf andere Art wieder ersetzt werden und das kann nicht anders geschehen, als dafs faserstoffhaltige Gebilde resorbirt werden. — Einige Venen enthalten sehr wenig Faserstoff; so z. B. die Pfortader, wie zuerst C. H. Schultz gefunden hat und Fr. Simon durch später angestellte sehr genaue Versuche zu bestätigen berechtigt ist. Ebenso hat dieser Chemiker im Nieren-Venenblute fast gar keinen oder den doch vorhandenen Faserstoff wenig gerinnter gefunden, ein Umstand, der durch neue Versuche noch genauer ermittelt werden mufs, den ich aber für die folgenden Untersuchungen als maafsgebend betrachten werde. Denn man mufs sich billigerweise die Frage aufwerfen, wo der Faserstoff des Arterienblutes des chylo- und uropoätischen Systems bleibt, da wir doch in den anderen Venen die Menge desselben so bedeutend finden.

Ob ein auffallender Unterschied in den chemischen und physikalischen Eigenschaften des Faserstoffs in beiden Blutarten existire, ist auch noch nicht gehörig untersucht worden. Denis Angabe, der alle Chemiker, selbst Liebig, folgen, dafs wohl der Faserstoff des Arterienblutes, nicht aber der des Venenblutes in Nitrum löslich sei, ist falsch. Denn es ist mir mehr als einmal, und zwar mit der gröfsten Leichtigkeit gelungen, die Lösung des Faserstoffs aus dem gesunden wie entzündlichen Venenblute zu Stande zu bringen. Ob jedoch der Faserstoff des Arterienblutes noch leichter löslich ist, weifs ich aus eigener Erfahrung noch nicht: möglich scheint es mir aber zu sein. — Ferner behauptet man, dafs die Fibrine des venösen Blutes weicher, lockerer und leichter auszuwaschen sei, was H. Nasse wohl nicht mit Unrecht, auf einen direkten Versuch gestützt, auf Rechnung der im Venenblute diffundirten Kohlensäure bringt; ich möchte jedoch der Einwirkung des Sauerstoffs in den Lungen auch einen guten Theil dieser Umwandlung zukommen lassen. Denn wenn schon das feste, geronnene Fibrin, wie Dr. Scherer gefunden hat, eine beträchtliche Quantität desselben absorbirt, so läfst sich annehmen, dafs es das flüssige noch mehr thut. — H. Nasse scheint es defshalb, weil der Faserstoff im Arterienblute kompakter und fester gerinnt, zweifelhaft zu sein, dafs in diesem absolut mehr vorhanden sei: denn er lasse sich nur leichter und besser gewinnen. — Der Einflufs übrigens, den die atmosphärische Luft bei der Berührung mit dem Blute in den Lungen auf die Bestandtheile desselben ausübt, scheint einem Versuche von Lassaigne zufolge ohne Zuthun der Nerven vor sich zu gehen. Denn der Faserstoff erhält auch ohne dasselbe seine normale Festigkeit, die jedoch beim Uebergang ins Venenblut wieder verloren geht. Diese Beobachtung wurde von Lassaigne nach Durchschneidung des Nerv. vag. und sympathicus bei einem Thiere gemacht, dem die Luftröhre geöffnet war.

Nachdem ich hiermit diejenigen Thatsachen kurz zusammengestellt habe, welche meinen Zweifel an der gangbaren Ansicht von der Entstehung und der Bedeutung des Faserstoffs begründen können, werde ich bei Erläuterung der regressiven Metamorphose angeben die Art und Weise, wie ich mir seine Entstehung denke; ich werde sprechen von seinem Verhalten zu einigen Salzen, von seinem Nutzen und von den Produkten, in die er allmählich zerfällt.

Die progressive Metamorphose, die Neubildung der Zellen, sowohl im Blute selbst, als in allen übrigen Geweben, beruht also zunächst auf einer normalen Bereitung des Natron-Albuminat, in qualitativer und quantitativer Hinsicht. Die Zellenbildung selber hängt aber von dem Stande der Lebenskraft der Organe selbst ab. Sie wird normal erfolgen, wenn jene normal ist; die Ausbildung der neugebildeten Zellen beruht aber auf der normalen Funktion des Organes. Diese ist in den zusammengesetzten Organen vom Nervensystem abhängig. Die Aktionen des Nervensystems sind theils willkührlich, theils unwillkührlich: die Anregung zu den willkührlichen kann von aufsen oder von innen kommen. Jene haben auf diese und diese auf jene grofsen Einflufs: sie bethätigen und beschränken einander.

Es würde zu weit führen und auch ohne grofsen Nutzen sein, wenn ich hier für jedes einzelne Gewebe die angedeuteten Verhältnisse einzeln ausführen wollte: es genügt mir, gezeigt zu haben, wie die progressive Metamorphose als der eine Theil des gesunden Lebensprozesses von der einen Seite die Grundlage bildet für die normale Funktion der Organe; von der anderen Seite ist es die regressive Metamorphose, durch welche jene ebenfalls bedingt wird.

Die normale regressive Metamorphose.

In jedem Momente des Lebens geht in dem Thierorganismus ein fortdauernder, mehr oder weniger beschleunigter Stoffwechsel vor sich. Jede willkührliche oder unwillkührliche Aktion, jede Kraftäufserung ist die Folge einer Umsetzung der Gebilde oder der Substanz derselben; jede Vorstellung, jeder Affekt hat Veränderungen in der chemischen Beschaffenheit der abgesonderten Säfte zur Folge; jeder Gedanke, jede Vorstellung, jede Empfindung ist mit einer Aenderung in der Zusammensetzung des Gehirns verbunden.

Die Aktion der Organe ist also bedingt durch chemisch-organische Veränderungen in den Zellen derselben: diese bleiben so lange zur Funktion fähig, als sie durch diese Veränderungen nicht so in ihrer chemischen Zusammensetzung umgewandelt sind, dafs die ihnen inwohnende Lebenskraft erstirbt. So wie sie diesen Zeitpunkt erreicht haben, müssen sie sich, falls das Organ gesund bleiben soll, ablösen und jungen, neuen Zellen Platz machen, die denselben Cyklus der Veränderungen durchlaufen wie sie selber. Hierauf beruht die Verjüngung der Organe, wie des ganzen Organismus, womit dessen Erregbarkeit und Energie gleichen Schritt hält. Im Kinde ist die progressive Metamorphose der regressiven noch überlegen: jedoch durchlaufen die gebildeten Zellen den Cyklus ihrer Lebensperioden weit schneller. Die Neubildung der Zellen geht im Kinde progressiv von Statten: darauf beruht der Wachsthum desselben. — Im männlichen Alter, nach Ausbildung aller Organe, wo sie zu den Aktionen am geschicktesten sind, geht die Aus- und Rückbildung der Zellen langsamer vor sich: die Aktionen werden rückhaltiger, weil die Lebenskraft den äufseren Einflüssen mehr Widerstand leistet. Hier hält die progressive der regressiven noch das Uebergewicht. Im Alter dagegen, mit dem Sinken der Lebenskraft, wird die progressive Metamorphose immer schwächer und ebenso auch die Funktion der Organe; die Ausbildung der Zellen wird immer unvollkommener und geht langsamer von Statten und damit auch die regressive Metamorphose.

Bei jeder Aktion der Organe geht also in den Formelementen der Zellen eine chemische Veränderung vor sich: die

Atome lagern sich anders, einige werden ausgeschieden, es bilden sich neue Verbindungen, die theils organischer, theils unorganischer Natur sind. Wir haben den Sauerstoff, der mit den Blutbläschen in das Capillargefäfssystem herabsteigt, als denjenigen Stoff kennen gelernt, der mit allen Elementen sich zu verbinden am geschicktesten ist. Bei seiner Einwirkung auf die Zellen gehen in diesen neue Veränderungen vor sich, indem er sich mit den auszuscheidenden Stoff-Elementen verbindet. Wahrscheinlich ist es, dafs er sich im Capillargefäfssystem schon mit dem Kohlenstoff, der sich in irgend einer organischen, leicht zersetzbaren Verbindung befinden mufs, zu Kohlensäure vereinigt, die von den Blutbläschen aufgenommen und in den Lungen ausgeathmet wird. Im Venenblute befindet sich eine Menge von Stoffen, die theils schon zur Ausscheidung durch die Lungen fähig ist, theils hier durch die direkte Einwirkung des Sauerstoffs dazu vorbereitet wird. Denn wir wissen, dafs aller Sauerstoff, welcher eingeathmet wird, nicht im Körper bleibt, also zu Verbindungen, welche bei der progressiven Metamorphose entstehen, nicht verbraucht wird: sondern er geht stets als Kohlen- oder Wasserstoff-Verbindung wieder fort. Dadurch bringt er in den auszuscheidenden organischen Stoffen eine solche Veränderung hervor, dafs diese unter dem Einflufs mancher Organe in die normalen Exkretions-Produkte zerfallen.

Indem der Sauerstoff in den Zellen der Organe die chemischen Umänderungen zu Wege bringt, indem er sie von den Stoffen befreit, die durch die Aktion der Lebenskraft beraubt und zersetzt waren, macht er sie zu neuen Aktionen wieder fähig.

Es ist eine der wichtigsten Aufgaben für die Physiologie, die Veränderungen kennen zu lernen, welche die Zellen der Organe durch die Aktion und durch die Einwirkung des Sauerstoffs erleiden. Es sind leider darüber noch erst sehr wenige Beobachtungen angestellt werden. Schwann und Schleiden haben es nachgewiesen, dafs sich die jungen Zellen chemisch wesentlich von den alten unterscheiden; wir wissen, welchen Einflufs eine übermäfsige Anstrengung der Muskeln z. B. hat. Das Fleisch zu Tode gehetzter Thiere fault weit schneller, wie auch Muskeln, die nach dem Tode des Thieres noch durch den Galvanismus zu häufigen Contraktionen gereizt wurden, ebenfalls schneller faulen, als die übrigen. Es ist klar, dafs dabei solche chemischen Veränderungen in den Zellen der Muskel- und Nervenfaser vor sich gehen müssen, die das Band der organischen Verwandtschaftskraft locker machen, so dafs der Einwirkung des Sauerstoffs es leichter gelingt, dem Chemismus den Sieg zu verschaffen.

An einigen Geweben ist es uns leicht gemacht, die pro- und regressive Metamorphose genauer kennen zu lernen, so z. B. an dem Epithelial- und Epidermoidal-Gewebe. Dieses durchläuft von seiner Entstehung an gewisse Veränderungen und stöfst sich unaufhörlich ab. Das Pflasterepithelium der Epidermis ist, wenn es abstirbt, so in seinen chemischen Eigenschaften von seinen Ur-Bildungs-Material, dem Albumin, verschieden, dafs es demselben auch nicht im geringsten mehr ähnlich ist. — Läfst man dasselbe in Wasser faulen, was sehr langsam geschieht, so habe ich bemerkt, dafs sich dabei ein auffallender Geruch nach Benzoësäure entwickelt. — Das Epithelium der Schleimhäute ähnelt noch mehr dem Faserstoff und erleidet gewifs, bevor es aus dem Körper ausgeführt wird, mannigfache Umwandlungen. — Was aus dem Epithelium der serösen Häute, das sich doch auch abstofsen mufs, und dem der inneren Wand der Arterien und Venen wird, von welchem man immer grofse Fetzen im Blute vorfindet, ist bis jetzt noch ganz unbekannt.

Als das Produkt der progressiven Metamorphose im Blute selbst betrachten wir die Bildung der Blutbläschen. Sie sind ebenfalls Zellen, als deren verbindendes Gewebe man das Plasma betrachten mufs. Sie stehen mit dem Sauerstoff der Luft in fortwährender Wechselwirkung; dieser würde sie von vorn herein zerstören, wenn sie nicht in sich selber, vermöge der Lebenskraft, die Fähigkeit besäfsen, sich zu entwickeln und demselben Widerstand zu leisten. Es gehen in ihnen aber trotz dem durch die Einwirkung der atmosphärischen Luft immer chemische Umwandlungen vor sich, als deren Resultat der Farbstoff derselben erscheint. Je älter die Blutbläschen werden, um so mehr häuft er sich in ihnen auf: desto unfähiger werden sie aber auch, Sauerstoff zu absorbiren. Damit hören sie auf, ihrer Funktion, ihrem Zweck zu entsprechen, der gerade darin besteht, Sauerstoff zu absorbiren und an die Zellen der Organe abzugeben. Liebig hat es wahrscheinlich gemacht, dafs das Eisen, welches die Blutbläschen enthalten, vermöge seiner sehr grofsen Verwandtschaft zum Sauerstoff, sich beim Athmen mit dem Sauerstoff der Luft sättigt, und eine Eisenoxydul-Verbindung darstellt. Denn dieselbe wird durch Schwefelwasserstoff auf eben dieselbe Weise zerlegt, wie jede andere Eisenverbindung; verdünnte Mineralsäuren ziehen bei der gewöhnlichen Temperatur aus dem Blutroth Eisenoxyd aus. Nun besitzen aber die Eisenoxydul-Verbindungen das Vermögen, anderen Sauerstoffverbindungen Sauerstoff zu entziehen; dagegen geben Eisenoxydverbindungen einen Theil des Sauerstoffs mit grofser Leichtigkeit wieder ab. Eisenoxydhydrat in Verbindung mit schwefelfreien organischen Materien verwandelt sich in kohlensaures Eisenoxydul; dieses in Verbindung mit Wasser und Sauerstoff wird zersetzt; Kohlensäure entweicht; durch Aufnahme von Sauerstoff verwandelt sich das Eisenoxydul in Eisenoxydhydrat, das wieder zu Eisenoxydul reducirt werden kann.

Das Haematin der Blutbläschen ist eine organische Eisenoxydul-Verbindung und wird in den Lungen zu einer Eisenoxyd-Verbindung. Daher zum Theil die hellrothe Farbe des arteriellen Blutes. Im Capillargefäfssystem des Körpers giebt diese Eisenoxyd-Verbindung einen Theil des Sauerstoffs wieder ab, der sich mit dem Kohlenstoff zu Kohlensäure verbindet; diese vereinigt sich mit der entstehenden Eisenoxydul-Verbindung, welche neue Verbindung die Ursache der dunklen Farbe des venösen Blutes ist. In den Lungen entweicht die Kohlensäure, an ihre Stelle tritt der Sauerstoff u. s. w. (S. Liebig Thier-Chemie, S. 247).

Nachdem die Blutbläschen den Cyklus ihrer progressiven Metamorphose durchlaufen haben, sterben sie ab, und müssen nun als nicht mehr belebungsfähige Zellen ausgeführt werden. Dies geschieht im Pfortadersystem, wo sie einem Colliquations-Procefs unterworfen werden, in Folge dessen sie in die Produkte zerfallen, die die normalen Bestandtheile der Galle ausmachen. Diese, also eigentlich ein rein exkrementieller Stoff, ist jedoch noch, namentlich wegen ihres Natron-Gehalts, dazu bestimmt, in den Procefs der progressiven Metamorphose einzugreifen, indem dasselbe die Säure des

Chymus neutralisirt und mit dem Albumen das Natron-Albuminat bilden hilft. Der übrige Theil der Galle geht mit dem unassimilirbaren Theile der Nahrungsmittel, dem losgestofsenen Epithelium u. s. w. durch den Darmkanal, wobei alle diese Stoffe aber mehr oder minder einem Zersetzungs-Fäulnifs-Prozesse anheimfallen, wie die Entwickelung manigfacher Gase und das Ammoniak (Tripelphorphat-Krystalle) bekundet.

Als das Produkt der regressiven Metamorphose der Muskeln betrachte ich, wie schon oft erwähnt, den Faserstoff, den wir im Blute vorfinden. Man spricht immer davon, dafs durch die Aktion der Organe Materie derselben verbraucht wird: wo dieselbe aber bleibt und was aus ihr zunächst wird, sagt Niemand. Mag der Faserstoff im Blute noch zu ökonomischen Zwecken verwendet werden oder nicht, worüber wir bis jetzt noch nicht mit Bestimmtheit entscheiden können: eine Menge von Thatsachen spricht dafür, dafs er im normalen Flusse des Lebens kontinuirlich ausgeschieden wird. Zwar geschieht diese Ausscheidung im gesunden Leben nicht in seiner Gestalt, als Faserstoff, sondern es ist mehr als wahrscheinlich, dafs er durch die Einwirkung des Sauerstoffs sowohl in den Lungen, als auch im Capillargefäfssystem der Haut und überall da, wo Sauerstoff ins Blut gelangen kann, eine solche Umsetzung seiner Elemente erleidet, dafs diese ebenfalls nach und nach in die normalen Exkretions-Produkte des Schweifses und Harns zerfallen. Der Sauerstoff der Luft verbindet sich mit allen Bestandtheilen des Bluts, die ihm keinen Widerstand entgegensetzen, am wenigsten thun dies diejenigen organischen Verbindungen, in denen die Lebenskraft im Sinken begriffen ist. In chronischen Kranken ist er daher die Ursache des Todes, indem er hier die regressive Metamorphose mehr beschleunigt, als dafs die progressive gleichen Schritt halten könnte.

Dafür, dafs der Faserstoff durch die Muskelmauser entsteht und ins Blut gelangt, giebt es bis jetzt wenig direkte Beweise; wenn man den Versuch des Magendie und Nasse nicht dafür gelten lassen will, dafs nach Transfusion defibrinirten Blutes dieses, nachdem es einige Zeit cirkulirt hatte, Faserstoff enthält, so habe ich nur noch die eine Thatsache, dafs sich nach starken Körperbewegungen auf dem gelassenen Blute meist eine Faserhaut zeigt, woraus man auf eine positive Vermehrung des Faserstoffs schliefsen kann. — Dafür, dafs der Faserstoff durch die Einwirkung des Sauerstoffs in die anorganischen Stoffe, wie Harnstoff u. s. w. zersetzt wird, werde ich eine Menge pathologischer Fakta anführen, die zwar nicht einen direkten Beweis geben, aber durch die grofse Uebereinstimmung, die in ihnen herrscht, sehr wohl meine Ansicht erhärten können.

An Ort und Stelle mag sich bei der regressiven Metamorphose der Muskelzellen die Milchsäure bilden, denn man findet beim Auspressen der zerhackten Muskelsubstanz in der abfliefsenden Flüssigkeit viel milchsaure Salze, wie z. B. milchsaures Ammoniak und auch nach starken Bewegungen ist der Harn sehr reich an Milchsäure und jenen Salzen. Ich habe schon erwähnt, dafs sich die jungen Muskelzellen allmählich in milchsauren Faserstoff umwandeln, an dessen Stelle das Natron-Albuminat tritt. —

Anders, als mit dem Muskelgewebe scheint sich die Sache beim Nervengewebe zu verhalten. Wir finden keinen organischen Stoff im Blute, der als das Produkt der regressiven Metamorphose desselben betrachtet werden könnte. Mir ist es daher sehr wahrscheinlich, dafs sich die Nervenzellen durch den Sauerstoff der Luft gleich unmittelbar in die anorganischen Stoffe, wie Harnstoff u. s. w. zersetzen, nachdem sie vielleicht anfangs in einer mehr organischen Form vom Capillargefäfssystem resorbirt worden sind. Denn man wird doch wohl zugeben müssen, dafs auch im Nervensystem ein Stoffwechsel stattfindet. —

In welcher Art sich die übrigen funktionirenden Organe mausern, kann ebenso wenig mit Bestimmtheit angegeben werden.

Wenn wir die letzten Produkte der regressiven Metamorphose betrachten, den Harnstoff, das harnsaure, milchsaure Ammoniak, das kohlensaure Ammoniak, die schwefelsauren und phosphorsauren Salze u. s. w., so müssen wir uns vollkommen für berechtigt halten, dieselben auf einer Art Fäulnifs-Procefs beruhend anzunehmen, der ganz in diesen umschlagen würde, wenn die die chemischen Prozesse im Organismus beherrschende organische Verwandtschaftskraft nicht auch noch ihren Einflufs auf denselben ausübte. Denn bei der Fäulnifs aufserhalb des Körpers bildet sich ebenso gut die Kohlensäure und das kohlensaure Ammoniak, wie hier im Körper; wir wissen, dafs der Harnstoff ganz isomer mit der chemischen Verbindung, dem cynnichtsauren Ammoniak ist. Wie aufserhalb des Körpers der Sauerstoff, die Wärme und das Wasser die Bedingungen der Fäulnifs in organischen Materien sind: dieselben sind es auch im lebenden Organismus.

Wir haben also im gesunden Lebensprocefs in den beiden Seiten desselben, der progressiven und regressiven Metamorphose die direktesten Gegensätze: dort Aufleben, Streben nach Individualisirung (Zellenbildung) — hier Ableben, Sterben, Zerfallen in niedere Verbindungen, Zurücksinken in das Weltall: dort die organische Verwandtschaftskraft, die Lebenskraft, hier den Chemismus.

Wie sich bei allen chemischen Prozessen Wärme entwickelt, so geschieht dies auch bei denen der regressiven Metamorphose, namentlich bei dem rein chemischen Theil derselben. Ihr verdankt also der Thierkörper seine Eigenwärme, die er sich, trotz der kälteren Atmosphäre, bewahrt. Die Lebenskraft bedarf zu ihren Aeufserungen immer eines bestimmten Wärmegrades; bei der Verdauung wissen wir, steigt die Wärme des Magens um einige Grade. Es konsumirt also die progressive Metamorphose zum Theil die Wärme, die bei der regressiven entsteht. Diese bedarf aber ebenfalls, wie jeder Gährungs- und Fäulnifsprocefs, eine gewisse Menge: ist sie aber einmal im Gange, so schafft sie sich das nöthige Quantum selber.

Die regressive Metamorphose ist die andere Seite des Lebensprocesses, welche als Grundlage einer normalen Funktion der Organe dient, wie diese wiederum jene bedingt. Denn bleiben z. B. die alten verbrauchten Zellen an ihrer Stelle, so würde die Funktion sehr darunter leiden: ginge der Verbrauch der Zellen schneller und bedeutender vor sich, als dafs die Umbildung derselben gleichen Schritt halten könnte, so würde sie auch leiden.

Alle drei Seiten des Lebens beschränken und befördern sich daher gegenseitig: die Funktion aber, als das Produkt beider, wird immer als das, was in die Erscheinung tritt, unsern Blicken zuerst bemerkbar werden, wenn sie alienirt sein sollte.

Das Blut haben wir nach alle diesem als denjenigen Theil des Organismus erkannt, in dem die Quelle der gesunden progressiven Metamorphose der Organe liegt. Die Blutbläschen des Bluts, das ihm eigenthümliche Gewebe bildend, dienen der regressiven Metamorphose, und den Faserstoff desselben haben wir kennen gelernt als einen Stoff, der hier erst seine Umwandlung in die anorganischen Produkte erleiden soll. Es geht daher ebenfalls im Blute Auf- und Ableben neben einander her, eine bestimmte Reihe von Organen versorgen das Blut und dem Nahrungsmaterial, eine andere Reihe reinigt es von den abgestorbenen, ertödteten Stoffen.

Der Sauerstoff der Luft ist derjenige Stoff, der die regressive Metamorphose anfacht und unterhält: der Chemismus herrscht in ihr vor. Es ist daher der normale Chemismus im Organismus, wenn man sich so ausdrücken darf, diesem Nichts feindliches, sondern vielmehr befreundetes; ohne ihn würde das Leben sofort aufhören. Auf der andern Seite zieht der Mensch durch das Nahrungsmaterial den wahren aktiven Lebensquell ebenfalls aus der Aufsenwelt: mir scheint es daher sehr thöricht, diese unter allen Umständen als dem Menschen feindlich darzustellen. Nein, der Macrocosmus ist, so lange der Mensch seine Vernunft gebraucht und jener, wenn man sich so ausdrücken darf, sich normal verhält, des Menschen gröfster Freund!

Die Gesundheit, oder der gesunde Lebensprocefs wird daher so lange dauern, als nicht von irgend einer Seite in der pro- und regressiven Metamorphose Störungen eintreten; bevor wir aber hierauf eingehen, will ich noch umständlich die Entstehung der bei der regressiven Metamorphose entstehenden Produkte verfolgen und lege dieser Untersuchung die bisher aufgestellten Ansichten von der Einwirkung des Sauerstoffs und der Bedeutung des Faserstoffs zu Grunde.

Dafs der Ort, wo der Harnstoff und somit auch die übrigen integrirenden Bestandtheile des gesunden Harns gebildet werden, tiefer liegt, als in den Nieren, ist seit der Entdekkung von Prevost und Dumas, welche den Harnstoff nach

Exstirpation der Nieren im Blute nachwiesen, zur Gewifsheit geworden; jedoch wird man dessenungeachtet diesem Organe einen näheren Antheil dabei nicht absprechen wollen. Denn eigentlich beweist jene Thatsache weiter Nichts, als dafs unter dem Einflufs der Lebenskraft die Zersetzung organischer Substanz und die Bildung von Harnstoff auch im Blute selbst vor sich gehen kann, ohne dafs dazu erst die den Nieren eigenthümliche, umwandelnde Kraft nöthig wäre. Analogien finden sich dafür im Bereiche der pathologischen Processe unendlich viele: man braucht nur zu erinnern an die Bauchschwangerschaft, an die Umwandlung des Blutroths bei oberflächlichen Quetschungen in die gallenähnlichen gelben Stoffe, manche Arten des Icterus, wo unmittelbar aus dem Blute selbst die Ablagerung des gelben Pigments geschieht, womit man doch der Leber nicht die Galle bereitende Kraft absprechen wird. Ebenso verhält es sich mit der Milchabsonderung aus den Brüsten der Frauen: es existirt um diese Zeit in dem Blute derselben alles das Material, woraus sich die Milch bilden kann; aber wir würden sehr falsch handeln, wenn wir den Milchdrüsen gar keinen andern Antheil, als den der Abscheidung und Ausführung des Sekrets zuschreiben wollten. Diese Frage kann sehr leicht ins Reine gebracht werden, namentlich bei diesem Beispiele von der Milch, da wir an dem Blut-Serum der Schwangeren und Entbundenen diejenigen Veränderungen wahrnehmen, die der Milch-Absonderung zum Grunde liegen. (S. Henle pathol. Untersuch., S. 259).

Im normalen Flusse des Lebens-Processes wird gewifs der gröfste Theil des Harnstoffs erst in den Nieren gebildet, nachdem die dazu tauglichen organischen Materien so metamorphosirt worden sind, dafs es der metabolischen Kraft jener Organe äufserst leicht wird, diese Umwandlung zu bewirken.

Es haben sich im Laufe der Zeit vier Ansichten Geltung zu schaffen gesucht, die die Entstehung der im Harn erscheinenden exkrementiellen Materien erklärten, mit den Fortschritten der Wissenschaft aber und dem fortwährenden Andrange neuer, die alten Ansichten umstofsender, Thatsachen theils an Terrain verloren haben, theils immer mehr nach Anerkennung ringen.

Die vor Entdeckung des Harnstoffs im Blute durch Prevost und Dumas geläufige Ansicht war die, dafs derselbe, ebenso wie die Exkremente des Darmkanals, sich aus den Nahrungsmitteln im Akte der Verdauung bilde, und theils unmittelbar auf verborgenen Wegen aus dem Magen und Darmkanal, theils mit dem Chylus ins Blut und von da in die Nieren gelange. Diese Ansicht findet ihre Widerlegung in der Thatsache, dafs bei Hungernden ebenso viel excernirt wird, als bei sich wohl nährenden, ja dafs bei jenen, wenn sie sich starken körperlichen Bewegungen unterziehen, die Menge des Harnstoffs gröfser wird, als bei letzteren, wenn sie unthätig bleiben; ferner dafs bei der verschiedensten Nahrung der Harn der Fleischfresser sich ziemlich gleich bleibt: denn Hunde, die mit Zucker gefüttert werden, excernirten ebenso viel Harnstoff, als dann wenn sie Fleisch frafsen. Bei Syphilitischen, welche die Hungerkur gebrauchten und nur von Vegetabilien lebten, habe ich dieselbe Quantität Harnstoff gefunden, wie bei anderen, welche Fleisch in der Nahrung zu sich nehmen. Endlich excerniren auch die Winterschläfer während des Schlafs noch, wenn auch weniger, Harn ab.

Es existiren jedoch auch einige Thatsachen, die auf eine Harnstoff-Bildung im Darmkanal selbst hinweisen: denn Tiedemann und Gmelin haben die Beobachtung gemacht, dafs Kochsalz in dem Osmazom des Chylus statt in Würfeln in Oktaëdern krystallisirte, wobei jedenfalls wegen dieses charakteristischen Kennzeichens an Harnstoff gedacht werden mufs. — So hat Kastner aus einer platten Darmkonkretion, die Schönlein in den Geschwüren eines an Enterophthisis Verstorbenen fand, phosphorsauren Kalk, harnsaures Ammoniak nebst thierischer Substanz herausanalysirt. Ebenso hat Brugnatelli harnsaures Ammoniak nebst phosphorsaurem Kalk in Darmsteinen gefunden. Ich glaube auch an der schnelleren Fäulnifs, die im Harn, der nach dem Essen gelassen wird, eintritt, eine Eigenthümlichkeit desselben bemerkt zu haben, die derselbe einigen bei der Verdauung ins Blut übergegangenen Substanzen verdankt: denn ich kann nicht glauben, dafs der Harn nur defshalb, weil sein Wassergehalt gröfser ist, in diesem Falle schneller fault. Ich bin leider nicht im Stande, selber darüber genaue chemische Untersuchungen anzustellen, um zu ermitteln, durch die Anwesenheit oder den Mangel welcher Bestandtheile dies geschieht; allein ich vermuthe, dafs es sowohl der gröfsere Gehalt an Salzen als auch der Mangel an organischen Säuren, wie der Milchsäure ist, die das schnellere Faulen des Harns bedingt. Denn ich habe dies Phänomen auch da gesehen, wo ich des Abends viel Fleisch-Nahrung zu mir genommen und im Ganzen wenig getrunken hatte: der Harn, den ich am folgenden Morgen liefs, faulte dagegen ebenfalls sehr schnell. Ganz anders verhält sich dagegen der Harn, den man nach starken körperlichen Bewegungen läfst: dieser fault oft in 4 bis 6 Wochen unter den Einflufs der gleichen Bedingungen nicht, wird vielmehr bis zu einer gewissen Zeit dunkler und sauer; zuletzt bildet sich auf ihm Schimmel, was auf dem leicht faulenden Harn fast nie geschieht. Ich glaube, dafs sich in Folge der stärkeren Respiration bei anhaltenden Bewegungen in freier Luft die extraktiven Materien, die sich sonst stets im Harn vorfinden, im Blute selbst in Milchsäure verwandeln und somit die saure Reaktion des Harns hervorgebracht wird. Die Anwesenheit von Säuren ist dagegen wieder ein bedeutendes Moment, welches die Zersetzung des Harnstoffs verhindert.

Eine andere Ansicht war die, dafs beim Stoffwechsel in den Organen sich diejenigen Materien bilden oder frei werden; welche später in Harnstoff umgewandelt werden könnten, so nämlich, dafs diejenigen Theile des ernährenden Plasma, welche nicht in die Zusammensetzung des Organs eingehen können, zurückbleiben, und durch Lymphgefäfse u. s. w. wieder in den Kreislauf gelangen. Hiergegen streitet mit Recht, dafs bei der Verschiedenheit der Zusammensetzung der Organe z. B. des Nervensystems und Muskelsystems, immer die gleichen Stoffe vom Plasma übrig bleiben sollten, zumal da auch in verschiedenen Zeiten und bei verschiedenen Individuen, bald mehr jene Organe, bald mehr diese in Anspruch genommen werden. Ferner bleibt hierbei ganz unberücksichtigt, was denn aus den durch die Aktion der Organe verbrauchten Materien wird, an deren Stelle das Plasma aus dem Blute eingeht; und endlich wissen wir auch, dafs z. B. Muskelgewebe sich nicht so auffallend vom Plasma unterscheidet, als dafs bei Constituirung desselben viel Atome austreten oder sich anders ordnen müfsten, um Muskel-Zelle bilden zu können.

Eine dritte, von Joh. Müller angeregte (Physiol. I. 586) und von Fr. Simon (med. Chemie im Nachtrage zum Blut) weiter ausgeführte Idee ist die, dafs der Harnstoff und die übrigen Harnbestandtheile durch das Athmen von Sauerstoff bei Umbildung der Blutbestandtheile zu edleren höheren Verbindungen entstehen. Simon stellt namentlich die Vermuthung auf, dafs bei der durch den Sauerstoff bewirkten Metamorphose der Blutbläschen sich solche Verbindungen bilden, in denen die Bestandtheile des Harnstoffs und der Harnsäure enthalten seien, so dafs sie durch Einwirkung der Nieren in diese mehr anorganischen Produkte zerfallen. Namentlich bringt er die Bildung dieser Stoffe mit seiner Theorie von der Umwandlung der Blutkerne in Faserstoff in Zusammenhang, indem er darauf hindeutet, dafs so konstante Verbindungen, wie der Harnstoff u. s. w. ihre Entstehung auch nur einem und demselben Stoffe verdanken, worin man ihm beipflichten mufs.

Die Beweise, die Simon für seine Vermuthung anführt, sind theils negativer, theils positiver Art. Einmal versucht er, wie man dies überhaupt thut, durch Widerlegung der andern Ansichten seiner eigenen Geltung zu verschaffen: allein leider dienen gerade die Gründe, die er gegen dieselben anführt, wiederum als Beweismittel gegen seine Hypothese. Denn wenn er die Thatsache geltend macht, dafs auch da, wo entweder die Ernährung gänzlich darniederliegt, (was auch noch nicht so positiv fest steht und grofser Einschränkungen bedarf), oder dem Körper anhaltend jede Nahrung entzogen wird, Harnstoff abgesondert würde, so lange das Athmen währt, so kann gegen ihn mit demselben Rechte eingeworfen werden, dafs in allen den Fällen auch die aktive Metamorphose d. h. die Blutbildung und Blutumwandlung, quantitativ gesunken ist. Es ist, wie bekannt, die Blutbläschenmenge namentlich in solchen Zuständen aufserordentlich vermindert und daher müfste sowohl die Verarbeitung der Blutkerne zu Fibrin und eben dadurch die Harnstoff-Menge u. s. w. vermindert sein. Trotz dem finden wir letztere nicht kleiner, als bei Leuten, welche viel essen, also auch viel Blut produciren, falls beide Individuen sich gleich starken Anstrengungen unterziehen: und wenn es wirklich der Fall wäre, so liefse sich eine Harnstoff-Verminderung auf eine andere Weise ebenso befriedigend erklären.

Wenn Simon behauptet, dafs er bei Fieberkranken zur Zeit der Exacerbation eine gröfsere Menge von Harnstoff gefunden habe und diesen Umstand der gesteigerten aktiven Metamorphose der Blutkörperchen zuschreibt, so kann dies sehr wohl möglich sein: allein beweiskräftig kann solche Beobachtung nicht sein. Denn zur Zeit des Fieber-Paroxysmus, wo die Hautthätigkeit ebenfalls vermehrt ist, ist der Harn sehr koncentrirt und die gröfsere Menge an Harnstoff ist defshalb äufserst relativ. Uebrigens habe ich bei Kranken, die an Entzündungen wichtiger Organe litten, um die Zeit der Exacerbation eine Vermehrung des harnsauren Ammoniaks gesehen, die jedoch ebenfalls nur ganz relativ sein kann. Darüber müssen noch sehr genaue Versuche angestellt werden. Dafs jedoch von einem geringeren Wasser gehaltedie Sedimente von harnsauren Ammoniak nicht herrühren, kann man da sehen, wo der Harn ziemlich blafs ist und viel Wasser enthält.

Es beruht aber Simon's ganze Hypothese von einer aktiven Metamorphose der Blutbläschen, wobei das Fibrin erzeugt wird, auf der einen einzigen Thatsache, dafs bei Vermehrung des Fibrin die Menge der Blutbläschen zurückgewichen sei; ein quia hoc, ergo propter hoc, das sich durchaus nicht rechtfertigen läfst. Ich glaube schon oben hinlänglich gezeigt zu haben, dafs eine Vermehrung des Fibrin oft ganz relativ sein kann; dafs wir dieselbe antreffen gerade in solchen Gesundheits-Zuständen, wo eine Sauerstoff-Aufnahme verringert ist, wo also eine Verarbeitung der Blutbläschenkerne ebenfalls nicht vollkommen vor sich gehen kann. Und endlich streitet dagegen die Erfahrung überhaupt, dafs durch die Einwirkung des Sauerstoffs auf das Blut höhere und edlere Verbindungen, wie das Fibrin sein soll, gebildet werden. Wenn wir auch nicht mit C. H. Schultz annehmen wollen, dafs die Blutbläschenkerne aus einer Fett-Art bestehen, sondern, wie die chemischen Untersuchungen neuerer Zeit lehren, aus einem dem Fibrin ähnlichen Protein-Körper, so kann es jedoch sehr wohl möglich sein, dafs, wie Schultz vermuthet, die Verarbeitung der Blutbläschenkerne zu dem Blutbläschenfarbstoff durch den Sauerstoff bedingt ist.

Ist dem so, so haben wir daran wieder den Beweis, dafs der Sauerstoff solche Umwandlung in den Protein-Körpern zu Wege bringt, wobei mehr anorganische Produkte gebildet werden: denn als solches haben wir das Haematin und Haemaphaein anzusehen. Dafür spricht seine Gegenwart im Harn (Uroerythrin), die Umwandlung desselben zur Galle, die Ablagerung desselben in die Haut. (Ephelis, Chloasma hepat., uterin. etc.) — Es ist aber auch von Hause aus gar nicht denkbar, dafs sich bei der sogenannten progressiven Metamorphose des Bluts sich solche Stoffe bilden sollen, die zum Anorganischen umschlagen, da man annehmen müfste, dafs Alles dahin streben müsse, höher organisirt zu werden. Was die extraktiven Materien des Bluts und des Harns anbelangt, so können sie theils ihre Entstehung den Nahrungsmitteln, anderntheils der Einwirkung des Sauerstoffs auf die Blutbläschen und auf die durch die Aktion der Organe unbranchbar gewordenen Stoffe verdanken.

Wie jedoch Simon überhaupt davon sprechen kann, dafs in Fiebern durch den schnelleren Blutumlauf und gröfsere Sauerstoff-Aufnahme die Plasma-Bildung befördert werde, ist mir ein Räthsel, da wir gerade das Gegentheil statt finden sehen. Nicht die aktive, sonder die regressive Metamorphose, der Verbrauch des Bluts, ist das Auffallendste in anhaltenden Fiebern; wäre das Fieber z. B. blofs daran schuld, dafs Fibrin sich vermehrt, warum finden wir dies nicht in gastrischen Fiebern, z. B. wo die Blutbläschen-Menge so reichlich ist und noch mehr Bedingungen gegeben sind, als z. B. in Pneumonien, wo eine Lunge für die Luft ganz unwegsam geworden ist?

Simon hat selber (Mediz. Chemie S. 67.) ebenfalls einige Einwürfe gegen seine Hypothese von der Harnstoff-Bildung u. s. w. erhoben und deren Wiederlegung versucht: in wie weit ihm dies jedoch gelungen, kann dem Ermessen eines Jeden überlassen bleiben.

Dagegen erwähnt er mit keiner Sylbe die Ansicht derjenigen, welche die durch Haut und Nieren ausgeschiedenen Excrete als von den durch die Aktion der Organe unbrauchbar gewordenen Stoffen herrührend betrachten, wiewohl er doch häufig von Stoffwechsel, Ernährung u. s. w. spricht; ja eben dabei geräth er in einen bedeutenden Wiederspruch mit sich selbst, wenn er annimmt, dafs die im Harn vorkommenden phosphorsauren Salze als bei dem Stoffwandel der Knochen erzeugt werden. Gerade diese leblosesten und stabilsten Gewebe, wie die Knochen, sollen einem solchen Stoffwandel überworfen sein, dafs daher jene grofse Massen der angeführten Salze herrühren? Und wie will Simon das normale Vorkommen derselben als Tripel-Verbindungen in Krankheiten erklären, wo die Knochen nicht leiden? Endlich, woher die schwefelsauren Salze, die doch mit der Knochenmauser nichts zu thun haben können?

Viel mehr Gewicht hat die, wenn ich nicht irre, zuerst von Berzelius aufgestellte, Theorie, dafs die im Harn und Schweifs erscheinenden anorganischen Stoffe ihre Entstehung den durch die Aktion der Organe unbrauchbar gewordenen organischen Materien verdanken. Niemand wird es leugnen können, dafs ein Stoffwandel in den Geweben der Organe mit ihrer Funktion einhergeht. Für viele Gewebe, z. B. die Epithelial-Gewebe, läfst sich derselbe positiv nachweisen: Zelle für Zelle stöfst sich ab und an ihre Stelle tritt eine neue Zelle u. s. w.; ferner ist dasselbe für die Blutbläschen von C. H. Schultz am besten nachgewiesen worden.

Am ausgedehntesten ist diese Theorie von eben diesem Physiologen in seiner Verjüngung des menschlichen Lebens aufgestellt und ausgeführt worden, indem derselbe annimmt, dafs die den Harn constituirenden Bestandtheile durch die Mauserabwürfe des Nervensystems, die im Schweifs vorkommenden, flüchtigeren, durch die Muskelmauser gebildet würden, so jedoch, dafs ein Exkretions-Organ hierin das andere vertreten könne. Die Beweise jedoch, die Schultz für diese seine Ansicht aufstellt, sind einestheils nicht ausreichend, anderntheils aber thun sie gerade das Gegentheil von dem dar, was sie beweisen sollen. Denn wenn er geltend macht, dafs bei Krankenheiten des Nervensystems, z. B. Lähmungen, statt Harnstoffs das kohlensaure Ammoniak gebildet werde, so hat damit die qualitativ alienirte Mauser desselben nichts zu thun, sondern die Entstehung des kohlensauren Ammoniaks statt des Harnstoffs beruht nur auf dem Sinken der Lebenskraft, die mit bedeutenden Krankheiten des Nervensystems stets verbunden ist: der Chemismus hat über die organische Verwandtschaftskraft die Obermacht. Es müfste

z. B. bei Tabes dorsualis, wo das ganze Rückenmark so schlecht vegetirt, dafs seine Funktion, namentlich die motorische, gänzlich darniederliegt, nach Schultz weniger Harnstoff, aber nicht kohlensaures Ammoniak gebildet werden: der Harnstoff, der noch in Harn sich befindet, würde vom Gehirn, das noch normal vegetirt und ebenso funktionirt, herrühren. Wir finden das kohlensaure Ammoniak auch bei apopl. sanguin. cerebr., aber defshalb, weil beim Sinken der Nervenkraft auch die Bande der organischen Verwandschaftskraft loser werden; dasselbe findet statt im Typh. abdom., der ursprünglich eine Blutkrankheit ist und wo erst später das ganze Nervensystem, eben wegen der anomalen Blutmischung, affizirt wird.

Wenn Schultz ferner anführt, dafs nach Nervenzufällen, z. B. Krämpfen u. s. w., ein an Harnstoff sehr armer Harn abgeht, so ist dies mehr ein Beweis für den Einflufs, den das Nervensystem überhaupt auf die Harnstoffbildung und Harnabsonderung hat: aber der direkte Gegenbeweis, dafs die Mauserabwürfe des Nervensystems die Harnstoffbildung bedingen. Denn da in den Krämpfen die Centralorgane des Nervensystems, namentlich das Rückenmark, durch Entladung der motorischen Kraft, womit doch ein Stoffwandel nothwendigerweise verbunden ist, so sehr betheiligt ist, so müfste man annehmen, dafs der Harn mehr Harnstoff enthalten werde. Dafs er nach solchen Anfällen stinkt, rührt vom kohlensauren Ammoniak wahrscheinlich her und dies verdankt seine Entstehung wiederum dem Sinken der Lebenskraft. Dafs im Wechselfieber, welches Schultz noch für eine primäre Krankheit des Nervensystems hält, die Krisen durch Harnsäure vorkommen, ist falsch: man findet nur Sedimente am harnsaurem Ammoniak und auch von Tripelphosphaten; nie habe ich, wie doch in anderen akuten Krankheiten, reine Sedimente von krystallisirter Harnsäure bis jetzt auffinden können. Schultz bewegt sich hierbei im Kreise: bald soll das Wechselfieber beweisen, dafs die Harnbestandtheile von den Mauserabwürfen des Nervensystems herrühren, bald soll die übermäfsig vorhanden sein sollende Harnsäure darthun, dafs das Wechselfieber eine Nervenkrankheit sei.

Bei Fröschen endlich, denen H. Nasse das Rückenmark durchschnitt, fand sich trotzdem immer Harnstoff in der Blase vor, was man entweder so erklären kann, dafs bei diesen Thieren, wie überhaupt den Amphibien, die Lebenskraftstärker ist, so dafs sie trotz der Verletzung des Nervensystems doch noch die chemischen Prozesse beherrscht, wie sie ja auch nach den eingreifendsten Verletzungen noch länger leben, als höhere Thiere; oder dafs, was damit genau zusammenhängt, die Sauerstoff-Aufnahme trotz dem ungehindert durch Haut und Lungen vor sich ging.

Wenn Schultz darauf aufmerksam macht, dafs im Harnstoff und der Harnsäure alle Elemente der Nervensubstanz enthalten seien, so kann das nichts beweisen: in jeder Protein-Verbindung befinden sie sich vor. — Wie sich nun aber in Krankheiten das harnsaure Ammoniak u. s. w. bildet, wie eine Zunahme oder Verringerung des Harnstoffs in Krankheiten, die nicht im Nervensystem wurzeln, erklärt werden können, ist nach Schultz Theorie gar nicht einzusehen.

Ebenso wenig läfst sich nachweisen, dafs der Schweifs vorzugsweise mit der Muskelbewegung allein etwas zu thun habe: vielmehr hat man den Harn und Schweifs überhaupt als die Mauserprodukte des Nerven- und Muskel-Gewebes anzusehen.

Es liegt mir jetzt, nachdem ich meine Einwände gegen die Ansicht der Harnstoffbildung von Fr. Simon und C. H. Schultz aufgestellt habe, die Pflicht ob, auseinander zu setzen, wie ich mir die Entstehung der als Mauserprodukte anerkannten Stoffe im Harn und Schweifs denke. Ich folge darin ganz und gar der Theorie des trefflichen Liebig und werde in kurzen Zügen dieselbe darlegen, um von ihr Schlüsse in Bezug auf die Pathogenie vieler Krankheiten zu machen.

Was zuerst die Mauser-Produkte des Nervensystems anbelangt, so sind wir über diese am meisten im Dunkeln: ob sich die Nervenzellen durch ihre Aktion an Ort und Stelle z. B. in Harnstoff, extraktive Materien und die phosphorsauren Salze metamorphosiren, oder ob sie als eine organische Verbindung ins Blut gelangen und hier erst die Umwandlungen erleiden, wer möchte das ermitteln? — Vom Fibrin habe ich angenommen, dafs dasselbe das nächste Produkt der Muskelmauser ist: ob dasselbe noch zu ökonomischen Zwecken verwandt wird, z. B. ob sich daraus Blutbläschen bilden oder die Zellen niederer Gewebe, z. B. der Horngewebe, oder ob sich durch irgend einen organisch-chemischen Akt daraus noch Protein-Verbindungen erzeugen (Albumin, Globulin) die der progressiven Metamorphose dienen? — Viele Umstände deuten darauf hin, dafs dasselbe grossentheils durch Haut und Nieren in Excretions-Produkte zerfällt.

Der Sauerstoff der Luft durchdringt sowohl die ganze äufsere Haut und gelangt zu dem im Capillargefäfssystem derselben befindlichen Blute, als auch durch die Lungen ebenfalls zu demselben. Bei den niederen Thieren ist jener Weg fast der einzige, und wir wissen aus der Erfahrung, dafs solche Zustände, wo die Haut entweder unwegsam geworden ist für den Sauerstoff oder der excernirenden Organe, der Schweifsdrüsen, beraubt ist, für die Gesundheit äufserst nachtheilig sind, ja oft tödtlich werden. So z. B. bei grofsen Verbrennungen, bei konfluirenden Pocken, die den gröfseren Theil der Hautoberfläche einnehmen. Ebenso wirken ähnliche Zustände der Lunge.

Nach Liebig nun bringt der Sauerstoff in der Protein-Verbindung des Fibrin nach und nach folgende Metamorphose hervor, die sich in diesem Schema am meisten versinnlichen lassen:

Fibrin.

Harnsaures Ammoniak. | Choleinsäure.

Harnsaures Ammoniak → Harnstoff, Kohlensäure.
Harnsaures Ammoniak → Schwefel; phosphorsaurer Kalk. | Phosphor.
Choleinsäure → Kohlensäure, kohlensaures Ammoniak.

Schwefel; phosphorsaurer Kalk → Schwefelsäure → Sulphate.
Phosphor → Phosphorsäure → Phosphate.

Im Ganzen und Grofsen mag die Umwandlung des Fibrin so vor sich gehen, wiewohl man annehmen kann, dafs sich vielfache Abänderungen zeigen werden, je nach stärkerer oder geringerer Sauerstoff-Aufnahme. So glaube ich, dafs die Milchsäure, die wir in Harn und Schweifs so reichlich nach bedeutender Sauerstoffaufnahme finden, durch Ersteres noch ihr Entstehen verdankt.

Im Verlaufe dieser Untersuchungen überhaupt finden sich eine Menge von Thatsachen aufgehäuft, welche für meine

Theorie, dafs das Fibrin ein exkrementieller Stoff sei und durch Haut, Lunge, Nieren und Darmkanal ausgeschieden werde, in Gestalt jener fast anorganischen Verbindungen, und ich will hier kurz einigen derselben zusammen fassen, die dies beweisen.

Haut, Nieren, Darmkanal nnd Schleimhäute überhaupt vikariiren gegenseitig: ist die Sauerstoffaufnahme durch die Haut unterdrückt, so wird die Respiration stärker, oder es werden von den Schleimhäuten, die in Struktur und Funktion (Epithelium-Bildung, normale Schleimabsonderung) so sehr mit jener übereinstimmen (Henle in Hufelands Jour. 1839) in Form metamorphosirten Fibrins (Schleimkörperchen) Ausleerungen beobachtet, (Durchfall, Katarrh) die noch gröfstentheils sich in den Breitegraden der gesunden regressiven Metamorphose halten. Beugt man solchem Vikariat von der äufsern Haut auf die Schleimhaut zeitig vor, dafs man z. B. durch Mittel, welche einen Turgor der Haut-Capillargefäfse veranlassen, wobei also zu dem Blute verhältnifsmäfsig viel Sauerstoff tritt, so erfolgt eine reichlichere Zersetzung des Fibrin in den Schweifsdrüsen und die Produkte desselben erscheinen in dem sogenannten kritischen Schweifse. Läfst man nach starken Erkältungen, bei solchen Zuständen, wo die Hautfunktion gänzlich darniederliegt, z. B. weit verbreiteten Verbrennungen, confluirenden Pocken, zur Ader, so finden wir die Menge des Fibrin positiv vermehrt, sei es als Massen-Fibrin, oder, wovon ich später sprechen werde, als Molekular-Fibrin. Ebenso finden wir da, wo die Lungen entweder für die hinreichende Sauerstoff-Aufnahme zu klein sind, z. B. bei Phthisikern, bei anomalem Bau des Thorax u. s. w., gewöhnlich die Menge des Fibrin vermehrt; hier mufs die Hautfunktion die Lungenfunktion ersetzen. Damit hängt die weifse durchsichtige Haut der Phthisiker zusammen, die so sehr leicht sich erkälten (Katarrhe der Brustorgane) und einen längeren Aufenthalt im Wasser gar nicht vertragen können. (Die Luft vergeht ihnen, weil die Lungen, für sich allein schon zu schwach, dem Andrange des unzersetzten Fibrin unterliegen.) Ebenso bei den Schwangeren.

Beim Neugebornen, dessen Haut so sehr permeabel und dessen Lungenthätigkeit sehr energisch ist, finden wir wenig Fibrin; bei den Negern, die sehr heifse Luft athmen, viel.

Ebenso bei Bäckern und solchen Leuten, die viel in warmer Luft sich aufhalten, indem sie relativ weniger Sauerstoff einathmen, wobei jedoch der starke Turgor der Hautgefäfse als Ableitungsmittel dient. — Auch für die Phlegmatischen und Melancholischen, deren Haut dick und nicht sehr permeabel ist und deren Blutbläschen wegen melanotischer Beschaffenheit wenig Sauerstoff absorbiren, kann man daraus die gröfsere Menge des Fibrin, die sie haben, herleiten. — Bei starken körperlichen Bewegungen wird der Blutumlauf lebhafter: es wird viel Muskelsubstanz unbrauchbar: Lunge und Haut müssen mehr Sauerstoff aufnehmen: daher schnellere Respiration und Stagnation des Bluts in den oberflächlichen Venen. Es ist bekannt, dafs stagnirendes Blut an Fibrin einbüfst: eben weil es sich in die anorganischen Stoffe zersetzt hat.

Beim Athmen sättigen sich alle Blutbestandtheile so mit Sauerstoff, dafs sie den Zellen keinen entziehen: die Blutbläschen steigen, wie Eimer, mit Sauerstoff beladen, herab, der sich im Capillargefäfssystem der innen gelegenen Organe mit dem ausgeschiedenen Kohlenstoff verbindet. Die Kohlensäure nimmt dasselbe Volumen ein, wie jener: hiermit steigen sie wieder herauf nach den Lungen und lassen sie fahren.

Das Fibrin absorbirt aufserhalb des Körpers, wie Scherer gefunden hat, ungemein viel Sauerstoff: eine geringe Menge desselben hatte in 14 Tagen 68 CC. absorbirt und 50 CC. Kohlensäure gebildet. (S. Simon, mediz. Chemie. II., Nachtrag, S. 584.)

Dafür, dafs das Fibrin in den Nieren in Harnstoff u. s. w. zerfällt, spricht die Beobachtung von Simon, dafs das Venenblut der Vena renalis fast gar keinen Faserstoff mehr enthielt; wie überhaupt im ganzen Adersystem der chylopoëtischen Organe eine Umwandlung des Fibrin vor sich gehen mufs, da die Pfortader nur sehr wenig, nicht sehr gerinnbaren Faserstoff enthält. Ein grofser Theil des Harnstoffs und der übrigen Excrete mag sich schon unmittelbar im Blute bilden und nur blofs von den abscheidenden Organen abgesondert werden: denn dafür spricht die Thatsache, dafs man den Harnstoff im Blute nach Exstirpation der Nieren und auch ohne dies im Blute nachweisen kann.

Endlich kommen Protein-Verbindungen, wie Fibrin, (Albumin) im Harne vor, womit Verminderung des Harnstoffs verbunden ist, so dafs die Gegenwart des Fibrin im Blute in Molekulargestalt (fibrinhaltiges Serum) und das Alterniren mit dem Harnstoff oder dem harnsauren Ammoniak vermuthen läfst, dafs die Zersetzung des Fibrin aus Mangel an Sauerstoff nicht erfolgte.

Eine nicht unbedeutende Bestätigung meiner Vermuthung von der Bedeutung und dem Wesen des Faserstoffs finde ich in den Ergebnissen der Versuche, welche Herberger über die Wirkung des Eisens bei Chlorotischen beobachtet hat. (S. Simon, Beiträge, III. Heft, S. 365.) Vor dem Eisengebrauch enthielt das Blut: an Fibrin 3,609, Albumin 78,200, Haematin 1,590, Globulin 36,470; nach dem Eisengebrauch: an Fibrin 1,950, Albumin 81,509, an Haematin 4,029 und Globulin 94,290. Vor dem Eisengebrauch enthielt der Harn an Harnstoff an 3 verschiedenen Tagen: 1) Menge von 24 Stunden 32 Unz.; 1000 Gr. enthielten 24,57 feste Substanz und darin 7,04 Harnstoff und 0,13 Harnsäure; 2) Menge von 24 Stunden: 42 Unz.; 1000 Gr. enthielten 21,79 feste Substanz; darin 7,00 Harnstoff und 0,21 Harnsäure. 3) Menge von 24 Stunden: 35 Unz.; 1000 Gr. geben 28,02 feste Substanz; darin 7,12 Harnstoff und 0,19 Harnsäure. Nach dem Eisengebrauch wurde der Harn wieder in 2 verschiedenen Tagen untersucht: 1) 1000 Gr. enthalten 59,84 feste Substanz; darin 26,84 Harnstoff und 0,94 Harnsäure; 2) in 1000 Gr. 61,30 feste Substanz und 27,36 Harnstoff und 0,96 Harnsäure. Aufserdem haben sich alle sonstigen integrirenden Bestandtheile des Harns vermehrt. Dieser Fall beweist klar, dafs mit Zunahme der Blutbläschen-Menge durch gröfsere Absorption von Sauerstoff der Faserstoff in die Harnbestandtheile zerlegt wurde. — Man weifs, dafs häufig bei Chlorotischen eine Faserhaut auf dem Blut erscheint und, dauert das Blutleiden (mangelnde Blutbläschenbildung) längere Zeit, so bilden sich in Folge der Aufhäufung des Faserstoffs gewöhnlich Lungentuberkel aus.

Uebrigens verweise ich in Bezug auf diese Ansicht von der Sauerstoff-Wirkung auf das Blut und die Entstehung des Harnstoffs u. s. w. auf Liebigs Werk selbst, da sich ein Auszug desselben nicht geben läfst: und auf Bence Jones über Gries, Gicht und Stein, übersetzt von Dr. Hofmann.

Endlich will ich noch auf die regressive Metamorphose der Blutbläschen einen Blick werfen. Wie auch die Entstehung derselben gedacht werden mag, und woraus sie sich auch bilden mögen, so viel steht fest, dafs sie unter der Einwirkung des Sauerstoffs bestimmte Metamorphosen durchlaufen, der Kern derselben verschwindet allmählich und in eben dem Grade häuft sich in ihnen Blutroth an, dessen Hauptbestandtheil Eisen ist. Sie haben das Vermögen sich mit Gasen zu verbinden und verändern dabei ihre Farbe: jedoch wird solche Verbindung, z. B. mit Kohlensäure, Kohlenwasserstoff, Schwefelwasserstoff u. s. w., durch den Sauerstoff gelöst und wieder normal. Dabei spielt wahrscheinlich eben das Eisen die Hauptrolle, da die Eisenoxydul-Verbindungen das Vermögen besitzen, anderen Sauerstoff-Verbindungen den Sauerstoff zu entziehen: und eben so leicht geben sie den Sauerstoff wieder ab. Wahrscheinlich enthält das arterielle Blut eine mit Sauerstoff gesättigtere Eisenverbindung, als das venöse. Je älter die Blutbläschen werden, je mehr Farbstoff sich in ihnen aufhäuft, um so unfähiger werden sie, Sauerstoff zu absorbiren und sie müssen in eben diesen Maafse aus dem Körper entfernt werden. Eine geringe Menge des Farbstoffs löst sich fortwährend im Blute und wird in etwas veränderter Gestalt durch die Nieren ausgeschieden: der gröfste Theil desselben erleidet aber sammt den Bläschenhüllen in der Pfortader und den Verzweigungen derselben solche Umwandlungen, dafs sie die aus vielen einzelnen Bestandtheilen zusammengesetzte Galle bilden. Es gehört also zu dieser regressiven Metamorphose der Blutbläschen eine normale Sauerstoff-Aufnahme, gehörige Verdünnung des Pfortaderbluts und Funktion der Leber. Wir werden später sehen, dafs sich aus gehinderter normaler Einwirkung der atmosphärischen Luft bedeutende Störungen in der pro- und regressiven Metamorphose der Blutbläschen ergeben, die den Grund zu einer eigenen Klasse von Krankheiten legen.

Sind alle die Bedingungen da, welche die progressive und regressive Metamorphose normal unterhalten, so wird auch die Funktion der Organe und Gewebe normal bleiben und der Lebensprocefs gesund von Statten gehen. Dabei werden dann alle Lebenszwecke erreicht werden können, namentlich die Funktion und Ausbildung derjenigen Organe, die den Menschen erst zum Menschen machen, namentlich die Organe des höhern Seelenlebens. Hinwiederum hat aber die Thätigkeit desselben auf die pro- und regressive Metamorphose in quantitativer und qualitativer Hinsicht den wichtigsten Einflufs. Grofsentheils stehen dieselben unter dem Einflusse der Aufsenwelt (Empfindungen, Vorstellung, Begehren u. s. w.), und davon ist es also wiederum abhängig, wie die Funktion derselben beschaffen ist: sie dürfen nicht einseitig zu vielseitig und ungestüm und zu anhaltend einwirken. Denn dadurch wird sowohl die regressive Metamorphose quantitativ und qualitativ abnorm, ebenso die progressive und endlich werden durch die mannigfachen Sympathien, in denen das Nervensystem mit sich und dem Blute steht, mannigfache Abweichungen entstehen.

Pathologische Corollarien.

In der Wirklichkeit giebt es ein Ideal des gesunden Lebensprocesses, wie dasselbe aus der normalen Funktion und und der normalen pro- und regressiven Metamorphose hervorgehen würde, nicht und wir erkennen daraus den Satz, dafs alle lebendige Thätigkeit nur Approximation an ihre Idee ist. — Nichts ist in der Welt selbstständig; nur sie ist es allein. Denn sie ist nicht entstanden, geworden, sie kann auch nicht vergehn; das einzige Prädikat, welches ihr zukommt, ist das Sein. Aber Alles in der Welt steht in Wechselbeziehung zu einander und daher ist in ihr Alles in fortwährender Veränderung begriffen. Am geringsten ist dieselbe in den anorganischen Körpern, mannigfaltiger schon in der Pflanze, noch mannigfaltiger in den thierischen Wesen überhaupt und am allermannigfaltigsten sind sie im Menschen, als der edelsten organischen Bildung, die wir kennen. Wäre der Mensch etwas Selbstständiges, so könnte er als Ganzes nicht erkranken, wie sich die Welt, qua Welt, nicht verändern kann. Da nun in der Welt aber die mannigfaltigsten Veränderungen vor sich gehn können, die wir auf physikalische und chemische Prozesse zurückführen, und da der Mensch sowohl in Bezug auf die Funktion seiner Organe, als auch in der pro- und regressiven Metamorphose von der Aufsenwelt fast ganz und gar abhängt, so liegt darin der allgemeinste Grund, dafs der gesunde Lebensprocefs von der Norm abweichen kann. Es stehn die Veränderungen, die in dem Macrocosmus vor sich gehen, immer in der genauesten Wechselwirkung, und zwar in dem Verhältnifs der Ursache zur Folge, zu den Vorgängen im Microcosmus.

Eine sehr wichtige Aufgabe für den Physiologen und Pathologen ist es daher, genau die Gesetze zu erforschen, nach welchen einmal die Veränderungen im Macrocosmus vor sich gehen, zu ermitteln, durch den Conflickt welcher Faktoren dieselben entstehen und was die Folgen davon sind. Hier haben die Physiker und Chemiker noch ein weites Feld zu bebauen: aber diese werden und haben es schon weniger an sich fehlen lassen, als die Physiologen und Pathologen, welche zu bequem sind, ebenso Schritt für Schritt die Reihenfolge der Veränderungen, welche die abnormen Einwirkungen der Aufswelt auf die organisch-chemischen Vorgänge im thierischen Organismus haben, gesetzmäfsig bis auf den letzten Grund ihrer Entstehung zurückzuführen.

Die abnormen Einwirkungen, welche die organisch-chemischen Vorgänge im Organismus abändern können, nennen wir Schädlichkeiten, Krankheits-Ursachen. Diese sind zweierlei Art: 1) innere, 2) äufsere. — Die inneren Ursachen sind die, welche vom Nervensystem ausgehen: sie sind willkührliche oder unwillkührliche Aktionen desselben. Der Grund zu denselben liegt theils im Menschen selbst (Wille, Denken u. s. w.) oder sie werden durch die Aufsenwelt erzeugt. (Empfinden, Vorstellen, Begehren; excito-motorische Bewegungen). Es ist aber unzweifelhaft, dafs jede Aktion des Nervensystems mit einer Veränderung in der materiellen Grundlage desselben verbunden ist: also werden die abnormen Aktionen desselben auch mit abnormen Veränderungen in der Nervensubstanz einhergehn. Es wird die regressive Metamorphose desselben quantitativ und qualitativ verändert, gesteigert oder gehemmt, und dieses wirkt wiederum rückwärts auf die progressive und somit auf die Funktion. Ich halte es nicht für unwahrscheinlich, dafs die Einflüsse, welche auf das Nervensystem einwirken, ja nach ihrer Verschiedenheit auf eine verschiedene Zersetzung der Nerven-Zellen zur Folge haben: woher sonst würde z. B. das Gefühl so verschieden ausfallen, in dem einem Falle ein Jucken, dann ein Kitzeln, ein Stechen, Brennen, Reifsen u. s. w. Aehnlich wie die verschiedenen Farben des Lichts auf chemische Prozesse einen verschiedenen Einflufs haben, (man denke nur an die Zersetzung mancher chemischer Präparate, an den Einflufs des farbigen Lichts auf die Pflanzen), so ist es auch nicht unwahrscheinlich, dafs die rothe, grüne Farbe u. s. w. eine andere Zersetzung im Nerv. opticus veranlafst, wodurch die Farbe vom Gehirn percipirt wird u. s. w. — Wegen des Einflusses aber, den das Nervensystem auf die übrigen Theile des Organismus, das Blut, die Muskeln, die Drüsen u. s. w. ausübt, machen sich hier die Wirkungen der abnormen Zustände im Nervensystem ebenfalls bemerkbar. Auch hier leidet entweder die pro- oder regressive Metamorphose; da das Nervensystem dasjenige Gewebe ist, das bei der Funktion eines jeden Organs in Thätigkeit ist, so ist klar, dafs da, wo dessen Energie sinkt, auch die in den Geweben der Organe sinkt, z. B. in den Muskeln u. s. w.

Es sind somit die Wirkungen von den Ursachen, welche die pro- und regressive Metamorphose des Nervensystems ändern, äufserst weit verzweigt. In welcher Art sie erscheinen, das hängt von derjenigen Provinz des Nervensystems ab, die von der schädlichen Ursache affizirt wurde. — Schreck, Aerger wirken auf andere Provinzen des Nervensystems als Freude und Heiterkeit, anders Schädlichkeiten, welche zunächst das Rückenmark und dann erst das Gehirn affiziren. — Als eine Krankheitsursache, die die ausgebreitetsten Folgen auf die organischen Vorgänge im Menschen hat, ist das Heimweh bekannt. —

Es ist die Aufgabe des Physiologen, die Wirkungen, welche abnorme Seelenzustände haben, gesetzmäfsig zu entwickeln: wer hat z. B. bis jetzt genügend gezeigt, woher man auf Furcht, Schreck oder dergl. Durchfall, wefshalb Jemand auf Aerger ein Erysipel bekommt?

2. Die äufseren Schädlichkeiten sind theils materielle theils dynamische. — Als eine der allerhäufigsten haben wir in Bezug auf die progressive Metamorphose die abnorme Quantität und Qualität der Nahrungsmittel zu betrachten. Denn wir haben gesehen, wie innig der Mensch durch sie mit der Aufsenwelt zusammenhängt. In qualitativer Hinsicht ist es die chemische Beschaffenheit derselben: ist dieselbe von der Art, dafs sie von der organischen Verwandtschaftskraft nicht überwunden werden kann, so wird sowohl ein qualitativ fehlerhaftes Eiweifs gebildet, als auch regen die in den Nahrungsmitteln enthaltenen organischen und anorganischen Verbindungen einen chemischen Procefs im Darmkanal und später

im Blute an. Ist das Nahrungsmaterial einseitig gewählt, blofs Stickstoffhaltig oder Stickstoffarm, so ebenfalls fehlerhafte Blutbildung und progressive Metamorphose. Entziehung aller Nahrung hat das Aufhören derselben zur Folge u. s. w.

Die andere Seite des Lebensprocesses, die regressive Metamorphose, wird zunächst bewirkt durch die Aktion der Zellen; die weiteren Vorgänge derselben geschehen durch den Sauerstoff der Luft. Nun kann die physikalische und chemische Beschaffenheit der letzteren auf das allermannigfachste abweichen; ist die Luft sehr warm, so dehnt sie sich aus und sie enthält daher in einem bestimmten Raume weniger Sauerstoff; ist sie sehr kalt, so zieht sie sich zusammen und enthält mehr. In dem einem Falle wird daher die regressive Metamorphose langsamer in dem andern schneller von statten gehen; denn die eingeathmete Luft bringt dort weniger, hier mehr Sauerstoff ins Blut. — Es können ferner die der Luft normalen Bestandtheile vermehrt oder vermindert sein: z. B. der Sauerstoff vermindert, wogegen das Wassergas oder die Kohlensäure vermehrt. Dann ist die Folge dieser Veränderung schon complicirter, aber jedenfalls leidet die regressive Metamorphose. — Oder es können der Luft ganz fremdartige Gase beigemischt sein, z. B. Kohlenoxydgas, Kohlenwasserstoffgas, Schwefel- und Phosphorwasserstoffgas u. s. w. Damit ist nothwendigerweise zugleich eine Verminderung der Sauerstoffmenge verbunden. Solche Luftbeschaffenheit heifst Miasma. Durch die Einwirkung derselben auf das Blut in den Capillargefäfsen der Lunge und der äufseren Haut müssen abnorme Verbindungen dieser Gase mit den organischen Blutbestandtheilen vor sich gehen; die Verbindungen, die diese Gase mit dem Natron-Albumet eingehen oder mit dem Fibrin, können wir nicht so genau erforschen, als die, welche sie mit dem Haematin der Blutkörperchen eingehn. Fürs Erste wird, da der Sauerstoff der Luft in geringerer Menge vorhanden ist, die regressive Metamorphose derselben langsamer von Statten gehn und es werden sich die Blutbläschen aufhäufen, da sie zur Abscheidung in der Leber noch nicht geschickt sind; sodann wissen wir, wie leicht das Eisenoxydul des Bluts mit dem Schwefel- Phosphor- und Kohlenwasserstoffgase Verbindungen eingeht. Das so quantitative abnorme Haemato-Globulin wird im Blute selbst und in allen Geweben und Organen die mannigfachsten Wirkungen äufsern. (Febr. gastr., Typhus abdom. u. s. w.)

Die äufseren, dynamischen Schädlichkeiten, wie Wärme, Kälte, Elektrizität u. s. w. bringen ebenfalls sowohl in der Funktion als der Vegetation der Organe mannigfache Störungen hervor. — Die nächsten Folgen der Kälte und Wärme sind wir im Stande eher zu erklären, als die der Elektrizität. Die Kälte z. B. bewirkt, wie in den anorganischen, so auch in den organischen Körpern starke Zusammenziehung, sodann rufen die peripherischen sensiblen Nerven durch Reflex nach stärkere Contraktion der Haut und ihrer Gefäfse hervor, (Cutis anserina) die Capillargefäfse führen daher kein Blut; die Theile werden weifs. Der Sauerstoff der Luft dringt nicht so durch die Haut hindurch, wie sonst und findet auch kein Blut vor, auf das er einwirken könnte. Ebenso werden die Nerven, welche den Sekretionen der Hautdrüsen vorstehn, in ihrer Funktion gehemmt, indem in den Zellen derselben durch die Einwirkung der Kälte, der Feindin aller chemischen Processe, die nöthige Zersetzung gehemmt wird. Noch stärker zeigen sich die Wirkungen im kalten Wasser. — Da der Sauerstoff der Luft nach unserer Hypothese die regressive Metamorphose des Fibrin bewirkt, so bleibt davon ein grofser Theil im Blute zurück. — Aus diesem Grunde sind Erkältungen die häufigste Ursache der akuten Krankheiten; des Rheumatismus, der Entzündungen, Katarrhe, Erysipele u. s. w. Bei allen diesen finden wir das Fibrin vermehrt und haben es als Gelegenheits-Ursache der örtlichen Krankheit anzusehen.

3. Die mechanischen Schädlichkeiten bringen stets Veränderungen in den organischen Geweben hervor, die sowohl physikalischer als chemischer Natur sind. Denn einmal wird die Cohäsion, die Continuität u. s. w. gestört, anderntheils werden die organischen Gewebe durch die einwirkende Ursache, eben durch die Verrichtung ihrer Struktur auch der in den Zellen wohnenden Lebenskraft beraubt. Sie verfallen daher der regressiven Metamorphose, in der der Chemismus die Oberhand hat.

4. Von diesen äufsern schädlichen Ursachen besteht eine bestimmte Klasse aus den chemischen Stoffen, die in den organischen Verbindungen einen chemischen Procefs hervorrufen, indem sie sich mit ihnen verbinden, sie auflösen, zer-

stören u. s. w. Sie wirken sämmtlich der Lebenskraft, und somit der progressiven Metamorphose entgegen, beschleunigen dagegen die regressive direkt; eine andere Klasse bringt in verschiedenen Organen Beschleunigung und Verstärkung, überhaupt Alienation, der Fuuktion hervor. Kann die progressive Metamorphose mit der stärker angeregten regressiven nicht gleichen Schritt halten, so sinkt die Energie der Organe, die Lebenskraft des Organismus überhaupt.

Diese schädlichen Ursachen zerfallen nun in solche, die absolut schädlich sind, und solche, die es relativ sind. Zu den absoluten gehören die mechanischen, die chemischen: ob sie aber ein Pseudoplasma bilden, das den gesunden Lebensprocefs in den kranken umändert, das hängt z. B. bei den mechanischen von der Stärke der Einwirkung, der Gröfse des getroffenen Theils u. s. w. ab. Bei den chemischen von der Qualität und Quantität des Stoffs u. s. w. Bei den relativen hängt dies auch theils von der Stärke und Gröfse und der Zeitdauer der Einwirkung, ebenso sehr aber von der Disposition ab. Während z. B. 15 G. Sublimat jeden Menschen ohne Ausnahme tödten mögen, wird eine Menge qualitativ abnormer Nahrung von dem einen ohne Störung der Gesundheit verdaut, während ein Anderer daran stirbt; selbst die Contagien machen häufig darin grofsen Unterschied. Es kommt also immer auf den Stand der Lebenskraft und die Disposition an, ob die Schädlichkeiten ein solches Pseudoplasma bilden, dafs wirkliche Krankheit entsteht.

Manche schädliche Ursachen wirken das ganze Leben hindurch, wie z. B. Klima, oder nur einige Jahre oder nur ganz kurze Zeit, z. B. Gemüthsbewegungen, Erkältung. Sie können begründet sein in gesellschaftlichen Verhältnissen, z. B. Nationalität (Franzosen und Kosaken). Diese können spir. sulph. aeta. in der Masse trinken, dafs ein anderer vergiftet wird; in den Gewohnheiten also, im Temperament, Alter; Idiosynkrasien. Sie können mit der Beschäftigung, Erziehung u. s. w. zusammenhängen. — Sie können wiederkehren, sie können nur einmal wirken; sie können stark, sie können schwach sein, sie können einen grofsen Theil des Menschengeschlecht zugleich oder nur einzelne Individuen befallen.

Nachdem ich gezeigt habe, wie durch die Einwirkung der Schädlichkeiten auf die re- und progressive Metamorphose sich im Blute das Pseudoplasma bilden mufs, als dessen Repräsentanten das Pseudo-Albumin, des Pseudofibrin und Pseudo-Haemato-Globulin dastehen, so will ich noch auf die Verschiedenheit derselben unter einander aufmerksam machen. — Es ist mir mehr als wahrscheinlich, dafs die chemische Zusammensetung der Pseudoplasmen dahin verändert ist, dafs entweder ein oder mehrere Bestandtheile weniger oder mehr vorhanden sind, als im normalen Plasma; so dafs z. B. im Fibrin entweder Atome des Sauerstoffs oder des Kohlenstoffs abweichen u. s. w. Möglich ist es, dafs z. B. im Fibrin bei Rheumatismus der Wasserstoff vermindert, dagegen der Sauerstoff vermehrt, dagegen im Fibrin bei Erysipel der Kohlenstoff vermehrt und der Sauerstoff vermindert ist u. s. w. — Ebenso verhält es sich mit dem Pseudo-Haemato-Globulin. Hier läfst sich vielleicht schon aus den einwirkenden Ursachen die chemische Zusammensetzung desselben erklären. — Ich bin überzeugt, dafs es den Chemikern gelingen wird, durch genaue Elementaranalysen der einzelnen Blutbestandtheile in Krankheiten Unterschiede in der chemischen Zusammensetzung nachzuweisen, wodurch wir so tief in das Wesen der Krankheiten blicken werden, als dies überhaupt dem Verstande des Menschen gelingen wird. — Eine einzige Thatsache, die auf diesem Felde gewonnen wird, ist mehr werth, als tausend Folianten, die Nichts als geistreiche Hypothesen enthalten, die wie die Spreue von selber zerstieben und sich in Nichts auflösen.

Es ist mir noch übrig von einer eigenthümlichen Art der Pseudoplasmen zu sprechen, nämlich denen, die sich im Blute durch Ansteckung erzeugen. Ein jedes Pseudoplasma, das durch Miasma entsteht, kann, wenn es bestimmte Umwandlungen erleidet, die Kraft der Fortpflanzung erlangen. An der Hefe und den faulenden Substanzen haben wir das beste Analogon für die Erklärung von der wesentlichen Wirkung der Contagien. Sie müssen durch Resorption in das Blut gelangen und je nach ihrer Verwandtschaft zu irgend einem der normalen Blutbestandtheile in diesem solche chemische Umwandlung, eine solche Umsetzung oder Ausscheidung und Aufnahme von Atomen bewirken, dafs das Plasma zu einem Pseudoplasma wird. Es besteht die Aufgabe der Pathologen darin, nachzuweisen, in welchem der 3 Blutbestandtheile oder ob in allen diesen der der Gährung oder Fäulnifs ähnliche Procefs vorgeht; bei manchen scheinen die Vorgänge hierüber einige Aufklärung zu geben; so z. B. dafs die Pocken im Fibrin, der Petechialtyphus in den Blutbläschen, u. s. w. ihren Keim haben. Man hat vielfach darüber gestritten und es bezweifelt, dafs das Contagium ins Blut übergehe, weil man mit dem Blute vieler Kranken keine Ansteckung durch Impfung hat erzeugen können. Gegen die Beobachtung, dafs Pockeu der Mutter auch auf das Kind übergingen, standen ebenso viel Thatsachen, dafs dies nicht der Fall gewesen war und andere, wo das Kind sie gehabt und die Mutter nicht. Nur von der Hydrophobie ist es bis jetzt erwiesen, dafs das Blut der Kranken ansteckend ist. — Allein man hat bei diesem Streite gerade den wichtigsten Punkt übersehn. Der Träger des Contagiums, oder vielmehr dieses selber (der Träger und das Contagium sind identisch: keine Kraft ohne Materie und keine Materie ohne Kraft) ist immer ein organischer Stoff, der durch Umwandlung eines der drei Plasmen entstanden ist. Ist diese Umwandlung noch nicht bis auf den Punkt gelangt, dafs das Pseudoplasma den Culuminations-Punkt seiner Metamorphose erreicht hat, von welchem es wieder regressiv zum anorganischen Reiche herabsteigt, so lange ist es noch nicht ansteckend. An einem Beispiele will ich die Sache klar machen. — Angenommen das Contagium der Pocken, das als Eiter erscheint, hat eine Verwandtschaft zum Fibrin des Bluts; in diesem ruft es allmählich, wie es scheint in einer bestimmten Zeit, eine solche chemische Umwandlung hervor, dafs es als Pseudoplasma Fieber und die Exanthembildung hervorruft. Als Fibrin im Blute ist es zwar abnorm, aber gewifs noch nicht anstreckend, dies wird es erst, wenn das Plasma in den Pusteln durch die Einwirkung des Sauerstoffs der Luft oder nach inneren Gesetze die Reihe von chemischen und organischen Veränderungen durchlaufen hat, dafs Eiter erscheint. Nur der Eiter ist ansteckend. Ist der Eiter resorbirt, dann läfst er sich im Blute in seiner wirklichen, und wo nicht, so vielleicht in anderer Gestalt nachweisen und er ist gewifs ansteckend. Auch ist wahrscheinlich noch der Eiter, wenn er, wie das bei den Pocken sehr häufig geschieht, durch den Harn entleert wird, ansteckend. Dafs aber die sonstigen Harnbestandtheile, in welche der Eiter bei der regressiven

Metamorphose zerfällt, wie harnsaures Ammoniak u. s. w., nicht ansteckend sein können, sieht Jeder von selbst ein. — Vielleicht ist es möglich, wenn man die Impfversuche mit den einzelnen Blutbestandtheilen, den Pseudoplasmen, für sich allein anstellt, dafs man dadurch, wo nicht die gewöhnliche Contagion, so doch eine modifizirte, hervorruft. Dafs die organischen Verbindungen, welche das Contagium bilden, oft durch stärkere Verwandtschaftskraft zusammengehalten werden, als die normalen organischen, z. B. die Protein-Körper, ist bekannt. Eiter aus einer Pockenpustel erhält sich länger, als normaler Eiter u. s. w.

Es mufs aber, wenn sich ein Blutbestandtheil wesentlich verändert, damit zugleich die ganze Blutmasse alienirt werden, sowohl da, wo dieselben nur quantitativ als auch da, wo sie quantitativ und qualitativ abnorm geworden sind. Wir haben somit das ganze Blut überhaupt als mater. pecc., als die nächste Ursache sehr vieler Krankheits-Processe zu betrachten, die wir jedoch durch speciellere Bestimmung des Pseudoplasma selber in die verschiedenen Unterabtheilungen bringen können, je nachdem sie in diesem oder jenem wurzeln.

Ist das Blut nun so abnorm geworden, so müssen natürlich mit der Zeit die Funktionen des Organismus, wo nicht des ganzen, so doch einzelner Organe oder Gewebe darunter leiden, womit zugleich in der Vegetation derselben Veränderungen einhergehen. Am schnellsten geschieht dies aber bei den beiden Bestandtheilen, welche eigentlich exkrementieller Natur sind, wie z. B. das Fibrin und die abgestorbenen Blutbläschen, nicht so sehr, wenn sie quantitativ, als wenn sie qualitativ alienirt sind. Fehler im Natron-Albuminat oder in der Erzeugung der Blutbläschen werden weit länger ertragen, so dafs dabei noch immer die Lebenszwecke eine längere oder kürzere Zeit annähernd erreicht werden können. Vor allem kommt es aber darauf an, ob die schädlichen Ursachen langsam, schwach und allmählich, oder heftig und plötzlich einwirkten.

Die Lehre von der Mater. peccans, den sogenannten Schärfen u. s. w., konnte seither nur eine ganz hypothetische und der Streit über ihre Existenz und die Gründe für deren Anwesenheit im Blut gar nicht entschieden werden, so sehr sich auch die Humoralpathologen bemühten es zu thun. Denn da sie einmal die normalen Blutbestandtheile weniger kannten, so konnten sie noch viel weniger die Veränderuugen, die durch die krankmachenden Schädlichkeiten entstanden, erforschen und nur da, wo die Natur der im Stadium der Krise ausgeschiedenen Materien leicht zu erkennen war, waren sie im Stande, einen ursächlichen Zusammenhang zwischen jenen und dem örtlichen Leiden nachzuweisen.

So z. B, wenn normale Se- und Exkretionen unterdrückt waren, wie z. B. die Menstruation, der Harn, die Galle und dann diese unter Erregung eines Krankheitsprocesses in andere Organe abgelagert und ausgeschieden wurden; oder ebenso nach Unterdrückung von Hämorrhoiden, lang bestehenden Eiterungen, localen Schweifse u. s. w. oder endlich wenn Würmer im Darmkanal die Krankheits-Ursache waren: wenn nun nach Ausleerung der Krankheits-Ursache die Gesundheit zurückkehrte, da feierten die Humoralpathologen einen Triumph, den ihnen die Solidarpathologen durch Nichts schmälern konnten. Aehnlich verhielt sich die Sache bei den ansteckenden Krankheiten, bei der Arthritis, den Skrofeln u. s. w, wo selbst die krassesten Nervenpathologen, wie Cullen, gezwungen waren, einen materiellen, positiven, im Blute wurzelnden Krankheitskeim anzunehmen. Nicht so leicht war es aber den Humoralpathologen in anderen Krankheiten, die durch dynamische und chemische Schädlichkeiten entstanden waren, das Pseudoplasma im Blute nachzuweisen, z. B. in den Entzündungen, in den Erysipelen, den sogenannten Nervenfiebern u. s. w. Es fehlte ihnen hier an denjenigen Thatsachen, die auch wir noch nicht hinlänglich kennen, die wir aber, wenn wir gesetzmäfsig die Veränderungen, die im Plasma vor sich gehen, verfolgen, gröfstentheils schon ergründen können.

Auf der andern Seite müfsten wiederum die Humoralpathologen den Solidarpathologen weichen, da eine andere grofse Reihe von Krankheiten von den festen Theilen allein ausgeht; wie z. B. alle Atrophien, die durch Erschöpfung der Energie der Organe entstehen; wie z. B. Tab. dorsual., tabes nervosa u. s. w., wo man aber ebenfalls annehmen mufs, dafs das Blut, da sich dessen Lebenskraft vermindert zeigt, auch quantitativ und qualitativ in seinen Bestandtheilen alienirt ist. — Jedoch hat sich um diese nie der Streit gedreht, sondern nur um diejenigen, welche durch die sogenannten allgemeinen Krisen sich entschieden. Auch in diesen gehen viele von den festen Theilen, d. h. dem Nervensystem, aus, z. B. solche, die durch Gemüthsbewegungen entstehen, obgleich das Blut selber den anderen Faktor bildet; aber es leidet nur sekundär. — In allen den Fällen, wo die Schädlichkeiten direkt auf das Blut wirken, z. B. die Miasmen, da bildet sich die Materia peccans unmittelbar, ohne Zuthun anderer vermittelnden Momente, im Blute selbst.

Dieses ist aber, und das könnten die Solidarpathologen nicht leugnen, der Mittelpunkt, von wo aus die meisten febrilen, akuten Krankheiten beginnen, und ich habe gezeigt, wie man sich die Entstehung der Mat. pecc. nach physiologischen und chemischen Gesetzen zu erklären und als welche wir sie im Blute anzunehmen haben.

Wie ein jeder der drei normalen Blutbestandtheile seine bestimmte Bedeutung für die thierische Oekonomie hat und jeder eine gewisse Reihe von Organen in Anspruch nimmt, wodurch er gebildet und später ausgeschieden wird: so ist auch klar, dafs dann, wenn sie sich quantitativ und qualitativ verändern, die Folgen davon sich namentlich in den Geweben und Organen zeigen werden, zu welchen sie im normalen Zustande eine Verwandtschaft zeigen.

Wir haben uns zu zeigen bemüht, dafs das Natron-Albuminat die Bestimmung hat, die Ernährung und die Neubildung der Zellen zu übernehmen. Fehler in seiner Qualität oder Quantität werden sich daher in der progressiven Metamorphose des ganzen Körpers zeigen. Sie bilden die Grundlage der sogenannten eigentlichen vegetativen Krankheiten, die meist einen chronischen Verlauf haben (Cachexien). Quantitative Abweichungen, wo zu viel oder zu wenig Blut gebildet wird, machen sich als Hypertrophie und Atrophie geltend. Hand in Hand damit geht gewöhnlich stärkere oder schwächere Blutbläschenbildung, deren Folgen sich dann als Plethora oder Anaemie herausstellen. — Qualitative Abweichungen machen sich in qualitativ fehlerhafter Neubildung der Zellen bemerkbar. — Ob auch Contagien im Ntatron-Albuminat vorzugsweise ihre Wurzeln schlagen, scheint mir fraglich, weil in ihm eben wegen stärkerer organischer Verwandtschaftskraft dem organisch-chemischen Procefs, den das Contagium anfachen würde, gröfserer Widerstand geleistet wird. Es würde fehlerhaft sein, wenn wir in den kontagiösen Krankheiten, wie überhaupt, nur einen Blutbestandtheil als alienirt betrachten wollten: sie sind es sämmtlich, nur der eine im stärkeren, der andere im schwächeren Grade. — Wo sich namentlich die Folgen dieser fehlerhaften Blutmischung zeigen werden, das hängt hier von lokalen Ursachen ab, da das Natron-Albuminat zu allen Geweben gleich grofse Verwandtschaft hat; dann aber auch von der Beschaffenheit, welche das Pseudoplasma hat. — Davon später. —

Das Fibrin hat zu allen denjenigen Organen, zu deren Capillargefäfsen der Sauerstoff der atmosphärischen Luft zutreten kann, also zu den Lungen und der äufseren Haut, vorzugsweise Verwandtschaft. Ich habe es als wahrscheinlich angenommen, dafs das Fibrin auch in den serösen, den fibrösen und den Schleimhäuten, bei seinem Durchgang durch die plastischen Gefäfse derselben, solche Veränderungen erleidet, die auf sein schnelleres oder langsameres Zerfallen in die letzten anorganischen Verbindungen, Harnstoff u. s. w. hinwirken. Denn wir sehen, dafs meist da, wo der Faserstoff im Blute durch irgend eine Ursache zurückgehalten ist, metastatische Ablagerungen desselben nach den serösen, fibrösen und den übrigen Hautgeweben erfolgen: so in den wahren Entzündungen, im Rheumatismus, Katarrh, Erysipel. Endlich hat der Faserstoff auch zu den Lymphdrüsen, welche er passirt, und zu den Nieren eine gewisse Verwandtschaft: denn er scheint in diesem die letzte Umwandlung in Harnstoff u. s. w. zu erleiden: ja da, wo sehr viel Fibrin im Blute vorhanden ist oder die Nieren ihre metabolisirende Kraft eingebüfst haben, sehen wir denselben oft ganz unverändert durch dieselben ausgeschieden werden. (S. den Fall von H. Nasse, welcher den Geistlichen betraf.) — Man pflegt gewöhnlich zu sagen, dafs die äufsere Haut mit den Nieren, den Schleim-, serösen und fibrösen Häuten in Sympathie und Antagonismus stehe. Dieses ist gar nicht zu erklären, wenn man nicht annimmt, dafs derjenige Stoff, der eigentlich in den Capillargefäfsen der äufseren Haut solche Umwandlungen erleiden soll, dafs er durch die absondernden Drüsen derselben ausgeschieden werden kann, eben diese Umwandlung auch in den Schleim-, serösen, fibrösen Häuten und in den

Nieren oder Lungen erleiden kann. (Befindet man sich in kaltem Wasser, so versetzt dies Einem den Athem; bei grofsen Verbrennungen der äufseren Haut Lungenentzündung u. s. w.) Das im Blut zurückgebliebene Fibrin mufs offenbar einen Reiz eigenthümlicher Art auf die organischen Nerven des Gefäfssystems in diesen Geweben ausüben, so dafs dadurch die Funktion derselben alienirt wird.

Bilden die Blutbläschen die Mater. pecc., so werden sich die Folgen in denjenigen Organen zeigen, die im normalen Zustande die Ausscheidung derselben besorgen. So also die Leber, Milz und der Darmkanal. Sind die Blutbläschen quantitativ vermehrt, d. h. nicht durch Zurückhaltung derselben, sondern durch übermäfsige Neubildung (Plethora), in Folge dessen das Blut die von Simon bezeichnete hypinotische Beschaffenheit erhält, so zeigen sich die Funktions-Störungen in den Organen am ersten, deren Gefäfssystem zu activen oder passiven Congestionen disponirt, z. B. in den Lungen, dem Gehirn u. s. w.

Welches Organ oder Gewebe nun vorzugsweise von der Mater. pecc. befallen wird, das hängt theils von ihrer chemischen Beschaffenheit ab, wie z. B. das Fibrin im Rheumatismus die fibrösen Häute, im Erysipel die äufsere Haut befällt u. s. w. Ob nun aber dieser oder jener Theil der Gewebe affizirt wird, das beruht auf örtlichen Gründen.

1) Hier giebt der locus minoris resistentiae den Ausschlag: denn es ist klar, dafs durch den Reiz, den das Pseudoplasma auf das organische Nervensystem, welches die Thätigkeiten des Gefäfssystems leitet, ausübt, vorzugsweise diejenigen Theile desselben zu abnormen Funktionen bestimmt werden, die an Energie, an Lebenskraft, also an Widerstand am schwächsten sind. Wie z. B. Strychnin am stärksten auf diejenigen Muskeln wirkt, deren Nerven gelähmt sind: so wirkt ebenfalls alles Pseudoplasma auf denjenigen Theil des ihm verwandten Gewebes, der der schwächste ist. — Jeder Mensch, wie er überhaupt vermöge seiner besonderen Disposition zu bestimmten Krankheitsprocessen hinneigt, hat Organe, die relativ schwächer sind; so z. B. ist es bei dem einen die Lunge, beim anderen das Herz, bei dem die Leber, bei dem der Darmkanal u. s. w. Dadurch wird auf die natürlichste Weise der loc. min. resist. gebildet. — Auch

vermöge des physiologischen Entwickelungs-Processes ändert sich das Verhältnifs: in der Kindheit ist das Gehirn, im Jünglingsalter die Brust und im Mannesalter die Unterleibsorgane der loc. min. resist. (Descens. morb.), weil bei dem ersteren die Ausbildung des Nervensystems, bei jenem in Folge des Wachsthums auch mehr Blutbläschen nöthig sind, um die regressive Metamorphose gleichmäfsig unterhalten zu können, bei diesem durch mancherlei Einflüsse die Energie des organischen Nervensystems sinkt. — Ebenso hängt derselbe von zufälligen Umständen ab: so z. B. ist der Uterus und seine Anhänge während der Schwangerschaft und nach der Entbindung der locus min. resist. — Durch den übermäfsigen Gebrauch eines Organes kann dieses, wie sich von selbst ergiebt, zum loc. min. resist. werden; z. B. bei Sängern der Kehlkopf und die Lungen; bei den Blaseinstrumente exlercirenden Musikanten ebenso, bei Malern die Augen, bei Handwerkern die Hände. (Panaritien) u. s. w. Hierher gehört auch, dafs im Winter die Lungen und im Sommer die Leber nebst Darmkanal so häufig der Sitz der Krankheiten werden, einestheils weil das Pseudoplasma zu ihnen besondere Verwandtschaft, als auch weil sie durch übermäfsige Funktion an Energie verlieren, also zum Anziehungspunkte werden. — Die Pseudoplasmen, die sich durch Contagium und Miasma bilden, haben stets ganz besondere Verwandtschaft zu bestimmten Geweben: (Croup, Typhus, Cholera, u. s. w.)

Solange das Pseudoplasma quantitativ und qualitativ noch nicht so stark geworden ist, dafs es den Widerstand, den ihm die Energie der Gewebe entgegensetzt, überwindet, so lange ist der Mensch nicht krank zu nennen. Es trägt nur den Keim zur Krankheit in sich. Sobald es aber die Höhe erreicht hat, dafs es einen Theil des organischen Nervensystems oder das ganze Nervensystem so stark reizt, dafs dasselbe nicht mehr nach den ihm inwohnenden Gesetzen funktionirt, wird seine Funktion abnorm werden. Es ändern sich somit die Symptome des gesunden Lebensprocesses, die ebenfalls vom Nervensystem abhängen, theils ab, theils werden neue zum Vorschein kommen. Mit der veränderten Funktion geht zu gleicher Zeit Abänderung in den organisch-chemischen Processen einher: namentlich ist die regressive Metamorphose in jedem Falle stärker, als die progressive.

Daher kann man mit Recht sagen, dafs Krankheit beginnender Tod sei. — Es ist ein Sichbilden- und Bestimmenlassen durch einen fremden Reize, im gesunden Lebensprocesse sind es die integrirenden Reize, die in jedem Organe die eigenthümlichen Funktionen erregen. — Der ganze Complex aller Erscheinungen, welche aus der veränderten Funktion, pro- und regressiven Metamorphose sowohl des Krankheitskeimes als Krankheitsheerdes entstehen, ist Krankheit. Sie ist ein blofser Begriff, mit dem sich wohl die allgemeine Pathologie befassen darf, nicht aber die specielle: denn diese hat es nur mit kranken Menschen zu thun: nur wenn man diesen und nicht die Krankheit, z. B. einen Phthisikus nicht die Phthisis vor Augen hat, kann man sicher sein, vernünftig zu behandeln.

Es liegt dem Pathologen ob, in jedem speziellen Falle die Vorgänge zu verfolgen, welche durch das Pseudoplasma im Organismus ebenso gesetzmäfsig zu Stande kommen, wie z. B. die Zerlegung des Lichtstrahls durch das Prisma in die bekannten Farben, oder durch die Zusammenmischung von Salz, Mangansuperoxyd und Schwefelsäure sich Chlor entwickelt. Willkührlich geschieht nichts: nur mit Willen begabte Wesen können willkührlich handeln. Es ist eines der gröfsten Hinternisse bis jetzt in der Pathologie gewesen, dafs man, weil man unfähig war, sie gesetzmäfsig zu erklären, viele Erscheinungen des kranken Lebensprocesses auf Rechnung willkührlicher Kräfte zu bringen sich nicht entblödete. Als ob man sich damit nicht gleich selber allen Weg zur Untersuchung abgeschnitten hätte! — Ich will nun den Versuch machen, ob ich mit kuzen Worten die Reihenfolge der Vorgänge, die wir durch das Pseudoplasma hervorgerufen sehen und die sowohl in diesem selber als im Organismus vor sich gehen, gesetzmäfsig entwickeln kann.

Vermöge der Beschaffenheit des Pseudoplasma, seiner spezifischen Eigenschaften, der individuellen Disposition und des loci minor. resist., entsteht durch Reizung des organischen Nervensystems hierselbst in den Blutgefäfsen anfangs eine lebendige Contraktion, die sich oft stärker oder schwächer auf das ganze übrige Gefäfssystem durch Sympathie fortpflanzt. Als Ausdruck dieser Contraktion im Gefäfssystem, die sich am stärksten im capillaren Theil desselben bemerkbar macht, ist der Frost, nebst allen Accidenzien zu betrachten. Wie aber jeder Aktion die Reaktion folgt, so folgt auf die Contraktion die Expansion und diese macht sich sowohl im ganzen Gefäfssystem, als vorzüglich im Capillargefäfssystem des als loc. minor. resist. erkannten Organs bemerkbar. Es entsteht Hitze und örtlich in dem ergriffenen Organ Stase; denn hier geht die Contraktion in Expansion über, die nach zwei Seiten sich halten kann, einmal kann sie sthenisch, aktiv, (Expansion mit unterdrückter Contraktion) das andremal kann sie asthenisch, passiv sein (Expansion mit aufgehobener, vernichteter Contraktion). Viele Umstände machen es aber sehr wahrscheinlich, dafs in dem, später als Sitz des Krankheits-Processes auftretenden, Organe eine gewisse Zeit vorher alle diese Vorgänge schon zu Stande gekommen sind, dafs also die allgemeine Reaktion (Fieber) der örtlichen (Stase) folgt. In dem Theil des Blutgefäfssystems der sich in Stase befindet, häuft sich ein grofser Theil des Pseudoplasma auf: es stagnirt hier, vegetirt hier für sich; denn es nimmt wenig oder gar keinen Theil am Blutumlauf. In Folge der Stase gehen nun Veränderungen sowohl in dem Pseudoplasma, als auch in den Geweben des ergriffenen Organs vor sich, die sich sowol auf die Funktion als auch auf die Vegetation desselben beziehen. Je complicirter ein Organ zusammengesetzt ist, um so komplicirter sind die Abänderungen der Funktionen, der normalen Lebenserscheinungen. Dies sind die Symptome, die daher in allen Krankheiten zwei Seiten gemeinschaftlich haben, insofern alle Organe Gefäfse und Nerven besitzen. Viele Symptome werden durch das Nervensystem zum Bewufstsein gebracht: sie werden daher etwas subjektives: Schmerz, Wärme, Kälte, Schwere, Angst u. s. w. Ein anderes Symptom, ganz ähnlich dem Schmerze, ist das Fieber, das eine grofse Reihe von Krankheiten zu begleiten pflegt. Sein Eintritt ist meist mit Frost begleitet, der durch die in Folge excito-motorischer Reizung bewirkte Contraction des Gefäfssystems hervorgerufen wird. Entweder indirekt, durch Reizung der organischen Nerven des Gefäfssystems, welche sich durch Reflex auf das Rückenmark überträgt oder sowohl hierdurch als auch durch direkte Reizung dieses Centraalagens der motorischen Kraft, durch das Pseudoplasma wird das Fieber hervorgerufen und unterhalten. (Typhus, Variolen

u. s. w.) Der Frost, den wir bemerken, entsteht dadurch, dafs während sich die Capillargefäfse der Haut und der Lungen im Zustande der Contraktion befinden, der Sauerstoff der Luft nicht zu denjenigen Blutbestandtheilen treten kann, welche er zu anorganischen Verbindungen zersetzt. Es fallen damit diejenigen chemischen Prozesse, die wir als Quelle der thierischen Eigenwärme erkannt haben, fort. So wie nun die Contraction der Expansion weicht, die weit das Normal überschreitet und die Herzschläge sich der Zahl und Stärke nach vermehren, so tritt relativ mehr Sauerstoff zu dem Blute: die chemischen Processe gehen, da sich während des Frostes eine Masse zersetzbarer Stoffe aufgehäuft hat (Fibrin) jetzt schnelle rund energischer von Statten: daher die objektive Vermehrung der Wärme.

So lange das Pseudoplasma im Blute ist und so lange es das peripherische Gefäfsnetz sammt den Nerven reizt oder so lange es die Centralorgane des Nervensystems abnorm affizirt, so lange dauert das Fieber.

An sich ist das Fieber ein blofses Symptom, und je nach der Art, wie die Folgen sind, ein schlechtes oder ein gutes. Nichts hat mehr Vorurtheile in der Medizin erregt, als der Glaube, dafs das Fieber ein gutes Symptom sei, das von der Naturheilkraft erregt werde, um den Krankheitskeim zu verarbeiten und auszuwerfen.

Ein wichtiges Moment, dafs das Weiterschreiten des Krankheitsprocesses hindert, ist der Widerstand, den die Gewebe durch ihre Struktur dem Pseudoplasma entgegensetzen. — Ein anderes ist das Gesetz der Gewohnheit; das Nervensystem unterliegt dem vor Allem. Je länger ein gleich starker, aber nicht übermäfsig starker Reiz, auf den Nerven einwirkt, um so schwächer wird die Reaktion auf denselben, bis diese bis zum Normal herabsinkt. Dies geschieht daher, weil alle Funktion mit Zersetzung der Materie verbunden ist; je stärker der Reiz, um so stärker die Zersetzung; hält derselbe lange an, so kann nicht so viel ersetzt werden, als verloren ging. — So ist es nun mit den organischen und sensiblen Nerven das Gefäfssystems und des Organs. Die aktive Expansion läfst allmählich nach und die Contraktion taucht wieder auf, so dafs dadurch nach und nach der normale Zustand wieder hergestellt wird. — Ein drittes, fast das wichtigste Moment, ist die chemisch-organische Umwandlung, welche das Pseudoplasma erleidet. Wäre dieses nicht der Fall, so würde eine Genesung nicht eintreten können: denn in Folge derselben hört die abnorme Reizung, welche dasselbe ausübte, allmählich auf und es wird zur Ausführung aus dem Organismus geschickt. — Sobald nämlich die Stase in den Capillargefäfsen aufhört und die Umwandlung des stagnirenden Pseudoplasma ihren Culminationspunkt erreicht hat, so beginnt es zu zirkuliren und gelangt so in den Lungen und der Haut mit dem Sauerstoff der Luft in Berührung. Dieser hatte schon das übrige Pseudoplasma, das noch frei im Blute zirkulirte, zur Zersetzung und Ausführung aus dem Organismus geschickt gemacht: dasselbe erleidet nun auch das in dem Krankheitsheerde metamorphosirte. In dem Maafse, wie dies geschieht, je mehr zersetzbare Stoffe im Blute sich bilden, um so reichlicher und quantitativ verändert zeigen sich die Produkte der durch Haut, Nieren, Lungen und Darmkanal abgeschiedenen Stoffe, deren Qualität oft ganz deutlich darthut, dafs sie die matar. pecc. waren, und sind sie ganz und gar verändert, so kommen sie doch entweder immer mehr oder weniger den normalen Exkretions-Produkten gleich und wir sind im Stande, ihre Entstehung herzuleiten. Schweifs, Harn, Blut, Galle, Schleim, Eiter sind die normalen Produkte, in welche die materia pec. zerfällt: Blut erscheint als solches sehr häufig. Eiter und Schleim bildet sich aus dem Fibrin oder Albumin, Galle aus den Blutbläschen; die in Harn und Schweifs erscheinenden Produkte, die vom Normal nicht sehr abweichen, sind Zersetzuns-Produkte des Fibrin oder Albumin und der Blutbläschen zum Theil.

In dem Maafse, wie die Resolution der Stase und die Ausführung des Pseudoplasma geschieht, greift die progressive Metamorphose wieder Platz; das Organ regenerirt und restaurirt sich. Von dem Culminationspunkte des örtlichen Leidens nehmen die Symptome gradatim ab, bis nach Ausführung aller Mat. peccans der Normalzustand wieder hergestellt wird.

So liegt also theils in der Reihe von Vorgängen, die das Pseudoplasma hervorruft, theils in der, die dies selber durchläuft, namentlich durch Einwirkung des Sauerstoffs der Luft, der ganz natürliche Grund der Genesung und es ist nichts widernatürlicher als das, diese als die Wirkung einer ihrer Kräfte bewufsten und zweckmäfsig einwirkenden Macht, der Naturheilkraft, zu betrachten. Noch schlimmer ist es, in den Symptomen der Krankheit, d. h. in den im kranken Menschen vorgehenden Processen und Erscheinungen einen Unterschied zu machen zwischen solchen, die durch und die gegen das Pseudoplasma hervorgerufen werden. Jeder Vorgang, jede Erscheinung wird lediglich durch das Pseudoplasma bewirkt; ob diese gegen dasselbe gerichtet sind, ist eine andere Frage. Wer und was soll nun gegen das Pseudoplasma eine Reaktion hervorrufen? Die Naturheilkraft, die als solche gar nicht existirt? — In wie arge Widersprüche man dadurch geräth, lehrt jede allgemeine Pathologie: nur defshalb, weil man nicht forscht, wie durch sich selber der kranke Lebens-Procefs in den gesunden übergehen kann, mufste man zu dergleichen sophistischen, fast superstitiösen Anschauungsweisen seine Zuflucht nehmen. Daraus folgt auch, wie roh und gedankenlos jene Erklärung von Krankheit ist, die sie als einen Kampf zwischen dem Pseudoplasma und dem Organismus darstellt; wo Kampf statt findet, da wirken selbstbewufste Kräfte, die die Mittel, die ihnen zur Verfügung stehen, kennen und die wissen, wie sie dieselben gebrauchen sollen. — In der Chemie, in der Physik finden viele ähnliche Processe, (Reaction) wie im kranken Organismus statt: aber keinem Chemiker, keinem Physiker ist es bis jetzt eingefallen, da einen Kampf zu suchen. Als Metapher, aber auch nur als solche, mag es hingehen, wenn man in dieser Beziehung von einem Kampfe spricht: aber eine solche Metapher als Basis, als Grunderscheinung, als Princip aufzustellen, ist eben so ungereimt als schädlich.

Auch im gesunden Organismus finden wir eine Reihe von Erscheinungen, die vielen in der Krankheit ähnlich sehen: aber keinem Physiologen ist es bis jetzt eingefallen, den gesunden Lebensprocefs als aus einem Kampfe hervorgehend zu betrachten. Die Lebenskraft (Autonomie der Zellen) und der Chemismus sind es hier, die beide nach den ihnen innewohnenden Gesetzen wirken: halten sie sich das Gleichgewicht, so Gesundheit; ist der Chemismus stärker, so gelten seine Gesetze in einem gröfseren Theile des Organismus: erlischt die Lebenskraft ganz, so herrschen sie allein. In der Krankheit findet das erstere und im todten Organismus das letztere ganz statt.

Ich stimme daher ganz und gar Wunderlich bei, der da von den neuern Pathologen (Jahn, Volz, Ringseis und Eisenmann) sehr treffend sagt: „Statt die Krankheitserscheinungen in ihrem natürlichen Zusammenhange, in ihrem Verhältnifs von Ursache und Wirkung anzuschauen, statt die Gesetze zu erforschen, nach denen die organische Reaktion vor sich geht, hat man ganz und gar unnöthig ein besonderes Motiv angenommen, auf dem die Heilung beruhen soll. So ist die Genesung mit Unrecht von der Erkrankung getrennt und auch hier, wie bei der Lehre von der Essentialität, dem Fortschritt und Aufhören der Krankheit ein falscher ontologischer Begriff untergeschoben worden. Statt genau die Processe zu untersuchen, durch welche der Organismus nach einer erlittenen Störung wieder in den normalen Gang seiner Funktionen zurückkehrt, glaubte man sich mit dem Ausspruch begnügen zu dürfen, die Genesung sei eine Wirkung der Naturheilkraft. Es ist damit so gut wie Nichts gesagt. Auf diese Art wird der forschende Verstand durch einen Deus ex machina beschwichtigt und das Räthselhafte der Phänomene mit einem weiteren mystischen Princip geflissentlich noch mehr verdunkelt. Auf der einen Seite steht der feindliche Krankheits-Dämon, der mit seiner Schmarotzer-Existenz den Organismus bedroht, auf der andern Seite die hülfreiche Naturheilkraft, und so stellen sich die Mystiker in der Medizin den Organismus wie einen Tummelplatz ihrer guten und bösen Principien vor."

Mit Recht wurde es den Humoralpathologen von der Gegenpartei zum Vorwurf gemacht, dafs sie im festen Vertrauen auf das Einschreiten der Naturheilkraft die beste Zeit zum Handeln oft verloren, ja dafs die ganze Method. exspectativa, die namentlich seit Stahl recht kultivirt wurde, nur zum Deckmantel der Unwissenheit und Unkunst diente. — Auch heut zu Tage wird sie vielfach gepredigt, aber in der Praxis wenig angewandt, so wünschenswerth es sowohl für den Kranken als die Wissenschaft wäre. —

Solche Pathologien wie Jahns u. s. w. sind eher Romanen und Mährchen zu vergleichen, als wissenschaftlichen Werken. Die ganze Medizin mufs auf Gesetze basirt werden, wozu Thatsachen das Fundament legen. Ob die Alten das so oder so gesagt und gedeutet, das ist sich gleich: wie kann man heut zu Tage noch die in der Finsternifs und dem Aberglauben herumtappenden Alten citiren? — Jetzt erst beginnt die Aera der allgemeinen wie speziellen Pathologie, seitdem man eingesehen hat, dafs man die Gesetze, nach welchen alle Reaktionen und Processe im Organismus vor sich gehen, auf Thatsachen, die durch die Beobachtung und das Experiment herausgebracht sind, basiren müsse.

Was die Entstehung und die Bedeutung des Fiebers anbetrifft, so hat Henle sich neuerdings zuerst bemüht, die physiologischen und pathologischen Gesetze, nach welchen es entsteht, zu entwickeln und er hat demselben den allein richtigen Platz in der Symptomengruppe und überhaupt in der allgemeinen und speziellen Pathologie angewiesen. Ebenso hat er die Ansicht, dafs das Fieber namentlich als der Repräsentant der von der Naturheilkraft ins Feld geschickten Vertheidiger der Integrität des Organismus zu betrachten sei, in das gehörige Licht gesetzt und wohl ein für allemal diesen Streit geschlichtet.

Anders verhält es sich mit seiner Ansicht von den Krisen überhaupt und da dies der Punkt ist, dessentwegen ich diese allgemein-pathologischen Grundideen einer historisch-genetischen Erkenntnifs des Krankheits-Processes gegeben habe, so mufs ich mich hierbei etwas länger verweilen.

Die Lehre von den Krisen, den kritischen Tagen, dem Periodus und Typus morbi.

Die Lehre von den Krisen ist so alt, wie die Pathologie überhaupt; Hippocrates, durch genaue Beobachtungen am Krankenbette zuerst darauf aufmerksam gemacht, dafs die sogenannten akuten Krankheiten meist binnen bestimmten Perioden ihren Verlauf beendeten, nahm an, dafs die Krankheits-Materie durch das Lebens-Prinzip verarbeitet und zur Ausführung geschickt gemacht werde, was jedoch nur in bestimmten Zeitabschnitten geschehen könne, wobei er andere periodisch wiederkehrende Vorgänge im menschlichen Körper als Analogien benutzte. Daraus entstanden die drei Zeiträume der Rohheit, Kochung und Krise. Letztere, glaubte er beobachtet zu haben, erfolge nur an bestimmten Tagen.

Schon **Hippocrates** und später **Galen** sind in der Bestimmung des Begriffs der Krisis sehr schwankend. — Im Allgemeinen nannten sie jede plötzliche Veränderung in der Krankheit, sie mochte zum Guten oder Bösen führen, Krisis. Allein im besonderen bedeutet bei ihnen die Krise: 1) eine plötzliche Veränderung einer Krankheit zum Guten, 2) die Ausscheidung der schädlichen Krankheits-Materie. — Das Stadium der Rohheit wird hervorgebracht dadurch, dafs den Säften des Menschen ein materieller Krankheitsstoff beigemischt ist, der das Lebensprincip reizt und durch den Kampf mit ihm die Krankheit hervorbringt. — Es suchten also die Alten die mater. pecc. in einem Stoff, der aufserhalb der gesunden Säfte des Organismus sich gebildet und diesen beigemischt hatte: diese Ansicht beruhte auf der Qualitätenlehre. Dies ist der Hauptfehler, der fast allen Humoralpathologien zum Grunde liegt: nicht, wie wir gezeigt haben, die einwirkende Schädlichkeit als solche bildet den Krankheitskeim, sondern einer der natürlichen Blutbestandtheile wird theils durch seine Quantität theils durch seine Qualität oder Beides zugleich zum Pseudoplasma. Es erhebt sich nicht das Lebensprincip, die Naturheilkraft, **gegen** dies Pseudoplasma und erregt so Krankheit: sondern **durch** das Pseudoplasma wird die Funktion und die Vegetation gewisser Gewebe und Organe abgeändert.

2) Im Stadium der Kochung, also in dem Kampfe zwischen Mater. pecc. und Naturheilkraft, wird erstere von dieser überwunden; hierdurch entsteht in der Krankheits-Materie eine solche Umwandlung, wie sie beim Reifwerden der Früchte vor sich geht. — Wenn gleich die Grundidee in dieser Anschauungsweise richtig ist, dafs nämlich die Mater. pecc. gewisse Veränderungen erleidet: so haben die Alten jedoch übersehen, dafs der Grund derselben nicht in der Lebenskraft allein, sondern als vielmehr in dem Pseudoplasma selbst liegt. Könnte z. B. Plasma nicht in Eiter übergehen, so würde in Entzündungen immer Verhärtung u. s. w. erfolgen. Dieser Punkt, der in der Theorie von der Krise und Genesung ein sehr wichtiges Moment bildet, ist, wenn ich nicht irre, zuerst von **Hartmann** aufgestellt worden, auf dessen allgemeiner Theorie von der Krankheit alle nachfolgenden mehr oder minder basiren. — Endlich sind die Metamor-

phosen, welche das Pseudoplasma durchläuft, nicht im entferntesten mit dem Reifwerden der Früchte zu vergleichen: dort sinkt das Plasma von der Stufe des Organischen nach und nach zu der der anorganischen Körper herab, wie im gesunden Lebensprocesse die verbrauchten Zellen in Harnstoff, Harnsäure, Galle u. s. w. umgewandelt werden: hier ist es ein Streben nach höherer, edlerer Bildung. —

Das Stadium der Krise ist die Folge der Kochung. Es giebt gute, böse, vollkommene und unvollkommene, zuverlässige und unzuverlässige Krisen. Jede gute Krise ist eine plötzliche Veränderung der Krankheit zur Gesundheit mit sichtbaren Ausleerungen. — Die Lysis soll eine langsame Auflösung der Krankheit sein, die ohne Ausleerungen geschieht. Jedoch wird eine strenge Unterscheidung der Krisis und Lysis schon bei den Alten nicht beobachtet. — Apostasis ist entweder eine Ablagerung der Mat. pecc. auf ein anderes Organ (Metastase zweiten Grades) oder die Hintreibung derselben nach den Exkretions-Organen, z. B. Eiter u. s. w. Die unvollkommenen Krisen kommen daher, dafs die Krankheitsmaterie zu stark, die Lebenskraft zu schwach ist (absolut oder relativ); sie wurden Dyskrisen, Akrisen und Prokrisen genannt. — Die Krise erwartete Hippocrates, wenn das Stadium der Rohheit und Kochung glücklich abgelaufen war, durch heftige Anstrengung des Lebensprincips, indem sich die Natur nun völlig der metamorphosirten Mat. pecc. entledigen will: Perturb. critic. Die Krise betrachtete er als vollkommen, wenn die Ausleerungen gehörig gekocht, in gehöriger Menge, an den gehörigen Orten und zur rechten Zeit erscheinen. Nach ihnen mufs Erleichterung und dauerndes Wohlbefinden des Kranken eintreten: dies erkannte er aus den Vital-Aktionen, dem Habitus, dem äufsern Ansehn des Kranken und dem Zustande seiner Muskelkraft.

Die Krisen, d. h. die glücklichen, die mit sichtbaren Ausleerungen und Abnahme der Symptome einhergingen, glaubte Hippocrates nur an bestimmten Tagen eintreten zu sehen, und er stellte schon den Satz fest, dafs die Krankheiten, welche an gleichen Tagen die Exacerbation machen, auch am gleichen Tage sich entscheiden. Hier ist der erste kritische Tag der vierte, dann der 6, 10, 14, 18, 20, 24, 28, 30, 34, 40, 60, 80 und 120te; bei den Krankheiten, wo die Verschlimmerungen auf ungleiche Tage fallen, ist der erste Tag der 3te, dann der 5, 7, 9, 11, 17, 21, 26 und 31te. Wenn bei Fieberkranken sich Schweifse einstellten, so hielt er es für gut, wenn sie am 3, 7, 11, 14, 17, 21, 27, 31 und 34ten Tage eintrafen. Einzelnen Tagen wurde ein ganz vorzüglicher Werth beigelegt, so dem 7, 11, 14ten; die anzeigenden Tage waren für den 7ten der 4te und für den 14ten der 11te. — Im strengsten Sinne nahm Hippocrates Krisen nur bei akuten Krankheiten an; die vollkommensten pflegten die Krankheiten zu machen, welche sich mit dem 21ten Tage entschieden.

Diese Krisenlehre des Hippocrates, als deren Folge der semiotische Satz festgestellt wurde: die Natur thut Alles und zwar auf die zweckmäfsigste Art; beobachte sie daher in ihren Bewegungen, erleichtere und unterstütze sie: vertheidigten später Diocles, Philotimus und Heraclides; angegriffen und verworfen wurde sie zuerst von Asclepiades (100 a. Chr.) in Rom, der die ganze hippokratische Medizin ein Studium des Todes nannte. Die von seinem Schüler Themison gestiftete Schule der Methodiker verwarf sie ebenfalls: so Celsus. —

Neu belebt und weiter ausgebildet wurde die Lehre von den Krisen und kritischen Tagen wieder durch Galen (131 n. Chr.), der sie systematisch bearbeitete und die kritische Eigenschaft einzelner Tage genauer zu ermitteln suchte, namentlich des 20ten Tages, dessen vorzüglich kritische Natur er mit den Einwirkungen des Mondes auf die Erde und die Menschen in Zusammenhang brachte. Die späteren griechischen und arabischen Aerzte folgten dem Galen unbedingt. Erst im 16ten Jahrhundert fingen wieder einige Aerzte an, sich mit der Krisenlehre zu beschäftigen; so Amatus von Portugal, der die kritischen Tage aus dem pythagoräischen Zahlensystem ableitete. Andere Aerzte, wie besonders Cardanus, versuchten die kritische Bedeutung einzelner Tage wieder aus der Astrologie zu beweisen.

Eine sehr scharfsinnige Erklärung von den kritischen Tagen ist die, welche Frakastori gegeben hat; er leitete nämlich die Fieber-Paroxysmen von der Einwirkung verschiedener Fieberstoffe ab. Wenn nur ein Krankheitsstoff da sei, so sei das Fieber ein gewöhnliches Wechselfieber, und man bemerke keine kritischen Tage; seien aber mehrere mit einander gemischt, so werde durch jeden ein Paroxysmus hervorgebracht: die gelbe Galle errege den drei-, die schwarze den viertägigen Typus u. s. w. Die kritischen Tage sind nach ihm der 11, 14, 17 und 20te.

In den folgenden Jahrhunderten waren fast alle Aerzte für die hippokratische Krisenlehre: so Bagliv, Sydenham, Boerhaave, Fr. Hoffmann, Sennert, Zimmermann, Stoll, Haen; dagegen waren Mead, Pechlin, Glafs u. s. w.

Gegen Ende des vorigen Jahrhunderts erlitt die hippokratische Lehre von den Krisen eine bedeutende Reform: vorzüglich durch Cullen, Reil und Hufeland.

Durch Cullen, dessen System der Nervenpathologie die Humoralpathologie zu verdrängen anfing, wurde sie noch vertheidigt; er nahm nur den 3, 5, 7, 9, 11, 14, 17 und 20ten Tag als kritisch an. Die kritische Natur der folgenden Tage ist nach ihm unentschieden; jedoch läfst er Ausnahmen von seiner aufgestellten Regel gelten. — Die von Jackson aufgestellte Krisentheorie ist zu künstlich und ideal, als dafs sie in der Wirklichkeit ihre Begründung finden könnte; ich übergehe sie daher.

Reil stellte in Bezug auf die Krisen folgende Grundsätze auf: Krisis heifst eine jede mit heftigen Zufällen begleitete Erscheinung der Krankheit. Die Ausleerung einer Materie ist nichts Wesentliches und Nothwendiges; denn man beobachtet in wahren Nervenkrankheiten Krisen ohne alle merkliche Ausleerung. — Die sogenannten kritischen Ausleerungen sind mehr die Zeichen und Folgen, als die Ursachen der Entscheidung. — In der Periode der Rohheit sollen alle Funktionen, namentlich die Se- und Exkretionen, zerstört sein, wodurch die natürliche Mischung und Beschaffenheit der Säfte leidet. Durch die Krankheit selbst werden fremdartige Materien in dem Körper zurückgehalten, und neue erzeugt. Nach geschehener Kochung sollen die Nerven und Organe wieder in Ordnung kommen und nun erfolgen die Ausleerungen durch Haut, Nieren und Darmkanal. Die Krise ist oft weiter nichts, als der Anfang der Abnahme der Krankheit; dafs die nun auftretenden Ausleerungen aber die Ursache der wiederkehrenden Gesundheit seien, könne nicht erwiesen werden.

Wie in Nervenkrankheiten die Vorboten die eigentliche Krankheit sind, und der Paroxysmus die Krise: ebenso soll die heftige Bewegung, in die die Blutmasse durch das Fieber versetzt wird, die Krisis sein, wodurch jene gereinigt wird. — Heilkraft der Natur ist bei Reil der Inbegriff aller Kräfte des thierischen Körpers, seiner physischen, chemischen und mechanischen, deren Thätigkeit im Verhältnifs zu einer vorhandenen Krankheit heilsam ist. Dafs das Fieber nur im speziellen Falle eine heilsame Naturbestrebung (Reaktion) sei und dafs man diese und die Krankheit nicht als zwei verschiedene Dinge betrachten dürfe, die mit einander im Conflikt stehn, ist schon von Reil treffend bemerkt worden.

Seiner Ansicht gemäfs, dafs Krankheit anomale Mischung und Organisation thierischer Materie und die Wirkungen dieses Zustandes die Symptome der Krankheit sind, kann es geschehen, dafs die übrigen Organe den Krankheiten zu Hülfe kommen und dafs der kranke Zustand durch seine eigenen Wirkungen sich aufhebt. Durch stärkere Consumtion gewisser Stoffe, durch Erspaarung oder Zersetzung anderer, durch neue Verbindungen anderer Stoffe, durch Ausleerungen gewisser Bestandtheile soll sich die anomale Mischung der natürlichen wieder nähern können. Daher soll es kommen, dafs oft keine sichtbaren Ausleerungen bemerkt werden, so z.B. in Nervenkrankheiten. Diese Revolutionen sollen durch örtliche und allgemeine Krankheiten entstehen können.

Im Stadium der Rohheit gerathen die thierischen Kräfte immer mehr aus dem Gleichgewicht; die Krankheit nimmt an Intensität und Extensität zu: daher eine Steigerung und Vervielfältigung der Symptome. In diesem Zustande soll die Exkretion am weitesten vom Normal entfernt sein. — In der Periode der Kochung wird das Gleichgewicht wieder hergestellt, die Symptome werden gelinder, verlieren sich, die Kräfte nehmen zu. Die Exkretionen werden anders. Jedes einfache Fieber soll sich durch die Hülfe eines sympathisirenden Organes oder durch eigene Thätigkeit entscheiden: ist die Krankheit in einem secernirenden Organe gewesen, so können Ausleerungen auftreten; der ausgeleerte Stoff ist defshalb aber nicht die Krankheits-Materie; denn die Ausleerungen sollen nie die nächste Ursache des Fiebers enthalten, sondern eine unschuldige Materie, oder einen Stoff, der sich erst in der Krankheit erzeugt hat. Die kritischen Ausleerungen sind also nicht Ursachen, sondern Zeichen der Genesung. Leiden in einem Individuum mehrere Organe an einem Fieber, z. B. Pneumonia biliosa, so entscheidet sich das Fieber durch Schweifs und Harn, die Pneumonie durch Auswurf, die Affektion der Leber durch gallige Ausleerungen. — So ist also Reil eher der Bekämpfer als Vertheidiger der Krisenlehre der Alten gewesen: ihm verdanken wir aber die richtige Deutung der Ausleerungen zur Entscheidung in Bezug auf Ursache und Folge.

Hufeland fafst das Wesen der Krankheit und den Verlauf derselben ähnlich auf: Krankheit ist ihm die Reaktion der lebendigen Kräfte gegen (?) den Krankheitsreiz; sie dauert so lange, als entweder die Naturkraft diesen oder der Krankheitsreiz die Naturkraft überwunden hat. Diese Reaktion hat also den Zweck, das Gleichgewicht wieder herzustellen. Darauf basirt die Heilkraft der Natur, die nichts Anderes ist, als die Lebenskraft überhaupt auf einen besondern Zweck angewendet. — Im Stad. increm. werden durch den fortdauernden Reiz immer mehr Organe in Mitleidenschaft gezogen; die Krankheit wächst an Intension und Extension. Die Se- und Exkretionen verändern sich; der Zustand der Säfte wird immer fehlerhafter. Aber durch den anhaltenden Reiz wird die empfindliche und reizbare Faser an ihn gewöhnt; es erfolgt die Reaktion schwächer und regelmäfsiger; der materielle Krankheitsstoff wird durch Bearbeitung der Kräfte und mancherlei Beimischungen gleichsam assimilirt, homogenisirt. Daher beginnen die Se- und Exkretionen wieder und werden natürlicher. Endlich bekommen die antagonistischen Bewegungen das Uebergewicht über den krankhaften Reiz und stellen das Gleichgewicht wieder her. Dies ist das Stad. coctionis. Der Erfolg dieser Veränderungen ist die Ausleerung des Schädlichen, die Krise.

Kann aber die Reaktion den Nachlafs und die Krise nicht bewirken, so bleibt das Stadium cruditatis von Anfang bis zu Ende; alle Symptome nehmen an Extension und Intension zu; die Se- und Exkretionen, die Säfte werden immer fehlerhafter, die Destruktion der befallenen Organe nimmt Ueberhand, die Lebenskraft erliegt dem Krankheitsreiz: der Ausgang ist tödtlich. — Dies geschieht, wenn der Krankheitsreiz nicht zu heben ist, wenn die Lebenskraft zu schwach ist, wenn sie zu tumultuarisch reagirt, so dafs sie sich selbst aufreibt.

Der dritte Ausgang einer Krankheit ist der in theilweise Genesung; hier bringt die Reaktion zwar eine Veränderung, aber kein vollständiges Aufhören in der Krankheit hervor. Entweder wird der Krankheits-Reiz nur verändert, z. B. die Entzündung geht in Eiterung über; oder der Krankheitsreiz verändert nur den Ort (Metastase 2ten Grades); oder es ändert sich die Form der Reaktion (Metaschematismus); z. B. ein hitziges Fieber wird ein Wechselfieber.

Ueber das Wesen der Koktion sagt Hufeland folgendes: die Veränderungen gehen in den festen Theilen vor sich. Die stürmischen, irregulären Bewegungen werden vermindert; die Se- und Exkretionen, welche gehemmt und perturbirt waren, öffnen und reguliren sich wieder; endlich beginnt die Wiederherstellnng des Gleichgewichts. — Die flüssigen Theile, sie mögen die Ursachen oder Folgen der Krankheit sein, werden durch Beimischung anderer Säfte, durch Zersetzungen, durch die Einwirkung der festen Theile umgeändert, bearbeitet, gemildert, homogener. Sie reizen daher weniger und werden zur Ausführung geschickter. Er verweist hierbei auf den Verdauungs-Procefs; die animalische Chemie spielt auch bei diesen pathologischen Vorgängen die Hauptrolle. Der Urin, Schweifs und Stuhl verändern sich. — Daher hat nun Hufeland eine Crisis virium, der festen und der flüssigen Theile, die die Mater. pecc. selber oder die Folge der Krankheit sein können.

Ideler (die Lehre von den Krisen, 1790) stimmt im Ganzen mit Reil's und Hufeland's Ansichten überein; in Hinsicht der Krisen selbst nimmt er eine immaterielle (bei Nervenkrankheiten nach Reil) und eine materielle an. Letztere kann entweder die Mat. pecc. selbst oder das Produkt der ganzen Krankheit entleeren.

Durch das Brown'sche System der Erregungstheorie wurde der Glaube an die alte und neue Krisenlehre noch mehr erschüttert. — Henke, nach dessen Krisenlehre diese kleine Skizze gegeben ist, fafst die Resultate seiner Polemik gegen die Krisenlehre folgendermaafsen zusammen; 1) die Krisenlehre der Alten beruht auf grober materieller Ansicht der Humoralpathologie. Sie fällt zusammen, sobald die Unrichtigkeit der letzteren nachgewiesen ist. (Dies glaubt Henke gethan zu haben.) — Sie hat einen höchst nachtheiligen Einflufs auf die Heilkunde gehabt. Die ausleerende Methode ist zur Regel geworden; der Glaube auf die Heilkraft der Natur und die kritischen Tage liefs die Aerzte oft unthätig zusehen, wo sie hätten eingreifen sollen. — Das Wahre und Gute, das die Krisenlehre enthält, bezieht sich nur auf die Beobachtung des bestimmten Typus der Erscheinungen. — Er leugne zwar nicht die ganze Reihe von Vorgängen, die Rohheit, Kochung, Krise, kritische Ausleerung; aber er könne nicht den ursächlichen Zusammenhang zwischen ihnen und der Genesung anerkennen. Alle jene Processe seien nur die Folge, nicht die Ursache der Genesung. — Nicht die Beobachtung dieser oder jener kritischen Ausleerungen, deren Heilsamkeit oder Schädlichkeit erst aus dem Erfolge beurtheilt werden könne, dürfe den Arzt leiten, sondern die Berücksichtigung der Vitalität im Allgemeinen und der einzelnen Organe insbesondere.

Etwas abweichend von den Ansichten Reil's und Hufeland's ist Hartmann's Theorie von der Krise und Genesung. Der Verlauf jeder Krankheit geschieht in zwei Zeiträumen, der Zunahme und Abnahme. Die Zunahme geschieht nach dem Gesetze, dafs jeder dynamische Procefs durch die Wechselwirkung zwischen den entgegengesetzten Faktoren mit jedem Zeitmomente an innerer Stärke bis zu einem gewissen Höhegrade zunimmt. Diese Zunahme geschieht durch die Ausdehnung im Raume, durch die Verbreitung des Krankheits-Processes über ganze Organen-Reihen. Ist dies geschehen, so ist er auf dem Punkte angelangt, über den er nicht hinaus kann; dies ist die Höhe, Acme, und der Punkt, wo das Schicksal des Kranken entschieden wird. Sie ist der Zeitpunkt der Entscheidung. Von nun an, wenn der Kranke nicht unterliegt, beginnt der Zeitraum der Abnahme; es erschöpfen sich die entgegengesetzten Faktoren, bis sie zur Indifferenz gelangen. Die Krankheit, als eine Art von niederem Lebensprocesse, entsteht, wächst, altert und stirbt, gleich dem individuellen Organismus.

Jede Krankheit hat nun einen vierfachen Ausgang: in Gesundheit, in scheinbare Gesundheit mit Rezidiv, in andere Krankheit und in den Tod. Die Umwälzung der Krankheit geschieht durch die Krisis. Sie kann gut oder böse sein. Die gute Krise geschieht entweder mit einem einzigen grofsen Schlage (Crisis stricte sic dicta), oder sie kommt durch wiederholte Bestrebungen zu Stande.

Der Organismus besitzt die aus seinem innersten Wesen hervorgehende Kraft, regelwidrige Zustände zu beschränken, aufzuheben und den gesetzmäfsigen Gang der Lebensäufserungen wieder herzustellen. Das Leben ist nichts Anderes, als ein immerwährendes Kämpfen zwischen Erkranken und Genesen, zwischen Hinsterben und Wiederaufleben. Dies ist die Heilkraft der Natur. — Dazu kommt, dafs die meisten Krankheiten den Keim ihrer Vernichtung in sich selbst tragen. Sie sind meist regelwidrige Vegetations-Processe, die sich nur bis zu einer gewissen Höhe entwickeln können, dann abnehmen und ihrem Erlöschen entgegensinken, falls sie nicht immer wieder erneut werden. Hat sich der Organismus in seiner Organisation und Kraft in dem Kampfe behauptet, so tritt er allmählich, wie die Krankheit abnimmt, in seine frühere Wechselwirkung mit der äufseren Natur zurück. — Die heilsame Entscheidung der Krankheit beruht also darauf: 1) dafs die gesunkenen Kräfte durch Ruhe und Reproduktion gehoben werden; 2) durch Anfachung der Thätigkeiten auf der einen und Herabstimmung auf der andern Seite wird das Gleichgewicht wieder hergestellt; 3) der Krankheits-Procefs erlischt in sich von selbst. Seine Produkte werden entweder assimilirt oder durch die Se- und Exkretionen ausgeführt. Dies geschieht in Folge der Krise.

Die ausgeleerten Stoffe können nach Hartmann nun entweder mit der Krankheit in ursächlichem Zusammenhange stehen; in vielen Fällen sind sie blofs Erzeugnisse der in der Abnahme befindlichen Krankheit. Denn, da sehr oft die Verdauung und Assimilation darnieder liegt, wird die Zerstörung und Zersetzung des schon vorhandenen Organischen angefacht. Da jede Krankheit ein abnormer Vegetations-Procefs ist, so mufs sie auch ein krankhaftes Produkt erzeugen. Gewöhnlich sind die Funktionen, durch die die zersetzten Stoffe ausgeschieden werden, anfangs durch überwiegende Contraktion des peripherischen Gefäfssystems gehemmt.

Da die Krankheit bestimmte Zeiträume und jeder Zeitraum bestimmte Perioden durchläuft, so ist auch jede wichtige Veränderung an bestimmte Zeitverhältnisse gebunden. Fieberhafte Krankheiten beobachten gern einen siebentägigen Typus. Daher am 7ten Tage so gern die Entscheidung. Allein ein festes Gesetz besteht nicht, da durch verschiedene Umstände der Gang der Krankheit beschleunigt oder verzögert werden kann.

In dieser Theorie von dem Wesen der Krankheit des Hartmann finden wir schon einige Andeutungen derjenigen Ansichten, welche die Anhänger der sogenannten naturhistorischen Schule, die man jedoch besser die mystisch-romantische nennen müfste, bis ins Fratzenhafte und Ekelhafte aus einander gezerrt und verbildet haben. So Kieser, Jahn, Stark, Eisenmann, Volz, Fuchs und vor Allem v. Ringseis, der sich als den Repräsentanten dieser Lehre, von dem die Uebrigen mehr oder minder entlehnt, aber verstellend entlehnt haben sollen, selber aufwirft. Namentlich ist es die Personifizirung der Krankheits-Materie und des Krankheits-Processes selbst, welche die Lehre dieses Pathologen auszeichnet und es sei mir daher vergönnt, in der Kürze die von Ringseis'schen Sätze auszuführen, da ich darauf bei der Auseinandersetzung, die ich später über die Krisis, den Typus und die Dauer der Krankheit zu geben habe, zurückzuweisen genöthigt bin.

Die bildende Seele jedes organischen Körpers, sagt v. Ringseis, strebt (?) das eigenthümlich geartete Leben ihres Abbildes, des Körpers, rein und ungetrübt in allen Theilen zu erhalten: sie drückt daher Allem, was in ihn eindringt, das Gepräge seiner Art und Individualität auf, oder falls dies nicht möglich, hält sie es (?) in Unthätigkeit oder stöfst es aus. (!) So lange der individuelle Organismus dies thut, ist er gesund. Da dieses Alles nach dem ihm wesentlichen Lebensgesetz geschieht, so kann hieraus die Krankheit nicht hervorgehen. (!)

Der Mensch kann aber nicht alle äufseren Dinge beherrschen und assimiliren, nicht alle Ausscheidungsstoffe ausscheiden oder sich wieder aneignen, nicht alle in ihm enthaltene Dinge in Einheit erhalten, denn alle organischen Stoffe können auf niedere, elementare Stufen herabsinken, z. B. durch Aerger, Zorn u. s. w., in allen ist die Anlage, mit den schädlichen Potenzen (Giften, Miasmen, Contagien) verbrecherische Verbindungen einzugehn. Hierin liegt die allgemeine, natürliche Anlage zu Krankheiten. Insofern in jedem Menschen gewisse Organe weniger geschickt sind, gewisse Stoffe zu assimiliren oder auszuscheiden, hat jeder seine eigenthümliche Anlage zu gewissen Krankheiten.

Wie aber weder die weibliche Empfänglichkeit zur Hervorbringung eines Kindes genügt, ebenso mufs auch zu der allgemeinen und besonderen Anlage noch etwas Anderes hinzukommen, was als zweites ursächliches Moment die ganze Krankheitsursache und durch ihre Einwirkung auf gewisse Organe die Krankheit hervorbringt. Diese Krankheitsursache bewährt sich als etwas Fremdartiges mit eigener Bewegung und Form. Sie sucht (!) sich materielle und immaterielle Theile des Organismus zu unterwerfen, denselben ihr eigenthümliches Lebens- und Bewegungsgesetz aufzudrücken. Sie ist ein auf der niedersten Stufe stehendes Wesen (!), das mit einem Theile des Organismus, der sich unterwerfen läfst und von der Einheit des Ganzen abfällt, den Krankheitsheerd bildet, in dem der Krankheits-, Pseudoprocefs verläuft.

Die Krankheitsursache, die Seele des Pseudoprocesses, ist oft blofs dynamisch, ohne leibliche Gestaltung, indem sie durch Abfall (Rebellion) aus jedem organischen Theile egoistisch heraustreten kann (immaterielle, dynamische Krankheiten!); in den meisten Fällen bildet sie sich innerhalb des Organismus einen eigenen, pseudorganischen Leib; sie wird immateriell-materiell. In beiden Fällen ist sie als Parasit zu betrachten, der mit dem Organ verwachsen, vermengt, aber nicht innerlich geeinigt ist. Da er nicht von der höheren organischen Seele des Individuums beherrscht wird, so hat er auch nur das in allen organischen Stoffen vorkommende niederste Lebensprinzip. Darum entstehen auch in Krankheiten nur den untersten Organisationen ähnliche Wesen, die auch als Zurückgesunkenes betrachtet werden können, z. B. Eiter, Schleim. (!) —

Die Krankheit ist der Anfang allgemeinen oder partiellen Todes; was da stirbt, zerfällt in seine Elemente.

Die pseudoplastischen Wesen (Parasiten) stufen sich ab von den pflanzenhaften, zoophytischen, korallenähnlichen mit ihrem Boden, bis zu den Würmern. Sie sind dem gesunden Organismus feindlich und bilden, wie jedes thierische Wesen, aus dem Flüssigen ihren Leib, der sich von dem des Organismus nur durch die andere bildende Seele unterscheidet. Sie sind die krankhaften Reize.

Die Ursache würde nicht thätig sein können, wenn sich nicht Etwas von ihr bewegen liefse; insofern sie nun thätig ist, leidet der Organismus. Sie bildet ihren Leib und verändert die Lage der gebildeten Theile. Dagegen wirkt der Organismus nun und beschränkt sie. In dem Heerde des Pseudoprocesses herrscht ganz das Pseudorganische; aus den dem Organismus entrissenen Säften bildet die pseudorganische Seele ihren Leib; die organische Seele ist ganz verdrängt. In den entfernten Theilen, wo die pseudorganische und organische Seele zugleich waltet, herrschen die diagonalen Bildungen und Bewegungen: so Convulsionen, Schmerz, Verkrümmungen, Stammeln u. s. w. Es würde der Lehre von der Selbstthätigkeit des organischen Lebens zu grofsen Eintrag thun, wenn man annehmen wollte, dafs die krankhaften Bewegungen, Empfindungen und Bildungen durch die organische Seele zu Stande kämen, indem sie dazu durch die Krankheitsursache angeregt werde. Der Organismus liefert nur die Theile, die von der Krankheitsursache zu einem Pseudorganismus umgestaltet werden. Dieser lebt (?) oft noch, nachdem der Organismus, in dem er wurzelt, schon abgestorben ist; er entwickelt z. B. nach dem Tode noch die Exantheme; die Blutbewegung geht in entzündeten Theilen noch nach dem Tode vor sich. (!!?) Hiernach giebt es keine Krankheit der Sthenie oder Hypersthenie; die sogenannte Sthenie ist nur der Ausdruck des Sieges und der Stärke des krankmachenden. Aller krankhafte Reiz schwächt den Organismus. Viele Reize bewirken gleich die gröfste Asthenie, sogar Lähmung, z. B. das Pest-Contagium. Darum unterscheidet v. Ringseis die Irritation (krankhafte Reizung) von der Incitation (normale Erregung). In jener zeigt der organische Theil eine ihm durch den krankhaften Reiz aufgedrückte, passive Incitation.

v. Ringseis unterschied die Anlage, die Krankheitsursache; nun bleibt drittens in jedem Kranken noch ein Gesundes zurück. In jeder heilbaren (?) Krankheit ist das Wesentlichste der Art und Individualität unverändert; dies ist die Bedingung der Genesung. Von den gesunden Theilen aus geschieht der Kampf (!?) gegen das Pseudorganische. Wir sehen daher bei jedem Kranken: 1) ein angreifendes (causa morbifica afficiens), 2) ein diesem Angriff entsprechendes Leiden organischer Theile (affectio passiva), 3) Widerstand der organischen Natur, Reaktion, 4) Leiden der Krankheitsursache in Folge dieser Reaktion. — Wir haben daher 1) Symptome der Ursachen und zwar der einzelnen ursächlichen Momente, und dann der Gesammtursache, z. B. das Exanthem; 2) Symptome des Leidens des Organischen durch die einzelnen ursächlichen Momente und die Gesammtursache; 3) Symptome des Heilbestrebens in den verschiedenen Epochen der Kochung und Krise (!?); 4) Symptome des Leidens des Pseudorganischen (?).

Keines von den angegebenen Momenten kann die Krankheit allein ausmachen: sie aber soll nach v. Ringseis das Leiden der organischen Natur durch ein inneres Fremdartiges, also Feindliches, nach andern Gesetzen lebendes sein. Nach v. R., der Stark tadelt, dafs er diesen sublimen Gedanken nicht consequent durchgeführt habe, finde trotz der Unähnlichkeit, dafs der Fötus zwar eine zweite Individualität, aber nicht von so fremder Art, als die Krankheitsursache, bilde, dafs es der Mutter relativ natürlich sei, geschwängert zu sein und der Fötus mancherlei Veränderungen in ihr hervorbringe, doch viel Aehnlichkeit zwischen Schwangerschaft und Krankheit statt. Man finde in jeder Periode derselben zwei individuelle Organismen, und das gegenseitige Einwirken und Leiden beider; der Fötus sei aus zweifachem Saamen entsprossen; die Einwirkung desselben auf die Mutter beziehe sich zunächst auf den Uterus; dieser Einwirkung entspreche ein Sich-Bilden-Lassen verschiedener Theile des mütterlichen Organismus, des Uterus u. s. w. Der Embryo erregt die benachbarten Theile, ihm zu seiner Ernährung die tauglichen Säfte zu bereiten und zuzuführen. Daher neue Gefäfse, Häute u. s. w. Sodann mechanische Veränderungen im Organismus der Mutter durch das Wachsthum des Embryo und des Uterus. Abnormes Blut der Mutter, das mehr Fibrin enthält; passive, dynamische Veränderungen. In der letzten Periode Anstrengungen der Mutter, den Embryo auszustofsen. Die Constitution des Kindes und der Mutter entsprechen sich häufig. — Der Schwangerschaft wie der Krankheit kommt nur ein Scheinleben zu, da sie mit dem Tode des Menschen oder der Krankheitsursache verschwindet. (!) —

Die Krankheitsursache ist, wie gesagt, sie mag von aufsen in den Körper hineingetragen oder von innen heraus entstehen, ein Immateriell-Materielles, oder sollte sie blofs immateriell sein, so bildet sie sich bald einen Leib: da mihi punctum et terram movebo. Diese Krankheitsursache ist in gewissem Sinne das Seminium und umfafst sowohl die von aufsen eindringenden immateriell-materiellen Schädlichkeiten als auch die zum Abfall vom Organismus am meisten disponirten Theile. Die Krankheitsursache nebst ihrem Leibe ist der Pseudorganismus, der krankmachende Parasit, und zwar schon die Folge des sich Unterwerfenlassens eines Organischen. — Viele der Schädlichkeiten gehen ein in die pseudorganische Mischung; andere, wie mechanische, geistige, bewirken einen Abfall des Organischen vom Gesunden oder sie wecken ein schon lange im Körper wurzelndes Seminium. Diese letzteren Schädlichkeiten nennt v. R. gelegentliche, erregende Ursachen.

Diese alle sind nun entweder von der Art, dafs sie in der Regel assimilirt und nur bei zu grofser Menge und Stärke oder zu grofser Körperschwäche nicht unterworfen werden, oder sie sind von der Art, dafs sie nur selten oder nie überwunden werden können. Jene sind relative, diese absolute Schädlichkeiten. Jene stehen auf der Stufe der Nicht- oder Halb-Assimilation und finden sich in den Bauchdrüsen, Leber, Lunge, Haut; ebenso das nicht Ausgeschiedene. So soll nach v. R. nicht ausgeschiedener Kohlenstoff die Tuberkel erzeugen. (!—) Beide sind „unverdaute Stoffe"; sie erreichen fast nur die Stufe des Eiweifses. (!!) Oft würden sie nicht entstehen, wenn die Disposition besser wäre. — Die absoluten Schädlichkeiten entarten entweder im Körper oder zerfallen in ihre sekundären Elemente (z. B. Harnstoff?), oder in ihre primären, einfachen (z. B. elektrischen Elemente). Oft werden sie nach längerem Verweilen ausgeschieden, ohne Krankheit erzeugt zu haben. — Wird das Nichtassimilirte überwiegend, so tritt es, zumal wenn es noch von ähnlichen äufseren Schädlichkeiten unterstützt wird, als Krankheitsursache im engeren Sinne auf. — Zu den absoluten Schädlichkeiten gehören die Miasmen, die mit einem der organischen Säfte ein Drittes, nicht wieder das Miasma bilden; sodann die Gifte; in allen ist ein dem elektrischen Agens zu vergleichendes Prinzip vorhanden: je polarer ein Gift, um so heftiger seine Einwirkung; endlich sekundär durch Funktions-Störung aus dem Organischen provocirte bildende ursächliche Momente. So alle aufgehäuften, nicht aufgesogenen und zurückgehaltenen Stoffe. Sie haben noch die meiste Aehnlichkeit mit gesunden Säften. Oft zerfallen sie aber durch Zersetzung in dynamische und materielle Elemente. — Die Contagien erzeugen im Körper einen pseudoplastischen Procefs, durch welchen sie unter der Form eines materiellen Keimes wieder erzeugt und fortgepflanzt werden. Sie sind vollkommene Saamen (?), welchen der Organismus nur den Boden bietet, so lange er disponirt ist; sie unterwerfen sich einen Theil desselben. — Die Mittheilung der Contagien geschieht unter andern durch Inokulation: dasselbe geschieht bei der Zeugung. — Bei sehr grofser Disposition der Säfte zu den Contagien, also bei sehr grofser Aehnlichkeit zwischen beiden, ist es möglich, dafs jene spontan kontagiös werden. So sind alle Contagien entstanden, zumal wenn zu den disponirten Säften noch z. B. Miasmen hinzutraten.

Die gelegentlichen Ursachen sind im engeren Sinne veranlassend; dann aber Ausscheidungen hindernd, wodurch sie zugleich die Disposition ändern. Zu den ersteren gehören die mechanischen Schädlichkeiten; sie tödten entweder geradezu den getroffenen organischen Theil und lassen im Umfange desselben Entartung zurück oder sie ändern die Lage desselben ab. Die verletzten organischen Theile sinken auf die organischen elementaren Stufen herab, es werden die organischen Principien lose und gehen mit den verletzten Stoffen abnorme Verbindungen ein. Aehnlich den mechanischen Schädlichkeiten wirken übermäfsige Körperbewegungen; es wird dadurch die Disposition geändert, die Trennung eines Immateriellen vom Ganzen erregt und Auszuscheidendes zurückgehalten. Viele Bildungsfehler wirken ähnlich, indem sie in dem umgebenden Theilen Entartung oder Ausscheidungen hindern. — Die Seelen- und Geistesthätigkeiten wirken ebenfalls als disponirende und gelegentliche, nicht aber als erzeugende Ursachen. Vom Anblick von Convulsionen entstehen

Convulsionen; vom Anblick von Wunden, glaubt v. R., können auch Wunden entstehn (!!) — u. s. w.

Die pseudorganischen Wesen, als Krankheitsursachen, stehen auf den Stufen elementärer oder der allerniedrigsten organischen Wesen und sie können sein: I. auf sich bezogen: pseudoelementarisch, pseudomineralisch, pseudozoophytisch, pseudoanimalisch. II. auf den organischen Leib bezogen: abnorm bewegend, also verbildend und Sensationen abnorm verändernd. — Die das Organische blofs krankhaft bewegenden, sich nicht körperlich gestaltenden, elektrischen Wesen bilden die Krankheiten ohne Materie, viele sogenannte Nervenkrankheiten. Alle vorwaltend im äufserlich Stoffigen, sich bildenden Krankheits-Processe sind entzündliche; v. R. unterscheidet heifse, laue, kalte Phlogosen. Der abnorme Bildungs-Procefs geschieht in der heifsen Entzündung aus heifsen, sehr rothen, an Fibrin und Eiweifsstoff sehr reichen Säften, mit grofser dynamischer und materieller Bewegung, freier Entwickelung der im Gesunden gebundenen positiv elektrischen Prinzipien: Geschwulst, Hitze, Röthe, Schmerz. — In der kühlen Entzündung aus allem Vorhergehenden und mit demselben in geringerem Grade. — In der kalten Entzündung aus kalten, dickschleimigen Säften u. s. w. So in gewissen Katarrhen u. s. w. (!!) — Dieser pseudoplastische Procefs kann einfach, er kann zusammengesetzt sein; er kann über viele oder wenige Theile, in die Tiefe und auf der Oberfläche sich ausbreiten. — Alle leiblichen Krankheits-Prozesse stehen sich nahe: alle pseudorganischen Wesen sind Wesen niederer Art, von derselben Veranlassung entstehen verschiedene Pseudoprocesse, sie gehen in einander über, bestehen neben einander; die Sekretions-Produkte sollen sehr ähnlich sein, z. B. Eiter und pseudoplastische Lymphe! — Den epidemischen Entzündungen folgen, gehen vorher oder begleiten sie niedere Grade, wie Katarrhe und Rheumatismen u. s. w. Statt der Menstruation z. B. alle 4 Wochen Rheumatismen, bald Katarrhe, bald Erysipele. Akute Katarrhe liegen vielen pseudoplastischen Processen zu Grunde, die sich bald zu Phlogosen bald zu Hemiphlogosen steigern. — Die Contagien sollen nur fortpflanzungsfähig gewordene katarrhöse Stoffe sein! — Wie alle Sünden aus einer Stammsünde, so also alle Krankheitsprocesse aus Einem Ursprünglichen! —

Alle pseudoplastischen Processe haben in ihren Entwikkelungsperioden etwas Gemeinsames: die Krankheitsursache bemächtigt sich eines Bodens; sie zieht zu ihrer Ausbildung Säfte an sich; so wirkt sie in den organischen Bildungs- und Bewegungs-Procefs abändernd ein. I. Periode der pseudorganischen Bildung: pathologischer Organismus, Absonderung. II. Bildung neuer Gefäfse. III. Ausdehnung, Zerreifsung, Erweichung, Zerstörung, Auflösung, Verhärtung u. s. w. Das Pseudorganische zeigt überall seine niedrige Herkunft, zoophytische und infusorielle Natur. — Die pseudoplastischen Wesen entstehen oft heerdenähnlich, die Krankheitsursache besteht aus mehreren Individuen, z. B. Pocken u. s. w. Andere sterben nach Vollendung einer bestimmten Lebensperiode ab, hinterlassen aber gleichsam Junge, z. B. die Krätze. — Die Macht und Stärke der pseudorganischen Wesen ist verschieden, relativ und absolut: sie sind aber immer stärker, als die Theile, die früher an ihrer Stelle waren. Daher giebt es keine passiven Pseudoprocesse. Das Leben der Pseudorganismen pflegt wechselweise zu- und abzunehmen, gleichsam zu wachen und zu schlafen. (!) Manche Krankheitsprocesse gedeihen mehr bei Nacht, weil sie ohnehin aus der Finsternifs entsprossen sind, theils weil der Organismus am Abend schwächer ist. — Der Lebenslauf der Pseudoprocesse dauert Minuten, Stunden, Tage u. s. w. — Die Ausgänge: 1) das natürliche Ende des Pseudorganismus, 2) das frühzeitige, 3) spät erfolgende, 4) Uebergang in einen andern pseudoplastischen Procefs.

Es entsteht keine sichtbare Ausleerung der Krankheits-Produkte, wenn der Krankheits-Procefs blofs in den Imponderabilien waltet, oder wenn das materielle Produkt in unsichtbaren, feindünstigen oder gasigen Formen entweicht. Delitescenz der Franzosen. — In den meisten Krankheiten, besonders den akuten, wird ein grofser Theil der durch die Natur gemischten, gekochten, gemäfsigten, abgestumpften, verflüssigten Krankheitsursache und ihrer Produkte auf verschiedenen Wegen ausgeleert. Diese Ausleerungen heifsen Krisen, und können zwar, in so fern jedes Wesen in jedem Momente getödtet oder sterben kann, jeden Tag eintreten; sie geschehen aber, weil alles Organische und Pseudorganische einen gewissen Lebenstypus hat, wenn dieser nicht gestört wird, in der Regel an gewissen Tagen, am 5, 7, 11, 14, 17, 21ten Tage u. s. w.

Nur weil mit den Ansichten des v. Ringseis auch die mehrer Anderen, wie Stark's, Eisenmann's u. s. w. Aehnlichkeit haben, namentlich was die Personifizirung des Krankheits-Keims und des Krankheits-Processes anbelangt, habe ich jene als Paradigma hingestellt, um daran anknüpfen zu können: die Kritik bleibt Jedem selbst überlassen. — —

Als Gegner der Krisenlehre ist in neuerer Zeit Henle aufgetreten. (Pathologische Untersuchungen, 1840). Ich werde einzeln die Gründe desselben durchgehen.

Wenn Henle dadurch die Existenz einer Mater. pecc. in Entzündungen zu widerlegen sucht, die der Körper zu verarbeiten habe, dafs Fieber und Entzündungen aus mechanischen Verletzungen entstehen können, die nichts Fremdartiges im Körper zurücklassen, so möge derselbe bedenken, dafs sich bei Wunden u. s. w. erst das Fieber nach einigen Tagen erhebt, nachdem die in den verletzten Theilen sich ausbildende Entzündung den höchsten Grad erreicht hat. Dafs sich sowohl durch die Einwirkung des Sauerstoffs der Luft auf die offene Wundfläche, als auch bei und durch die Entzündung Stoffe bilden, die so verändert sind, dafs sie zur progressiven Metamorphose nicht verbraucht werden können, wenn sie resorbirt werden, ist mehr als wahrscheinlich und wenn man nur den Harn von solchen Kranken untersuchen wollte, so würde man hierin gewifs die den Entzündungs-Krisen angehörenden Veränderungen entdecken. Es kommt nur darauf an, dafs sich Jemand dieser leichten Mühe unterzieht, um diesen Punkt ins Reine zu bringen. — Auch bei der Hundswuth verhält sich die Sache so: man hat hier ja gar nicht den Harn untersucht. — In den kontagiösen Krankheiten, z. B. den Pocken, kann die Exanthembildung und Eiterbildung nur als Metastase ersten Grades angesehen werden und steht darin ganz mit dem Ergufs von Plasma in die Pleurasäcke gleich. Wenn aber das ergossene Plasma als solches oder nachdem es sich in Eiter umgewandelt hatte, wieder resorbirt wird und durch die Einwirkung des Sauerstoffs der regressiven Metamorphose verfällt, so erkennen wir nun an der Veränderung des Harns, dafs die Zersetzung der Mater. pecc. erfolgt sei. — Worauf anders will z. B. Henle das Remittiren des Fiebers nach der Exanthem-Bildung, das er freilich zu läugnen scheint, aber alle Pathologen anerkennen, als auf die Ablagerung des Pseudoplasma zurückführen, welches, indem es bei der Cirkulation die Centralorgane des Nervensystems reizte, diese zu abnormer Funktion bestimmte? worauf will er den Wiederausbruch desselben gründen, wenn das ergossene Pseudoplasma sich in Eiter umgewandelt hat und resorbirt wird? Die Abschuppung der Oberhaut bei den Pocken und allen akuten Hautkrankheiten ist ebenso örtliche Krise, wie in der Pneumonie der Auswurf; dafs aber der Harn und Schweifs keine ansteckende Kraft haben können, wenn dieselben die anorganischen Stoffe, wie Harnsäure, harnsaures Ammoniak, milchsaures Ammoniak u. s. w. enthalten, sieht Jeder von selbst ein und dafs in diese der Eiter oder das sonstige Pseudoplasma zerfällt, werde ich später beweisen. Es ist aber sehr die Frage, ob, wenn der Harn bei Pocken Eiter enthält, wie das sehr oft vorkommt, dieser dann nicht noch ansteckend sein sollte?

Mit dem dritten Grunde, den Henle anführt, dafs sich nämlich viele akute Krankheiten oft ohne alle Ausleerungen günstig enden, sieht es am schlechtesten aus. Was diese sogenannte Erfahrung bedeutet, ist leider zu bekannt. Wer in aller Welt hat bis jetzt bei einer fieberlosen Angina den Harn der Untersuchung unterworfen! Wer den eines Augenkranken? Wenn man nur gründlich, konsequent den Harn untersucht, so findet man, zumal während einer akuten Krankheit, immer pathologische Veränderungen in demselben. An Beweisen und Beispielen für diese Behauptung soll es mir nicht fehlen.

Wenn aber in akuten Krankheiten, trotz Sedimenten im Harn, Schweifs u. s. w., dennoch der Tod erfolgt, so mufs man untersuchen, woraus und wie diese Sedimente entstehen. Sie können in manchen Krankheiten rein symptomatisch sein, z. B. im Typh., wenn in den späteren Stadien die Lunge hepatisirt, oder die Haut sehr trocken ist, ebenso wie sie z. B. im Harn der schwangeren Weiber erscheinen, wo sich nur die normale Materia peccans, nämlich das durch die Aktion der Organe Verbrauchte und zu Zersetzende, im Blute befindet. Freilich ist es fehlerhaft, jedes Sediment im Harn oder jeden Schweifs als kritisch anzusehen: allein daran ist nur der verkehrte Begriff von der Krise überhaupt Schuld. Entsprechen die im Harn, Stuhl, Schweifs u. s. w. auftretenden Ausleerungen der Mater. pecc., wie ich sie oben geschildert habe, so kann man auch, wenn sonst das örtliche Leiden abnimmt, auf Genesung hoffen. — Darin hat man freilich recht, dafs die kritischen Ausleerungen die Folge, nicht die Ursache der Genesung sind. Auch hierfür finden sich im Verlauf dieser Untersuchungen mehrere Belege. (S. die Krankengeschichte des Füs. Ferdian.)

Henle dagegen gebührt aber das Verdienst, nachgewiesen zu haben, wie die Krisis nicht als Folge der ebenso imaginären Heilkraft der Natur entsteht, dafs er vielmehr versucht hat, gesetzmäfsig die Vorgänge zu erklären, nach welchen die Entscheidung in Krankheiten erfolgt. Henle zeigt, dafs ein akuter Krankheits-Procefs in sich selbst den Grund zur Genesung habe, indem z. B. ein Krankheitsprocefs, der von einer typisch sich entwickelnden Ursache abhängt, endigt, sobald die Entwickelung der Ursache beendet ist. So bei den miasmatisch-kontagiösen Krankheiten. — Aeufsere oder im Körper erzeugte Schädlichkeiten werden entfernt, indem sie reflektirte Bewegungen erzeugen, z. B. Husten, Niesen, Erbrechen, Durchfall u. s. w. — Die Reizung überträgt sich durch Irradiation in den Centralorganen auf ein Absonderungs-Organ, erschöpft sich in diesem und befreit durch Antagonismus das zuerst affizirte. Hierher soll die kritische Absonderung von Thränen, Schweifs, Speichel u. s. w. gehören. — Mag aber die krankheitserregende Ursache auch eine rein dynamische sein, so wird durch ihre Einwirkung immer ein materielles Krankheitsprodukt gebildet. Dieses kann nun in anorganische Verbindungen zerfallen und durch die Excretionsorgane abgeschieden werden. — Was Henle über die kritischen Blutungen sagt, hat in so fern seine Richtigkeit, als auch das entleerte Blut Ursache der Congestion war. — Ebenso wirkt der Aderlafs in Congestions-Zuständen und Entzündungen. — Dasselbe ist der Fall mit dem folgenden Satz: Congestion geht in Entzündung, diese in Exsudat über. Entleert sich dieses nach aufsen, so ist damit auch die Ursache gehoben, welche die Erregung der Nerven unterhielt u. s. w.

Die Erklärung der Molimina critica, der kritischen Exacerbation giebt Henle sehr richtig: diese läfst sich nur nach dem Ausgange beurtheilen. Aber man mufs in jedem einzelnen Falle untersuchen, was die Exacerbation hervorbrachte. Das wird man übrigens leicht beurtheilen können, ob sie die Folge einer solchen Veränderung im Krankheitsheerde ist, die zur Besserung führt, oder ob sie von einem Fortschreiten des Krankheits-Processes abhing. — Oft kann, wenn der Krankheitsheerd grofs war, bei der zum Guten sich wendenden Veränderung der Eindruck hiervon auf das Organ und die Centralorgane des Nervensystems so grofs sein, dafs dennoch der Tod erfolgt, z. B. wenn eine ganze Lunge hepatisirt war und das ergossene Exsudat sich in Eiter umwandelte.

In der dritten Frage, welche Henle aufwirft: „Welche Bedeutung haben die kritischen Sekretionen?“ giebt er zu, dafs durch die Krankheit erregte Absonderungen zur Genesung beitragen und dafs die abgeschiedene Materie Ursache der Krankheit war. Z. B. bei Blutungen. (Ob übrigens, wie Henle andeutet, Harnsäure, die im Blute sich gebildet hatte, Ursache von Krankheits-Phänomenen sein könne, ist die Frage.) Auch wo eine Materie entleert wird, die durch Unterdrückung einer Sekretion entstand, soll diese kritisch sein. Damit ist aber eine Mater. pecc. für die meisten akuten Krankheiten eingeräumt. Denn die meisten entstehen durch Unterdrückung der Hautthätigkeit. — Die Ausscheidung der kritischen Materie ist ein pathognomonisches Symptom des letzten Stadiums der Krankheit; hier mufs ich aber einwerfen, dafs die sputa cocta nicht blofs aus dem abgestossenen Epithelium, z. B. in der Bronchitis, bestehen, sondern wirkliche mater. pecc. (ergossenes Exsudat) entfernen. Nicht die abgeschuppte Epidermis, sondern das unter sie ergossene Pseudoplasma ist eine kritische Ausleerung oder vielmehr Ablagerung, eine Metastase ersten Grades. — Dafs die kritischen Ausleerungen die Folge der zersetzten Mater. pecc. sind, bezweifelt niemand: aber eben diese Zersetzung und Ausführung der mat. pecc. ist die Ursache der Genesung. Dafs es nicht auf Entleerung in Krankheiten ankommt, auf Entleerung aller möglichen Blutbestandtheile, das ist die erste Regel, die man in der Therapie fest zu halten hat: nur die Mater. pecc. mufs entleert werden. Wenn es in unserer Macht stünde, z. B. nur Blutkörperchen zu entleeren, wo diese das Pseudoplasma vorzugsweise bilden, so würden wir sehr glücklich sein. Aehnliches erreichen wir z. B. in rheumatischen Entzündungen durch Vesicatore. Daher hat Henle Recht, wenn er verlangt, dafs man auf diese Art die kritischen von den symptomatischen Exkretionen unterscheiden solle.

Henle glaubt, dafs Sedimente im Harn durch Verminderung des Wassergehalts, z. B. durch Schweifs, erzeugt werden können, und dafs man diesem Harn keine kritische Bedeutung beilegen dürfe, dafs ein Harn, den man nach einer durchtanzten Nacht oder nach Aufenthalt in einem sehr erwärmten Raume lasse, dem kritischen Harne ganz ähnlich sehe: dies läfst sich zwar im Ganzen nicht bestreiten; jedoch zeigt der Harn in akuten Krankheiten so einen auffallenden Unterschied von jenem, dafs man gar nicht in Zweifel sein kann, dafs die Abweichungen, die sich in ihm zeigen, auf Zersetzung der Mater. pecc. beruhen.

Was die gemachten Krisen anbelangt, deren Henle noch erwähnt, so hat es damit zwar seine Richtigkeit; allein die Produkte, welche dieselben liefern, sind durch Zersetzung der Mater. pecc. entstanden. Dazu geben wir ja grofsentheils die Mittel in vielen Krankheiten, um durch dieselben auf den Krankheitsheerd und die Mater. pecc., die noch im Blute sich befindet, so einzuwirken, dafs sie schneller, als es auf natürlichem Wege der Fall wäre, in die anorganischen, ausführbaren Verbindungen zerfallen kann.

Henle kommt nach alle dem zu dem Schlufssatz, dafs die Krise im Allgemeinen als ein Symptom zu betrachten sei, welches anzeige, dafs die Krankheit eine gewisse Stufe ihrer Entwickelung erreicht habe, oder demnächst erreichen werde, durch welche sie in Genesung übergeht; und damit hat er in der That diesem Phänomen den richtigen Platz in der Pathologie angewiesen. Jedoch nicht übereinstimmen kann ich mit der Schlufsfolgerung daraus, dafs Eingriffe in akute Krankheiten, welche eine Krisis erzwingen sollen, wo nicht schädlich, so doch unnütz seien. Dagegen streiten die so häufigen Erfahrungen, wo z. B. durch Aderlafs, Brechmittel oder grofse Dosen von Kalomel Krankheitsprocesse in ihrem Verlauf so abgekürzt wurden, dafs sie nicht das erste Stadium überschritten.

Die Lehre von den Krisen und den kritischen Tagen in denjenigen Krankheiten, welche durch ein Pseudoplasma entstehen, einen gewissen Rhythmus und Typus inne halten, also in bestimmten Zeitterminen ihren Verlauf machen, kann nicht ins Reine gebracht werden, wenn man nicht im Stande ist, in jedem Falle nachzuweisen, welches die Mater. pecc. im Blute ist und in welche Produkte sie bei der Metamorphose, die sie im Krankheitsheerde, im Blute und später in den Exkretionsorganen durchläuft, zerfällt. Ein Streit darüber konnte bis jetzt nur ganz nutzlos sein, da man in den beiden Dingen keinen stringenten Beweis zu führen im Stande war. Ich werde im Laufe dieser Abhandlungen bei einer Reihe von Kranken nachweisen, welches der Krankheitskeim und welches die kritischen Ausleerungen waren; den glänzendsten Beweis dafür liefern aber die Augenkranken, deren Krankheitsgeschichte ich später erzählen werde. Hier beweisen der im Blute Aller vorgefundene anomale Bestandtheil und die damit übereinstimmenden Erscheinungen im Harn, dafs die kritischen Ausleerungen mehr die mater. pecc., als das Produkt der Krankheit ausleeren; denn die Menge der Harnsedimente würde wenig mit den in dem Krankheitsheerde (der Schleimhaut des Auges) gebildeten krankhaften Produkten harmoniren. — Ebenso wird dadurch, wie überhaupt, wenn das Pseudo-Fibrin, Pseudo-Albumin und Pseudo-Haemato-Globulin als gewöhnliche Mater. pecc. betrachtet wird, die mystische Ansicht derer wiederlegt, die den Krankheitskeim als einen Pseudoorganismus, als einen Parasiten, als ein Wesen niederer Gattung betrachtet wissen wollen. Hat je ein Physiologe daran gedacht, das Fibrin mit einem Thierorganismus zu vergleichen? oder die Reihe von Vorgängen, die in der Leber vorgehen, sammt der Leber, den zu verarbeitenden Blutbestandtheilen u. s. w. als einen Organismus, wie jene z. B. eine Lungenentzündung (den blofsen Begriff) als einen Krankheits-Organismus betrachten, der da entsteht, lebt, blüht und stirbt? Es ist einer der gröfsten Fehler des menschlichen Verstandes, Alles zu personifiziren: die ganze Mythologie, der Götzendienst, alle Statüen der Gerechtigkeit, des Glücks u. s. w. sind Belege davon. Für jene Herren wäre es das Wünschenswertheste von der Welt, eine Pneumonie mit allen ihren Attributen leiblich vor ihren Augen zu sehen, wo möglich mit Hand und Fufs und Nase und Ohren! — Namentlich aber ist es im Praktischen immer verderblich gewesen, nur mit abstrakten Begriffen zu verkehren; eine Krankheit an sich ist nur ein Begriff, eine Pneumonie nur ein Begriff, gegen den man weder zu Felde ziehen noch den man besiegen kann; in der Wirklichkeit giebt es doch nur einen Menschen, dessen Lunge in Folge dieser oder jener Blutbeschaffenheit u. s. w. sich entzündet hat. Was hat es oft für Schaden angerichtet, wenn blofs das Wort die Therapie bestimmte, wenn der Arzt gegen eine Pneumonie losgeht, wie sie als Ideal aufgestellt ist, ohne den speziellen Fall genau nach Charakter, Extensität, Intensität, Stadium u. s. w. und ohne das erkrankte Individuum dabei viel zu berücksichtigen?

Man mufs in der That alles vernünftigen Sprachgebrauchs und alles vernünftigen Denkens beraubt sein, wenn man einen Krankheitskeim einen Pseudoorganismus und den Krankheitsheerd sammt dem Krankheitskeim einen Krankheits-Organismus nennt. Ich dächte, der Begriff eines Organismus wäre leicht genug zu fassen und zu bestimmen, als dafs man, ohne sich lächerlich zu machen, ihn auch noch auf solche Dinge zu übertragen den Muth haben sollte. — Ganz aus derselben Quelle ist die Vorstellung von der Naturheilkraft entstanden, die ebenfalls als personifizirtes, denkendes, sich selbst bewufstes, heiliges Wesen angestaunt und angebetet wird, ja Viele sind, um doch auf sie eine Erscheinung beziehen zu können, dahin gekommen, das Fieber für dieselbe anzusehen, oder überhaupt jede Erscheinung, die in Krankheiten zum Guten wirkt: bald das Erbrechen, den Husten, eine Ohnmacht u. s. w., was Alles in der That eben kein gutes Licht auf die Verstandes-Kräfte oder vielmehr auf den Willen, vernünftig nachzudenken, derjenigen wirft, die zu dergleichen Ansichten und Aussprüchen gekommen sind.

Eine der schwierigsten Erscheinungen, die wir zu erklären haben, ist der typische Verlauf in den sogenannten akuten Krankheiten, woher es kommt, dafs sich dieselben an gewissen Tagen entscheiden, wenn sie sich zum Guten wenden. Diejenigen, die nun freilich alle Krisen leugnen, die leugnen damit auch zugleich, dafs die kritische Entscheidung um den 4, 7, 11 u. s. w. Tag zu erfolgen pflege und gehen dieser ganzen Frage aus dem Wege. — Die Ontologen dagegen, die darin einen Beweis für ihren Parasitismus erblicken, entledigen die Frage, wie wir bei v. Ringseis gesehen haben, am leichtesten, indem sie sagen, dafs zwar jedes organische Wesen zu jeder Zeit sterben könne, dafs dies aber gewöhnlich in bestimmten Zeiten geschehe, so dafs dieser Krankheitskeim nebst dem Krankheitsorganismus am 7ten, ein anderer am 11ten u. s. w. Tage sterbe. Dem „Warum?" gehen auch sie damit aus dem Wege.

Nur einer ganz oberflächlichen Beobachtung, die namentlich dem Spital-Arzte zum gröfsten Vorwurfe gemacht werden mufs, ist es zuzuschreiben, dafs man heutigen Tages von fast allen Seiten die hippokratischen Krisentage als etwas Ideales verlacht, was selbst nicht damit zu entschuldigen ist, dafs bei unserer energischeren Behandlung der akuten Krankheiten der natürliche Gang des Krankheits-Processes gestört und abgekürzt werde. — In mir waren dieselben Zweifel rege geworden und um mir darüber zur Gewifsheit zu verhelfen, übernahm ich es, als ich Gelegenheit dazu hatte, genaue Beobachtungen über die kritische Entscheidung der Krankheit und den Eintritt der als kritisch zu betrachtenden Ausleerungen anzustellen. Wir sind heut zu Tage mehr als früher im Stande, über den Stand der verborgenen örtlichen Leiden, z. B. mit Hülfe des Sthethoskops, uns Aufklärung zu verschaffen, und darum können wir auch mit gröfserer Sicherheit entscheiden, ob z. B. eine Lungenentzündung im Abnehmen begriffen ist, oder nicht, selbst da, wo wir auf die kritischen Ausleerungen keine Obacht geben können oder wollen. Beide aber in Zusammenhang gebracht geben immer den besten Maafsstab an die Hand, wie es um den Kranken stehe.

Es gehört vor allen Dingen dazu, wenn man über die kritischen Tage zuverlässige Beobachtungen anstellen will, dafs man bestimmt weifs, wann die Krankheit begonnen hat und dies kann nun nirgends besser der Fall sein, als in Militairlazarethen. Denn einmal ist der Frost bei den jungen, kräftigen Soldaten meist so vehement, dafs die Zeit, wo er eintrat, ihrem Gedächtnisse nicht leicht entschwindet, anderntheils werden sie auch meist den ersten, höchstens den zweiten Tag ins Lazareth gebracht. Ausnahmen davon kommen nur selten vor. Das Verfahren, das ich nun behufs der Ermittelung der kritischen Ausleerungen an den kritischen Tagen einschlug, bestand darin, dafs ich alle Morgen den

Harn, welchen die Kranken während der Nacht gelassen hatten, der Kälte aussetzte, meist einer Temperatur von 2—5°. Hierbei stellte sich denn nun die Thatsache heraus, dafs derselbe, er mochte sehr saturirt oder wäfsrig sein, gleich vom ersten oder zweiten Tage ab, je nachdem der Kranke ins Lazareth gekommen war, ein Sediment machte, welches in allen Fällen ein Sediment. lateric. war. Dasselbe Sediment, allein oder mit Harnsäure-Krystallen, oder die Tripelphosphat-Krystalle, oder die reinen Harnsäure-Krystalle folgten dann an den anderen Tagen, bis der ganze Krankheits-Procefs beendigt war. Meist um die Zeit, wo die örtliche Entscheidung erfolgte, also wo die Zersetzung der Mater. pecc. am stärksten erfolgte, sedimentirte der Harn von selbst in der Stube. Meist geschah dies um den 3ten bis 4ten, um den 8ten bis 11ten u. s. w. Tag; jedoch auch in vielen Fällen gar nicht, so dafs es also den Anschein gehabt hätte, als enthielte der Harn gar keine normalen Bestandtheile, und man sieht daraus, dafs diejenigen, welche eine Harnkrise leugnen, ganz in ihrem Rechte waren.

Dagegen machte ich, indem ich den Harn regelmäfsig alle Tage untersuchte, auch nachdem das Stadium der Abnahme eingetreten war, die Beobachtung, die sich in den meisten Fällen konstant wiederholte, dafs die pathologischen Veränderungen, die sich im Harn zeigten, mit bestimmten Tagen aufhörten; denn der dann folgende Harn machte bei demselben Kältegrade durchaus kein Sediment mehr. Die Zeit, durch welche der Harn sich abnorm zeigte, hielt immer genau die 3½ tägige Periode inne, so dafs z. B. in leichten Fällen von Angina die normale Beschaffenheit des Harns schon am 4ten, in andern Fällen und in einer Pneumonie am 7ten, in einem Falle von Erysipelas faciei am 11ten, in einigen Fällen von Pneumonie und Pleuritis am 15ten Tage, in einem am 22ten, und bei den drei Augenkranken am 29ten Tage wiederkehrte. Hiermit ist der Beweis geliefert, dafs die pathologischen Veränderungen im Harn durchaus nicht durch zufällige Umstände bewirkt werden, sondern dafs dieselben von gesetzmäfsig verlaufenden Vorgängen im Krauken bedingt sind. Meist lag die Entscheidung der örtlichen Krankheit, ihre Acme, in der Mitte zwischen diesen Tagen, oft war sie jedoch schon früher da, indem durch die Behandlung der ganze Krankheits-Procefs abgeschnitten wurde. So z. B. in einigen Fällen von Pneumonie, die ich anführen werde, war die Pneumonie schon am 5ten Tage grofsentheils beseitigt, während die Sedimente im Harn noch bis zum 15ten Tage zu bewirken waren.

Dafs vom Fieber dieser gesetzmäfsige Verlauf der akuten Krankheiten nicht bedingt ist, geht daraus hervor, dafs in manchen Fällen, wo es zugegen war, z. B. in der Pneumonie, durch energische Bekämpfung der Entzündung vom 3ten oder 5ten Tage ganz aufhörte, und dafs in Fällen, wo gar kein Fieber da war, wie z. B. bei dem Augenkranken Hein (S. dessen Krankheits-Geschichte) das örtliche Leiden und die Veränderungen im Harn mit demselben Tage aufhörten (den 29ten) wie bei den andern beiden, welche Fieber gehabt hatten. Diese Art von Fieber, die in Entzündungen, durch Reizung der Centralorgane des Nervensystems von den peripherischen Nerven her, entstehen, kann fast in jedem Falle, wenn die örtliche Stase noch nicht in Exsudation übergegangen ist, durch kräftigen Aderlafs z. B. beseitigt werden, indem dadurch sowohl die Mater. pecc. als auch das örtliche Uebel gehoben wird; ist aber in Folge der Stase ein bedeutendes Exsudat erfolgt und durchläuft dieses die Metamorphose durch Eiterung, so dauert das Fieber ohne Unterbrechung bis zu der Zeit, wo diese vollkommen erfolgt ist und die Resorption des Eiters beginnt. Ganz ähnlich verhält sich die Sache in den venösen Abdominal-Fiebern, wo die Mater. pecc. in den Blutbläschen sitzt: kann man diese z. B. durch grofse Dosen Kalomel schnell entfernen, so hört damit sowohl das örtliche Leiden der Darmschleimhaut wie das Fieber auf. So wie aber die Metamorphose im Krankheitsheerde vor sich gegangen ist, dauert in diesen Fällen das Fieber genau 7, 14, 21, 28 Tage. Ebenso lange währen auch die pathologischen Veränderungen im Harn und Stuhl.

Wenn also nicht das Fieber die Ursache dieses typischen Verlaufs der Krankheiten ist, so können wir denselben durchaus in nichts Anderem suchen, als in den Umwandlungen, welche das Pseudoplasma im Krankheitsheerde und im Blute zu durchlaufen hat, um ausgeschieden werden zu können. Also weder im Nervensystem noch sonst in Einwirkung der Gestirne auf den thierischen Organismus, sondern in dem

Pseudoplasma selber liegt der Grund der Periodizität, des Typus und Rhythmus und wir haben daher im gesunden Leben alle Erscheinungen, die darauf Bezug haben, ebenso zu erklären. Dafs sich dies so mit der Menstruation oder mit den Hämorrhoiden verhält, ist sehr leicht zu beweisen: denn man weifs durch neuere Untersuchungen, dafs dieselben als eine Ausleerung von Blut betrachtet werden müssen, welches qualitative Veränderungen zeigt. Diese erzeugen sich bald in bestimmten 28 Tagen, bald in geringerer Zeit: hat sich eine solche Menge von Pseudoplasma gebildet, so entsteht, wie in Krankheiten, Congestion in denjenigen Organen, die eine natürliche Verwandtschaft zu demselben haben und es wird in Folge derselben ausgeschieden. Geschieht dies nicht, so wissen wir, dafs andere Krankheiten darnach entstehen. —

An den Pocken haben wir das beste Beispiel von der Gesetzmäfsigkeit, mit der das Pseudoplasma die Stadien seiner Metamorphosen durchläuft, und wir können daher durchaus nicht länger in Zweifel darüber sein, dafs davon der Typus und Periodus morbi abhängt. Nachdem durch die Contagion im Blute, wie es scheint, namentlich im Plasma desselben, eine Umwandlung vorgegangen ist, entsteht Frost und Fieber, welches 3 Tage dauert; dann erscheint das Exanthem in bestimmter Reihenfolge drei Tage hindurch; nachdem jede Pustel drei Tage gestanden hat, beginnt das ergossene Pseudoplasma sich in Eiter umzubilden, was ebenfalls in dreien Tagen vollendet ist. Dann beginnt die Resorption u. s. w., so dafs der natürliche Verlauf der ganzen Krankheit in 21 bis 28 Tagen vollendet ist. Denn ich glaube, dafs mit diesem Tage auch die Sedimente im Harn aufhören. Ebenso verhält sich auch die Sache, wenn z. B. in Entzündungen das ergossene Pseudoplasma alle Metamorphosen durch Eiter u. s. w. durchläuft.

Ich bin überzeugt, dafs eine Pneumonie, sich selbst überlassen, im Fall dafs sie sich sehr günstig entscheidet, unter 28 Tagen nicht vollkommen beendet ist. —

Bevor eine akute Krankheit beginnt, d. h. bevor der Krankheitskeim im Stande ist, so auf die organischen Nerven des Gefäfssystems zu wirken, dafs in dessen peripherischem Theile die Stase entsteht, mufs sich, wie es scheint, von demselben ein bestimmtes Quantum im Blute vorfinden. Hat sich dieser nun grofsentheils lokalisirt und wird kein neues Pseudoplasma hinzu erzeugt, so durchläuft es erst im Krankheitsheerde bestimmte Metamorphosen, die innerhalb eines bestimmten Zeitraums beendet sind; dann wird es resorbirt und während es sich im Blute vorfindet, erleidet es durch die Einwirkung des Sauerstoffs eine Zersetzung, wobei sich die als kritische im Harn sich zu erkennen gebenden Stoffe bilden. Dies scheint auch nur innerhalb eines bestimmten Zeitraums, je nach der Menge des ergossenen Pseudoplasma geschehen zu können. Dafür haben wir ein Beispiel in den verschiedenen Pneumonien, die ich anführen werde: bei einer, die ganz frisch in Behandlung kam und mit einem sehr starken Aderlasse bekämpft wurde, war die vollkommene Heilung in 7, in zwei anderen Fällen, wo zwei bis dreimal venaesecirt wurde, in 14, und in einem andern Falle, der sehr heftig war, in 21 Tagen beendet. Das beste Beispiel davon haben wir aber wieder an den Augenkranken: hier befand sich die Mater. pecc. als Molekularfibrin im Blute. Ob sich die Menge desselben, nachdem die örtliche Krankheit ausgebrochen war und sich die Kranken in der Behandlung befanden, noch vermehrte, läfst sich zwar nicht mit Gewifsheit verneinen: allein ich möchte vermuthen, dafs dem nicht der Fall war. Dann erforderte die im Blute zu Anfang angehäufte Quantität des Molekular-Fibrin gerade 28 Tage Zeit, um aus dem Körper entfernt zu werden.

Wir würden mit klarem Blicke in diese dunklen Vorgänge blicken können, wenn wir mit Genauigkeit ermitteln könnten, wie viel Zeit z. B. die Blutbläschen des Bluts zu ihrer pro- und regressiven Metamorphose bedürfen; wie lange z. B. eine Muskelzelle an ihrem Platze besteht, oder wie lange das Fibrin im Blute verweilen mufs, das z. B. zu einer bestimmten Zeit in dasselbe gelangt, um durch den Sauerstoff in die anorganischen Verbindungen zu zerfallen. —

Möglich ist es, dafs alle 3½ Tage, also innerhalb 90 Stunden, dergleichen Zellen-Metamorphosen beendigt werden, was einige Erscheinungen anzudeuten scheinen: so behaupten Reil und Stark, dafs der Stand der Lebenskräfte einen um den andern Tag sich ändere, bald stärker, bald schwächer sei; so behaupteten die älteren Aerzte, dafs die Galle den dritten Tag aufbrause, dafs die Verdauung drei Tage dauere, was nun ganz hypothetisch ist. Henle fügt die Beobachtung hinzu, die Jeder ebenfalls aus Erfahrung bestätigen kann, dafs z. B. nach einer durchwachten Nacht erst das vermehrte Schlafbedürfnifs in der dritten Nacht gefühlt wird. — Am deutlichsten tritt jedoch der Rhythmus in der periodischen Reinigung der Weiber, und zuweilen bei den Hämorrhoidariern ein; auch soll z. B. ein Hahnentritt auf 28 Tage auf alle Eier befruchtend wirken. Ebenso soll die Ernährung des Körpers überhaupt eine monatliche Periode halten, so dafs nach Sanctorius das Gewicht eines Erwachsenen alle Monate einige Pfunde schwerer wird, dann aber gegen Ende desselben durch Abgang eines trüben, sedimentösen Harns wieder abnimmt, bis es auf seinen früheren Stand angelangt ist. Demnach scheint in 8 mal 3½ Tagen im Metamorphosen-Cyklus ein stärkerer Abschnitt statt zu finden.

Der tägliche Rhythmus, der sich im Blute und im Nervensystem bemerkbar macht, scheint ebenfalls von den Vorgängen abzuhängen, welche auf die pro- und regressive Metamorphose Bezug haben. Wenn durch die körperlichen und geistigen Anstrengungen während des Tages und durch die Aufnahme von Nahrungsmitteln das Blut gegen Abend von beiden Seiten her mit den normalen Bestandtheilen überladen ist, mit solchen, die zur progressiven bestimmt und mit solchen, die der regressiven Metamorphose verfallen sind, so ist es nicht unwahrscheinlich, dafs durch deren Quantität eine reizende Einwirkung auf die organischen Nerven des Gefäfssystems hervorgebracht wird. In Folge derselben bemerken wir meist gegen Abend eine vermehrte Pulsfrequenz, dessen Qualität sich ebenfalls verändert: er wird voller und gröfser. In Folge dieses vermehrten Blutumlaufs wird relativ mehr Blut sich in den peripherischen Gefäfsen der Haut und Lungen befinden und der Sauerstoff der Luft in einem bestimmten Zeitraume auf die zu zersetzenden Stoffe rascher und vollständiger einwirken können. Daher der Schweifs und die Wärmezunahme und die häufigen Erkältungen, die man sich gerade um diese Zeit zuzieht. — Auf ganz dieselbe Art läfst sich die abendliche Exacerbation in Krankheiten, wo starker Schweifs sich einzustellen pflegt, und die Exacerbation in hektischen Fiebern erklären. Hier ist das Gefäfssystem wegen der allgemeinen Schwäche so reizbar geworden, dafs durch denselben Reiz, der im Gesunden des

Abends eine wenig vermehrte Pulsfrequenz, bei den Hektischen einen wirklichen Fieberanfall hervorruft. —

Den intermittirenden Typus im Wechselfieber erkläre ich mir auf dieselbe Art. Das Pseudoplasma, worauf diese ganze Krankheit beruht, bildet sich entweder in 24, 48 oder 72 Stunden zu solcher Stärke aus, dafs durch seine Einwirkung auf das organische Nervensystem, das Rückenmark u. s. w. der Fieber-Paroxysmus ausbricht. Dies thut es, nachdem es sowohl quantitativ als qualitativ die höchste Ausbildung erreicht hatte. Damit aber ist zugleich bedingt, dafs es zerfällt und durch die Absonderungsorgane ausgeschieden wird. Wirken nun die das Pseudoplasma erzeugenden Urachen nicht länger auf den Organismus ein, so hört damit die Krankheit auf: thun sie es aber, so erzeugt sich innerhalb 24, 48 Stunden oder noch früher (Typ. anteponens), nachher, wenn sich der Organismus schon mehr an den Reiz gewöhnt hat, um einige Stunden später (Typ. postponens) das Pseudoplasma zu derselben oder noch gröfserer Stärke und dann kommt derselbe Anfall. Doppelte Anfälle in 24, 48 Stunden u. s. w. entstehen ebenso. — Während der ganzen Dauer eines Wechselfiebers ist, wie mir zum wenigsten bis jetzt ein Fall gezeigt hat, der Harn immer pathologisch verändert. — Geht die Erzeugung des Pseudoplasma in ungestörtem Gange sehr heftig vor sich, so dafs in den ihm verwandten Organen fortwährend eine Stase unterhalten wird, so verwandelt sich das intermittirende Fieber in ein remittirendes u. s. w.

Aehnliches sehen wir in anderen akuten Krankheiten: bildet sich hier unaufhörlich durch Einwirkung der schädlichen Ursachen neues Pseudoplasma, so wird aus der akuten eine chronische Krankheit: so z. B. Rheumatismen, Katarrhe u. s. w.

Um es noch einmal kurz zusammen zu fassen, so ist meine Ansicht vom Krankheits-Verlauf folgende:

1) Es hat sich Pseudoplasma gebildet.

a. Ein Theil desselben wird in ein Organ abgelagert. (Metastase I. Gr.)

2. Es ist ein locus minor. resistentiae vorhanden.

a. Durch Ablagerung des Pseudoplasma wird er zum Krankheitsheerde.

b. Der andere Theil bleibt im Blute, erleidet hier durch den Sauerstoff der Luft eine Zersetzung.

c. Daher gleich vom Beginne der Krankheit an die anomalen Bestandtheile im Harn, Schweifs u. s. w.

d. Die anomale Beschaffenheit der Excreta dauert so lange, als sich Pseudoplasma im Blute vorfindet.

e. Alle abnormen Bestandtheile der Excreta während des ganzen Krankheits-Verlaufs sind als kritische Erscheinungen zu betrachten: falls sie der mater. pecc. entsprechen.

b. Reaktions-Erscheinungen. Nützliche, schädliche Folgen.

c. Im günstigen Falle erleidet das Pseudoplasma und einige Bestandtheile des Organs solche Veränderungen, dafs sie entweder direkt nach aufsen entleert werden können oder ins Blut resorbirt werden u. s. w. Dies ist die örtliche Krisis.

d. Die ins Blut resorbirten Stoffe werden durch die Excretions-Organe wieder ausgeschieden.

e. Die abnormen Bestandtheile im Harn, Schweifs u. s. w. vermehren sich und dauern so lange, als sich Pseudoplasma im Blute vorfindet.

Diese allgemeinen kritischen Erscheinungen, namentlich im Harn, hören an bestimmten Tagen auf, die mit dem $3\frac{1}{2}$ tägigen Typus korrespondiren. — Dann tritt Genesung ein. —

Zur speziellen Pathologie und Therapie.

Das milchige, molkenähnliche Serum.

Hic Rhodus, hic salta!

Unter circa funfzig Aderlässen, die ich in den Monaten Januar bis April zu machen Gelegenheit hatte, fand ich ungefähr 17mal ein milchiges, trübes Serum, dessen spezifisches Gewicht zwischen 1027 bis 1036 und dessen feste Substanz in 1000 Gr. zwischen 96 bis 112 Gr. schwankte. Es war von dicklicher Consistenz, spielte manchmal ins Gelbe, manchmal ins Grünliche: betrachtete man durch dasselbe hindurch den Blutkuchen, so erschien dessen Farbe violet. Immer war der Blutkuchen unter das Niveau des Serum gesunken, zeigte eine cylindrische Gestalt und nur in drei Fällen eine Faserhaut. Gewöhnlich hatte sich auf dem Boden des Glases eine grofse Menge des rothen Bodensatzes abgelagert. Unter diesen 17 Fällen gehören zwölf den Augenkranken an, von denen ich ausführlicher sprechen werde; zweimal beobachtete ich es in Entzündungen der Brustorgane, bei dem Grenadier Buddruss beim zweiten Aderlafs (S. dessen Krankengeschichte), und bei dem Füsilier Jacobs beim dritten, (S. dessen Krankengeschichte). Sodann bei einem Kranken, der über heftige Congestionen zum Kopf klagte, wo auch das zweite Aderlafs dieselbe Beschaffenheit des Serum zeigte; bei einem an Catarrh. inflamm. leidenden Kranken und endlich bei einem andern Füsilier, dessen Krankengeschichte ich später einmal mittheilen werde. Er litt an Hypertrophie des Herzens, der Milz, Leber und sämmtlicher Lymphdrüsen, die theils in Verhärtung, theils in Eiterung übergegangen waren, und melanotischen Ablagerungen in den Lungen.

Diese milchige, molkenähnliche Beschaffenheit des Serum ist zu auffallend, als dafs sie aufmerksamen Beobachtern entgehen könnte, und wir finden daher in der so reichen Literatur über das Blut vielfache Beobachtungen darüber verzeichnet, die freilich bis jetzt auf die Pathologie überhaupt nur wenig Licht verbreiten konnten, eben weil man nur beobachtete, ohne viel zu untersuchen und auf den Grund der Erscheinung zurückzugehen. So hat Lauer es in der akuten Pleuritis beobachtet; Caventon führt das Blut eines an chronischer Pleuritis leidenden Kranken an, das ein gelblichweifses, milchiges Serum ausschied. Dies soll neutral reagirt haben, zwar durch Hitze, aber nicht durch Säuren, noch durch Alkohol oder Sublimat koagulirt worden sein: gegen welche Untersuchung, wie Jeder leicht einsieht, die gerechtesten Zweifel erhoben werden müssen. — In der Lienitis ist es von Cullen, Testa und Heusinger gefunden worden, wohin mein Fall von dem erwähnten Füsilier ebenfalls hingehört. Trail fand es in der Hepatitis und hat es einer Analyse unterworfen; er fand in 21,1 Proc. festen Theilen an fettem Oel 4,5 Proc., Albumin 15,7 Proc., löslichen Theilen 0,9; diese 21,1 Proc. geben auf 1000 Gr. Serum 210,1 feste Bestandtheile, eine Quantität, wie sie nie gefunden wird. Auch gegen diese Analyse mufs gerechter Zweifel erhoben werden. — Lauer hat das Blut eines an Nephritis leidenden Kranken völlig der Milch ähnlich gefunden; einen ähnlichen Fall erzählt Harlefs in den Heidelberger klinischen Annalen, wo das zuletzt gelassene Blut eines an heftiger Bronchitis leidenden Kranken eine homogene, feste, weifsliche, glänzende, kleisterähnliche Masse bildete. — So hat Christison das Serum im ersten Stadium des Morbus Brightii milchig gefunden, welche Beschaffenheit er einem höheren Fettgehalte zuschreibt. Dagegen hat Fr. Simon in einem ähnlichen Falle gefunden, dafs dieselbe nicht blofs vom Fett, sondern von fein vertheiltem Fibrin herrühren kann. — Auch im Wechselfieber, im Diabetes mellitus, in Fiebern nach starker Erkältung, nach starkem Reiten, nach Unterdrückung der Menstruation oder des Hämorrhoidalflusses, bei Delirium tremens, bei kachektischen Subjekten, im Puerperalfieber, beim akuten Rheumatismus, in der Mania, Purpura simplex, bei organischen Milzleiden und Herzfehlern, in der Schwangerschaft, (sehr häufig) hat man es gefunden, worüber bei H. Nasse (das Blut u. s. w.) die besten Zusammenstellungen anzutreffen sind.

So viel scheint aus den Untersuchungen, die bis jetzt über das milchige und molkenähnliche Serum angestellt worden sind, mit Bestimmtheit hervorzugehen, dafs das Serum diese seine abnorme Beschaffenheit zwei Gründen verdanken kann; nämlich erstens einer übermäfsigen Menge Fett, und zweitens, was vielleicht am häufigsten vorkommt, der Anwesenheit einer in Molekularform fein vertheilten Protein-Verbindung, wie dem Fibrin oder Globulin. (Kasein). Denn die Ansicht von Trail, dafs diese Farbe des Serum durch einen übermäfsigen Gehalt an Albumin entstehe, ist schon von Christison dadurch widerlegt worden, dafs das Eiweifs im Vogelei weit mehr Albumin enthalte als das Blut-Serum und dessen ungeachtet ganz klar sei. Es ist jedoch, worauf ich später zurückkommen werde, nach einer chemischen Analyse von Scherer auch ein dritter Fall denkbar; dafs nämlich das Natron-Albuminat, wie es im gewöhnlichen Serum sich befindet, durch eine stärkere Säure, als die Kohlensäure, z. B. die Phosphorsäure, zerlegt werden kann, so dafs ein Theil des Albumin, dem das Natron, wodurch es in Lösung erhalten wurde, entzogen war, in fester, Molekular-Form, erscheint. Hierüber müssen jetzt, wo die organische Chemie im Stande ist, sichere Aufschlüsse zu geben, neue und wiederholte Untersuchungen gemacht werden: denn dieser Punkt ist, wie ich zeigen werde, sowohl in Bezug auf die Pathogenie wie Therapie vom allergröfsten praktischen Interesse.

Was den Fettgehalt des Serum anbetrifft, so wollen ihn, wie schon erwähnt, Trail bei Hepatitis, dann Zanarelli bei Lungenentzündung, Christison bei Wassersucht, Ikterus, Nierenentzündung und im Zehrfieber gefunden haben; auch in der Cholera hat man ein sehr fettreiches Blut-Serum angetroffen. In diesen Fällen kann man leicht das Fett in Gestalt von Fettkügelchen durch das Mikroskop entdecken. Christison und Lecanu haben herausgebracht, dafs das Fett aus Olein, Margarin und Stearin bestehe; auch hat Lassaigne eine dem Hirnfett ähnliche Fettsäure in demselben gefunden. Die Menge des Fetts ist aufserordentlich grofs: während sie im gesunden Blute nach Simon in 1000 Theilen zwischen 2—4 Gr. variirt, war sie in dem von Lecanu untersuchten Blute, das ganz milchartig war, auf die enorme Höhe von 117, in dem erwähnten Falle von Trail auf 45 gestiegen. (S. hierüber Simon med. Chemie II. S. 219 u. 230). Eine andere Analyse ist die von Frenzel (Arch. der Pharmac. Bd. XXIV. p. 141 und Schmidt's Jahrbüch. 1841. III.

S. 280). Er fand in 2 Unzen desselben, 3,85 Eiweifs, 0,57 Salze (Chlornatrium, phosphors. Natr., Chlorkalium, milchsaure Salze und thierischen Extraktivstoff), 1,71 verseifbares gelbes Oel und 3,25 Gr. eines eigenthümlichen, durch Alkalien nicht verseifbaren, festen, weifsen, anscheinend schwefelfreien, mit Salpetersäure keine Cholesterinsäure liefernden Fettes. — Was die Entstehung dieses fettreichen Bluts anbetrifft, so ist es sehr wahrscheinlich, dafs das freie Fett, welches der Chylus noch nach der Verdauung enthält, im Blute bei der Metamorphose desselben in Fettsäuren umgewandelt werde; oder man kann auch annehmen, dafs dieselben bei der Umwandlung der Protein-Verbindungen im Blute selbst entstehen, indem ein Theil des Sauerstoffs aus der Verbindung austritt. (S. Liebig Thier-Chemie, II. Aufl. S. 79). So könnte man am ungezwungensten den Fall von Lecanu erklären, da sich in diesem milchartigen Blute gar kein Fibrin und nur Spuren von Haemato-Globulin vorfanden.

Da ich es aber im Verlaufe der nachfolgenden Untersuchungen nie mit *dem* milchigen Serum zu thun habe, das diese seine Beschaffenheit dem Ueberreichthum an Fett verdankt, so kann ich mich wohl einer nähern Prüfung desselben entschlagen, um für die andere Art desselben, welche abnorme Protein-Verbindungen enthält, mehr Aufmerksamkeit in Anspruch zu nehmen.

Schon H. Nasse (das Blut u. s. w. S. 267) hat angegeben, dafs er in dem milchigen Serum, das kein Fett im Uebermaafs enthielt, unter dem Microscop eine Menge kleiner platter Körperchen gefunden, die keine vollständigen Blutkörperchen seien, sondern, wie er glaubt, aus Albumin bestehen, das, wie er mit Raspail stillschweigend anzunehmen scheint, durch die Entwickelung einer unbekannten Säure koagulirt ist. Diese Beobachtung ist von 1836. — Aber nicht blofs bei dem, von ihm so genannten molkenähnlichen, wie dünne Hafergrütze aussehendem Serum, sondern auch in dem milchigen, bei Morb. Brightii vorkommenden, hat Fr. Simon unter dem Microscop eine Menge kleiner solider Kügelchen gefunden, welche er durch Verdünnen des Serum, Absetzen und Waschen gesammelt und dann untersucht hat. Sie lösten sich nicht in Alkohol oder Aether; aber beim anhaltenden Digeriren in verdünnter Essigsäure wurden sie gelöst und aus der Lösung durch Kalium-Eisencyanür gefällt. Simon hielt diese Körperchen daher für Fibrin und ihm gebührt die Ehre für diese so wichtige Entdeckung.

Die freien Primitivfasern, welche Mayer in Bonn als hellweifse, gerade, glatte oder etwas granulirte Fäden von $\frac{1}{100}'''$ bis $\frac{1}{50}'''$ ja $\frac{1}{2}$ — 1''' Länge und $\frac{1}{200}'''$ Breite im Blute von Menschen, z. B. eines an Diabetes leidenden, der Säugethiere, der Vögel, namentlich der Gans, der Lamprete und Schnecke und im Blute eines an Unterleibs-Entzündung verstorbenen Pfaues in ungemeiner Menge von $\frac{1}{500}'''$ bis 1''' Länge und $\frac{1}{200}'''$ Breite gefunden hat, und für geronnenen Faserstoff hält, sind wahrscheinlich identisch mit dem Molekular-Fibrin des fibrinhaltigen Serum und ein Beweis für meine Vermuthung, dafs sich dasselbe schon im kreisenden Blute in der geronnenen Form bewegt. Nimmt man den normalen Durchmesser der Blutbläschen auf $\frac{1}{300}'''$ an, welchem der der Capillargefäfse ungefähr entspricht, so folgt daraus, dafs diese Faserstofffasern in den feinen Capillargefäfsen stocken müssen. — Die Selbstbewegung, die Mayer an ihnen beobachtet hat, beruht wohl auf dem mechanischen Druck, den dieselben durch die Pressung des Bluts bei der Systole des Herzens erfahren. Froriep's Not. Bd. XVIII. No. 3. 1841, und Schmidt's Jahrbüch. 1841, Bd. XXXI. Heft 3. S. 273.

Eine zweite Untersuchung dieses Serum ist kürzlich (Simon's Beiträge I. S. 124) von Dr. Scherer in Würzburg angestellt worden. Einem Brandtweinsäufer und zugleich Podagristen, der an Congestionen zum Kopf litt, wurde eine Venaesektion gemacht. Das Blut schied ein trübes, ziemlich dickflüssiges, röthlich-gelbes Serum aus; bei längerem Stehen, nach Senkung der Blutbläschen, wurde es weifs-milchig. Scherer fand in diesem Blutwasser farblose Blutbläschen, Chyluskörperchen und Faserstoff-Schollen (nach H. Nasse, die jedoch Meyer für Epithelium-Fetzen hält, Froriep's Notizen 1843). Nach Zusatz von Wasser fiel unter Klärung der Flüssigkeit ein faserstoffartiges Sediment zu Boden, welches aufser den Schollen noch aus einer Menge von kleinen Kernchen bestand, die in Fäden und Flocken vereinigt waren. Beim Erhitzen gerann dieses Serum nicht zu einer gallertartigen Masse, sondern körnig und flockig, selbst bei der gröfsten Verdünnung. In der von diesen Flocken abfiltrirten Flüssigkeit war kein Albumin-Natron vorhanden.

Da gewöhnliches Serum durch Zusatz von Säuren beim Aufkochen ebenso gerinnt, so nimmt Scherer an, dafs die Coagulation dieses Serum in Flocken durch Neutralisation des kohlensauren Natron, vermöge einer Säure zu Stande gekommen sei. Denn es reagirte nicht alkalisch, wie sonst, sondern neutral. Bei der Analyse fand er die Menge des kohlensauren Natron sehr zurückgewichen, die des phosphorsauren Natron dagegen sehr vermehrt, und bringt dies auf Rechnung des podagrischen Processes, bei welchem sich häufig Ablagerungen von phosphorsauren Verbindungen finden. Zugleich macht Scherer auf die bei Säufern so oft beobachtete Combustio spontanea aufmerksam, wo in Folge eines eigenthümlichen Zersetzungs-Processes organischer Substanzen der Phosphor sich mit dem Wasserstoff zu dem selbst entzündlichen Gase verbindet. Im obigen Falle glaubt er, dafs durch einen ähnlichen Zersetzungs-Procefs sich der Phosphor mit dem Sauerstoff zu der Phosphorsäure verbunden habe. — Im zweiten Hefte seiner Beiträge zur patholog. Chemie hat Simon einen andern Fall von fibrinhaltigem Serum mitgetheilt auf Veranlassung des Med.-Raths Dr. Busse.

Als ich bei jenen 17 erwähnten Kranken im Lazareth das milchige Serum beobachtete, kannte ich nur die beiden, bis dahin allein angenommenen Ansichten, dafs dieses Serum seine Beschaffenheit dem Uebermaafs von Fett oder der Coagulation des Albumin durch eine Säure verdanke; und hatte auch, damals über und über mit anderen Untersuchungen beschäftigt, durchaus keine Zeit, an eine genaue chemische Untersuchung zu denken. Ich trocknete damals alles Blut und dessen einzelne Bestandtheile behufs später vorzunehmender Analyse ein und begnügte mich mit der mikroskopischen Untersuchung. Diese ergab mir ebenfalls die Anwesenheit jener von Simon beschriebenen mikroskopischen Kügelchen, daneben aber auch noch eine grofse Menge von Epithelium-Fetzen, wie sie z. B. im entzündlichen Blut-Serum nicht zugegen zu sein pflegt. Zugleich bemerkte ich, als ich einmal mehrere Sorten Serum zufällig einige Tage offen hatte stehen lassen, dafs das milchige von einem Augenkranken oben am Rande des Glases eine weifse, rahmähnliche Masse abgesetzt hatte, während dies bei anderem Blut-Serum, z. B. von faserhäutigem Blute, nicht geschehen war. Meine Bemühung, diese rahmartige Masse vom Serum zu trennen, wollte mir nicht gelingen, daher eine nähere Untersuchung unterbleiben mufste. Was mir ferner auffiel, das war, dafs ich bei einem Versuche, den ich über die Verzögerung und Verhinderung der Gerinnung durch Zusatz von Kali nitric. zu diesem Blute, anstellte, das hierbei ausgeschiedene Serum zwar röthlich gefärbt, aber ganz klar erblickte, und unter dem Mikroskop auch durchaus nicht mehr jene Fibrin-Körperchen wahrnehmen konnte. Ich hatte zu 2 Unzen Blut 40 Gran kali nitr. zugesetzt.

Nachdem ich am ersten April das Lazareth verlassen hatte, begann ich die nähere Untersuchung dieses Serum und gelangte, wenn gleich, wie natürlich, auf anderem Wege, als Fr. Simon, zu demselben Resultate, welches jener gefunden hatte.

Ich übergofs nämlich den ziemlich fein gepulverten Serum-Rückstand mit destillirtem Wasser und liefs es so in der gewöhnlichen Temperatur 24 Stunden stehen. Als ich nun die über dem ungelösten Theile desselben stehende weifslich-trübe Flüssigkeit kochte, gerann zwar das darin befindliche Eiweifs; oben aber am Reagens-Gläschen setzte sich eine bedeutende Menge eines feinen, weifsen, dichten Schaumes ab, den ich stückweise herausnehmen konnte, ohne dafs er zerflofs. Zwischen den Fingern gerieben, gestaltete er sich zu kleinen weifsen Kügelchen. Unter dem Mikroskop zeigte eine feine Schicht dieses Schaumes ein körniges Wesen; die einzelnen Körnerchen waren reihenweis an einander gelegt; fast die nämliche Struktur also, wie sie der geronnene Faserstoff zu zeigen pflegt. Die von mir auf Faserstoff angewendeten Reagentien liefsen keinen Zweifel darüber übrig, dafs die Schaumkörperchen daraus bestanden: denn Essigsäure löste ihn in der Hitze und Kälte; aus der Lösung schlug ihn Kaliumeisencyanür in gelben Flocken nieder, die später grün wurden. Salzsäure löste ihn mit violeter, Schwefelsäure mit braunrother Farbe. Salpetersäure färbte ihn erst gelb, in der Hitze löste sie ihn schnell auf. Aus der Lösung schlug ihn salpetersaures Silber in weifsen Flocken nieder. Weinsteinsäure löste ihn auch. Nur Oxalsäure löste ihn nicht, auch nicht in der Hitze.

Der vom klaren, hellgelben Serum anderer Kranken, z. B. Pneumonischer, gewonnene feste Rückstand, auf dieselbe Art behandelt, gab durchaus nicht jenen Schaum, woraus wohl unbestreitbar folgt, dafs die trübe, milchige Beschaffenheit jenes Serum einzig und allein durch die Anwesenheit des fein vertheilten Fibrin veranlafst war. Hierfür spricht auch die von mir vorhin angeführte Beobachtung, dafs das mit Kali nitr. versetzte Blut ein ganz klares, hellröthliches Serum gab, das nicht mehr jene Fibrinkörperchen enthielt: offenbar waren sie durch das Salz aufgelöst worden. Leider habe ich diesen Umstand damals noch nicht so würdigen können, wie er es verdiente: denn ich bin der Ansicht, dafs namentlich bei den Augenkranken, wo das örtliche Leiden jedenfalls auf diesem anomalen Blut-Serum basirte, für die Therapie hierdurch ein Fingerzeig mehr gewonnen worden sein würde. — Wie ich sehe, setzt dies mit Kali nitr. versetzte Serum bei der angegebenen Behandlung nicht den Faserstoff-Schaum beim Kochen ab, wie es das reine, unvermischte von demselben Kranken thut, zum Beweise, dafs das Fibrin so vollständig gelöst ist, dafs selbst durch die Hitze es nicht mehr zum Gerinnen zu bringen ist. Zugleich bemerke ich, dafs bei längerem Stehen in einem hermetisch verschlossenen Glase in dem mit Nitrum versetzten Serum die Fäulnifs weit schneller vor sich geht, als in anderem, wobei eine sehr lebhafte Gasentwickelung (Schwefelwasserstoff?) statt findet.

Wie man sich übrigens das Fibrin, das nach erfolgter Gerinnung des Bluts im Serum in Gestalt mikroskopischer Kügelchen suspendirt erscheint und das ich defshalb Molekular-Fibrin, im Gegensatz zu dem andern, normal gerinnenden Massenfibrin, nennen möchte, im noch kreisenden, lebendigen Blute zu denken habe, ist schwer zu entscheiden. Befindet es sich auch hier schon in Gestalt der kleinen Kügelchen vor, oder wie der übrige Faserstoff in flüssiger Form, als Plasma, liquor sanguinis, so dafs erst diese Trennung vom andern Faserstoff bei der Gerinnung aufserhalb des Körpers erfolgt? Ich bin geneigt, das Erstere anzunehmen, dafs nämlich dieses Molekular-Fibrin schon im lebenden Blute und zwar in dem liquor, Plasma desselben, als selbstständiger, abgesonderter Stoff existirt, wodurch er sich eben von dem andern Fibrin unterscheidet. Wenn wir mit unseren chemischen

Reagentien auch weiter keinen Unterschied zwischen beiden auffinden können, so spricht doch ihr physikalisches Verhalten wohl dafür, dafs sie auch in der chemischen Zusammensetzung nicht ganz identisch sind, wie sich ja auch auf eben dieselbe Weise der Faserstoff aus dem Blute Gesunder wesentlich in physikalischer Beziehung vom Fibrin des entzündlichen Blutes unterscheidet: denn letzteres gerinnt, wie Simon bekanntlich gefunden hat, in derberen und festeren Massen, der Faserstoff der Skorbutischen hat ein wolliges, flockiges, schneeweifses Ansehen u. s. w. — Dieser Molekular-Faserstoff war für das Blut ein fremder Körper, der die Gesundheit störte und zur Wiederherstellung derselben ausgeschieden werden mufste, wie wir dies bei den Kranken, deren Blut ihn enthielt, deutlich sehen werden; er befand sich daher, wie jeder andere exkrementielle Stoff im Blute nicht in einer organisch-chemischen Lösung, wie sie unter dem Einflufs der Lebenskraft im Blute, des Wassers und der Alkalien im Albumin statt findet, sondern befand sich darin nur mechanisch fein vertheilt, da die im Blute befindlichen Salze vielleicht nur hinreichten, die normale Menge des Albumin und Fibrin gelöst zu erhalten, oder weil dieses Molekular-Fibrin eben durch seinen chemischen Unterschied der Lösung Widerstand leistete.

Schon John Hunter (Versuche über das Blut u. s. w., deutsch von Dr. Hebenstreit, 1797) hatte über das molkige Serum ziemlich gute Beobachtungen angestellt, die ich hier mittheilen will. Im I. Bd. p. 109 sagt er: „das Serum ist zuweilen molkig und macht alsdann, wenn man es stehen läfst, einen weifsen Schaum, wie dicke Milch. Man hat dieses zuerst am menschlichen Blute beobachtet; allein diese Eigenschaft kömmt demselben nicht ausschliefsend zu, und beim Aderlassen zeigt sich diese Erscheinung nicht so gar häufig. So viel ich habe beobachten können, läfst sich keine allgemeine bestimmtere Ursache davon in dem Gesundheitszustande angeben. Da ich sie am häufigsten bei dem Blute schwangerer Frauen gesehen habe, so schien sie mir anfänglich mit diesem Zustande in Verbindung zu stehen; allein ich habe sie auch bei andern Personen, zuweilen bei Männern gesehen. Es ist indessen möglich, dafs der Körper durch die Schwangerschaft zu einer solchen Veränderung, so wie zu andern

Erscheinungen, welche mit jenen der Entzündung übereinkommen, disponirt werde: denn oft finden wir, dafs einerlei Wirkung oder Krankheit aus verschiedenen Ursachen, die in keiner unmittelbaren Verbindung mit einander stehen, entspringt.

Ueber die Natur und die Ursachen dieser Beschaffenheit des Serum hat man verschiedene Meinungen. Man hat angenommen, sie hängen davon ab, dafs der Chylus nicht vollkommen assimilirt werde; allein sie kommt nicht oft genug vor, um dem Chylus beigemessen werden zu können. Hewson glaubte, das molkige Wesen im Serum sei absorbirtes Fett oder thierisches Oel, welches aber nicht möglich ist, da es sich nicht überall ganz gleichförmig verhält.

Die Kügelchen, welche dem Serum das molkige Ansehen geben, haben nicht immer einerlei spezifische Schwere; denn ob sie gleich, wie ich glaube, im Serum allezeit und im Wasser oft schwimmen, so sinken sie doch auch zuweilen in letzterem unter. Der weifse Schaum, welcher auf dem Serum oben schwimmt, bildet sich, wie ich glaube, nachdem sich das Serum von der ganzen Masse getrennt hat; denn existirte er schon vorher, so würde er, wie die rothen Kügelchen, in der geronnenen Masse zurückbleiben, welches aber nicht geschieht.

Ich öffnete einer schwangern, halb blödsinnigen Weibsperson eine Ader; dies geschah Nachmittags drei bis vier Stunden, nachdem sie eine Mahlzeit von Kalbs-Coteletts gehalten hatte. Da ich den folgenden Tag wieder zu ihr kam, so fand ich das Serum milchweifs, mit einem dünnen Häutchen, welches oben auf schwamm.

Ich öffnete einer Dame eine Ader, welche im sechsten Monate der Schwangerschaft stand. Dieses geschahe 2 Uhr Nachmittags; sie hatte blofs um zehn Uhr Morgens etwas trockenes geröstetes Brod und eine Tasse Chokolade zum Frühstück genossen. Da ich den Tag darauf das Blut besah, so fand ich es stärker entzündet, als sonst bei Schwangeren gewöhnlich ist; auch sah ich oben auf dem Serum einen dünnen weifsen Schaum. Diesen untersuchte ich unter dem Vergröfserungsglase, und fand, das er aus Kugeln bestand. Ich verdünnte ihn mit Wasser und sah, dafs er sich nicht so, wie die rothen Blutkügelchen, auflösen liefs. Einige dieser

Kügelchen, welche ich ins Wasser that, stiegen in demselben, doch nicht so schnell, als in dem Serum empor.

Ungefähr sechs Tage nachher liefs ich dieser Dame noch einmal zur Ader; sie hatte vorher ebenso, und ebenso lange vor dem Aderlafs wie das erste Mal, gefrühstückt. Das Blut hatte immer noch eine Speckhaut, aber das Serum war nicht mehr so weifs und schaumig, wie das erste Mal.

Im Georgenhospital war ein Mann, welcher einen heftigen Schlag auf den Kopf bekommen hatte, der aber ohne schlimme Folgen gewesen war. Man liefs ihm Blut weg, welches ich untersuchte. Das Serum zeigte, ob ich es gleich mit einem starken Vergröfserungsglase betrachtete, keine Spur von Kügelchen oder Flocken. Die rothen Kügelchen verhielten sich, als ich sie damit vermischte, ebenso, wie im gewöhnlichen Serum. Beim Trocknen erhielt es ganz das Aussehen der Speckhaut.

Ich liefs Blut, welches aus einer Ader am Arm weggelassen worden war, und weiter nichts Besonderes, als ein molkiges Serum hatte, ruhig stehen, um zu sehen, wie es sich verändern würde. Der weifse Theil desselben setzte sich oben wie Rahm zusammen, und war also leichter, als das übrige Serum. Unterm Vergröfserungsglase zeigten sich sehr deutlich Kügelchen in dieser Substanz, welche aber kleiner als die rothen Blutkügelchen waren. Sie schienen sich, da ich sie mit Wasser vermischte, nicht so wie die rothen Kügelchen aufzulösen.

Ein sieben und vierzigjähriger Mann, der sehr zu Katarrhen geneigt, aber sonst gesund war, bekam einen heftigen Katarrh mit Engbrüstigkeit verbunden. Er fragt deswegen den Apotheker Wilson um Rath, der ihm 12 Unzen Blut am Arm wegliefs, wodurch der Patient sehr erleichtert wurde. Ungefähr eine Stunde vor dem Aderlafs hatte er etwas Butterbrod und Thee ohne Milch zu sich genommen. Das Blut gerann zu einer dichten Masse, und das Serum, welches sich davon absonderte, war weifs, etwas gelblich und fast wie Rahm, gefärbt, oben auf demselben schwamm noch ein hellweifserer Schaum. Dieser nahm sich unterm Vergröfserungsglase flockig aus, gerann aber nicht schneller als gemeines Serum. Mit Weingeist gab er eine weifse Mischung, aus welcher sich, da man sie ruhig stehen liefs, ein Niederschlag absetzte, der wahrscheinlich aus dem Serum entstanden war.

Die Kügelchen des weifsen Serum unterscheiden sich von den rothen Blutkügelchen durch ihre Farbe, spezifische Schwere, Dichtheit und Unauflöslichkeit im Wasser; in wie fern sie vom Chylus herrühren, müfste man diesen auf ähnliche Weise, wie das Serum untersuchen.

Ich tauchte ein Stückchen Löschpapier in den Schaum des Serum und ein anderes in Serum selbst. Beide liefs ich trocken werden, und zündete sie sodann an, um zu sehen, welches von beiden schneller als das andere verbrennen würde. Allein es war kein Unterschied zwischen beiden zu bemerken. — Der meiste Theil des Serum sank in Wasser unter."

Diese Beobachtungen und Untersuchungen des John Hunter sprechen meist für fibrin- oder globulinhaltiges Serum.

Ueber die Entstehung des fibrinhaltigen Serum.

Wie wir bei den älteren Beobachtern unter dem Namen des trüben, milchigen, molkenähnlichen Serum wahrscheinlich drei verschiedene Arten desselben begriffen finden, indem einmal jene Beschaffenheit desselben von einem verseiften Fett, dann von Fibrin und endlich von Globulin herzurühren scheint, so können wir uns auch nicht wundern, wenn wir bei denselben in der Erklärung von der Entstehung dieses Serum die abweichendsten Meinungen und Widersprüche wahrnehmen. Da jedoch die allgemeine Ansicht die war, dafs solch Serum ein Uebermaafs an Fett enthalte, so bezogen sich auch die meisten Erklärungen darauf, wie man sich dessen Herkunft zu denken habe. Eine der gangbarsten Ansichten war früher die von Hewson aufgestellte und von Autenrieth am meisten verbreitete, dafs das Serum seine milchige Beschaffenheit dem dem Blute beigemischten Chylus verdanke. Denn man finde es immer einige Zeit nach dem Essen, indem ungefähr 10 bis 12 Stunden erforderlich seien, dafs der Chylus vollkommen in Blut umgewandelt werde. Schultz, der sich auch ganz dieser Ansicht zuneigt, sagt, dafs sich das milchige Blut-Serum gerade so verhalte, wie das Chylus-Serum, und es sei offenbar, dafs das Fett desselben sich allmählich in Plasma umarbeite, weil man, je höher der Chylus im Duct. thorac. steige, die Menge des Fetts im Abnehmen, die des Plasma dagegen im Zunehmen finde. Ebenso soll nach Schultz der geringe Rest Fett, den man auch im normalen Serum vorfindet, nur einer unvollendeten Plasma-Bildung seinen Ursprung verdanken.

Dafs dem nicht so sei, hat schon Hunter und H. Nasse mit triftigen Gründen bewiesen; auch ich habe unter 50 Aderlässen, die fast alle in der Stunde zwischen 4 und 5 veranstaltet wurden, nur ein solches milchiges Serum gefunden, das diese Beschaffenheit dem Fibrin, nicht dem Fett des Chylus verdankte. Wenn man dagegen einwenden wollte, dafs die übrigen Soldaten, denen zu Ader gelassen wurde, z. B. an entzündlichen Zuständen litten, wobei freilich das Blut eine andere Beschaffenheit hat: so kann ich dagegen einwenden, dafs ich auch einmal einem gesunden Rekruten 3 Stunden nach dem Essen zur Ader gelassen, ohne dafs er ein solches Serum zeigte. Bei einigen Aderlässen an den erwähnten Augenkranken fand ich auch des Morgens ein ähnliches Serum: zweimal war es das erste Aderlafs und einmal das zweite. Zudem hatte dieser letzte Kranke schon längere Zeit hindurch eine sehr schmale Diät geführt.

Es ist sehr wohl möglich, dafs ein so abnormer Fettgehalt, wie ihn Trail im Serum mancher Kranken gefunden hat, der Verdauung sein Entstehen verdankt, namentlich in den Fällen, wo die Leber oder Milz das Organ war, wegen dessen Affektion das Aderlafs unternommen wurde: es scheint mir aber sehr fraglich, ob diese Blutbeschaffenheit die Ursache, oder nicht vielmehr die Folge des örtlichen Leidens gewesen ist; man denke nur an den Einflufs der Galle auf die Fettbildung. — Indessen läfst sich dieselbe auch noch auf andere Art erklären, wie gewifs auch die normale Fettbildung nicht allein von der Fettbildung im Darmkanal aus den Nahrungsmitteln, sondern auch einer eigenthümlichen Umbildung des Fibrins oder einer anderen Protein-Verbindung, unter Mangel an Sauerstoff, abzuhängen scheint.

Wie einander widersprechend die Hypothesen über die Entstehung des milchigen Serum überhaupt sind, beweiset die Behauptung von Chaucet, der sie nach Pflanzenkost, und die von Marcet, der sie nach Fleischkost gefunden haben will; wogegen H. Nasse bemerkt, dafs er bei der Fütterung von Hunden mit diesem verschiedenen Nahrungs-Material keinen Einflufs davon auf die Beschaffenheit des Serum habe bemerken können. Nach Tulpius soll Milchgenufs ein solches Serum bedingen, wofür die von Schlemm und Mayer gemachte Beobachtung sprechen würde, dafs junge, säugende Katzen ein weifsliches Serum hatten, wobei nur zu bedauern ist, dafs diese beiden Beobachter nicht genauer untersucht haben, ob diese Farbe des Serum von Fett, von Fibrin oder Kasein herrührte: ich möchte das Letztere annehmen.

Bei denjenigen Soldaten, wo ich das Serum beobachtet habe, war von allen diesen Ursachen keine vorhanden; auch nicht eine andere, von der Hewson, Trail und Nasse häufig ein milchiges Serum haben entstehen sehen, nämlich von übermäfsigem Branntweingenufs. Der vom Dr. Scherer schon angeführte Fall von milchigem Serum bei einem Branntweinsäufer hat bei der Analyse nicht ein Uebermaafs von Fett, sondern Molekular-Fibrin, geronnenes Eiweifs und eine verhältnifsmäfsig geringe Menge kohlensauren Natrons, dagegen viel phosphorsaures Natron ergeben; es ist daher wohl zu vermuthen, dafs auch in den andern Fällen, die beobachtet sind, das Blutwasser ebenso beschaffen war.

Da ich mich schon oben gegen die Annahme der meisten Physiologen erklärt habe, dafs der Faserstoff das höchste Produkt der progressiven Metamorphose des Plasma sei, so kann ich mich einer, dieser Ansicht sich anschliefsenden Erklärung von der Entstehung des fibrin-haltigen Serum enthalten, zumal da gegen sie in den Fällen, wo ich dasselbe beobachtet habe, sehr viel spricht. Die Nahrungsmittel der Soldaten sind zwar nicht gut, aber bei den löblichen Verdauungskräften, der blühenden Vegetation derselben ist ein Stehenbleiben der progressiven Metamorphose des Bluts auf dieser niedrigen Stufe, wofür doch jene Physiologen diese Art und Weise, wie das Fibrin erscheint, halten müssen, nicht möglich zu denken.

Nehmen wir dagegen an, dafs der Faserstoff als exkrementieller Stoff durch die Einwirkung des Sauerstoffs in den Lungen und dem Capillar-Gefäfssystem der Haut eine Zersetzung erleidet, die das Zerfallen in die mehr anorganischen Verbindungen mittelst des Einflusses der metabolischen Kraft der excernirenden Drüsen bedingt, so läfst sich aus dem Mangel an Sauerstoff der Luft und oft wiederkehrenden Erkältungen die Entstehung des fibrinhaltigen Serum ganz ungezwungen erklären. Fürs erste waren die Soldaten, welche dasselbe zeigten, gröfstentheils Rekruten und sonst an gute Luft gewöhnt. In den Kasernenstuben, wo zehn Mann wohnen und schlafen, wo bei der Torfheizung und dem gewöhnlichen Tabacks-Qualm die Luft relativ weniger Sauerstoff enthält, mufste bei längerem Aufenthalt die normale regressive Metamorphose des Faserstoff gehemmt werden: und kamen die Soldaten nach draufsen, so erlitten sie bei der mangelhaften Bekleidung, dem nafskalten Wetter, namentlich bei längerem Aufenthalt in dem dumpfen, nassen Excercirhause, täglich wiederkehrende Erkältungen, in Folge deren sowohl die Einwirkung des Sauerstoffs auf das in das Capillargefäfs-Netz der Haut fliefsende Blut verhindert, als durch Contraktion der Gefäfse und Schweifsdrüsen die Umwandlung und Ausscheidung der zu zersetzenden Stoffe gehindert wurde.

So blieb nun eine grofse Menge des Fibrin im Blute zurück, das vielleicht, weil die hinreichende Menge von Wasser, Fett und Salzen im Blute fehlte, in Form von Molekulen schon hier gerann und in dieser Gestalt kreiste. Möglich, dafs die Nieren vikariirend absonderten, was sie vermochten: allein dies reichte nicht hin und das Blut wurde mit diesem exkrementiellen Stoff überladen.

Gehen wir übrigens die ganze Reihe derjenigen Krankheiten durch, wo ein solches Serum oft beobachtet wurde, so finden wir in ihr meist solche, die gewöhnlich durch Erkältung entstehen, der die Krankheiten der regressiven Metamorphose vorzugsweise ihr Entstehen verdanken. So die Katarrhe, die chronischen und akuten Rheumatismen; chronische Pleuritis, bei Morb. Brightii, diabet. mellit., (es ist bekannt, dafs letztere Krankheiten namentlich andauernder Erkältung ihr Entstehen verdanken) beim Wechselfieber; endlich in Fiebern nach starker Erkältung, wie H. Nasse geradezu anführt; — nach Unterdrückung von Blutungen, Menstruation oder Hämorrhoiden, wo wahrscheinlich ebenfalls Erkältung die Veranlassung war; bei kachektischen Menschen, wo die Hautthätigkeit sehr darnieder zu liegen pflegt u. s. w. Wie dasselbe bei den Schwangeren, wo es sehr häufig beobachtet wird, entstehen kann, werde ich im folgenden Aufsatze darlegen.

Bei dem Pneumonikus und Pleuritikus, wo ich es beim zweiten und dritten Aderlasse beobachtet habe, wäre eine doppelte Erklärung zulässig; einmal könnte es seine Entstehung dem resorbirten Faserstoff verdanken, anderntheils könnte wegen Beeinträchtigung der Respiration die Sauerstoffaufnahme durch die Lungen nicht hinreichend gewesen sein, um das durch die regressive Metamorphose immerfort ins Blut gelangende Fibrin zu zersetzen.

Findet sich das fibrinhaltige Serum primär im Blute, so ist es für die vorhandene Krankheit als materia peccans, als der Krankheitskeim zu betrachten. Krankheits-Processe gröfserer Gewebe und Organe, z. B. Pleuritis, Hepatitis, Rheumatismus u. s. w. könnten hierüber noch Zweifel übrig lassen: allein das konstante Vorkommen desselben bei einigen zwölf Augenkranken, deren Leiden ganz gleich war, und auch noch andere Gründe, wie ich später erzählen werde, thut dies wohl am besten dar. Es scheint namentlich mehr die chronischen Krankheits-Processe, die mit einem subinflammatorischen Charakter (Katarrh u. s. w.) einher gehen, zu veranlassen, während das Massenfibrin, wie es nach plötzlichen Erkältungen sich im Blute vorfindet, die akuten Entzündungen, Pleuritis, Pneumonie, Erysipelas, Rheumatismus acutus articul. verursacht.

Kommt es nicht zu dergleichen Krankheiten, wobei das Fibrin zersetzt und vollkommen aus dem Körper ausgeschieden wird, so finden Ablagerungen in das Parenchym mancher Organe statt; so z. B. können Tuberkel, Skrofeln in den Lungen, Nieren und andern Organen entstehen; oder es wird mit einem Male eine grofse Masse des fibrinhaltigen Serum in das Zellgewebe der Muskeln abgesetzt, wodurch die sogenannten Lymph-Abscesse, die cachectischen Abscesse, Panaritien, das Pseudo-Erysipelas Rustii, Furunkel, Lungenabscesse, pleuritischer Ergufs u. s. w. entstehen. Diese meine Vermuthung, hoffe ich, wird sich bestätigen, wenn man bei diesen Krankheitszuständen veranlafst wird, zur Ader zu lassen und das Blut hierauf untersucht. — Schon Hunter (Versuche über das Blut, die Entzündung u. s. w. II, 41) ahnte die Entstehung dieser Abscesse, die er Abscesse in einem Theile nennt, sehr wohl. Die Flüssigkeit in denselben hält er nicht für Eiter, der in Folge einer Entzündung entstand; sie besteht aus einer käsigen Masse, wahrscheinlich gerinnbarer Lymphe (fibrinhaltiges Serum), vermischt mit flockiger Substanz (das Serum wird resorbirt), die so aussieht wie das, was sich in thierischen Flüssigkeiten durch Säuren niederschlägt. — Erst wenn der Abscess geöffnet ist, entsteht Eiterung. Er hält sie meist für skrofulösen Ursprungs.

Was die Furunkel und Panaritien anbelangt, die beim Militair so ungemein häufig sind, so habe ich bemerkt, dafs deren im Winter am meisten vorzukommen pflegen, dagegen im Sommer fast gar nicht, was ich mit der Unterdrückung der Hautabsonderung und Einathmung schlechter Luft in Einklang zu bringen mich versucht fühlen möchte. Oft kommen sie fast epidemisch vor und örtlichen Schädlichkeiten wird man höchstens eine Gelegenheits-Ursache einräumen wollen. Ich selber hatte im verflossenen Winter, als ich im Lazareth wohnte und eine sehr verunreinigte Luft einzuathmen gezwungen war, ein Panaritium am kleinen Finger und dabei zwei kleine Furunkel, die ebenso lange bestanden, als ich im Larareth war. So wie ich dasselbe verlassen hatte, heilten sie sehr schnell. Die Beobachtung der Dr. Wilmanns und Potthoff, (s. Wilmanns Dissert. inaug. Berol. 1843: De Blepharoblennorrhoea), dafs zu Ende des Jahres 1842 vor der epidemischen Augenlidblennorrhöe im Kaiser-Franz Regiment sehr häufig Furunculosis vorkam, bestätigt meine Vermuthung vollkommen, da das Blutleiden, welches bei den Kranken dieses Regiments der Blennorrhöe zu Grunde lag, gewifs das nämliche war, wie bei den erwähnten Augenkranken des 2ten Garde-Regiments, nämlich das fibrinhaltige Serum. Es wäre äufserst interessant, wenn heraus gebracht werden könnte, ob die Soldaten, welche die Furunculosis überstanden hatten, später noch von der Blennorrhöe befallen wurden. Ich möchte das Gegentheil vermuthen.

Auch das häufige Vorkommen desselben bei Kranken, die an Hypertrophien der Muskelsubstanz des Herzens leiden, die Wiederkehr der Exacerbation im Frühjahr und Herbst, (wie ebenfalls bei Phthisikern) möchte auf einen Zusammenhang zwischen beiden als Ursache und Folge schliefsen lassen, zumal da man bei denselben oft einen gerinnbaren Harn beobachtet, den ich als fibrinhaltig in einem später mitzutheilenden Falle erkannt habe.

Ist meine Ansicht von der Bedeutung des Fibrin richtig und dessen Zersetzung im Harnstoff u. s. w. ebenfalls, so ist das Vorkommen desselben im Harn bei Morb. Brigth. und die Verminderung des letzteren sehr erklärlich. Das fibrinhaltige Serum, wie es Simon einmal in dieser Krankheit schon gefunden hat, und wie man es gewifs weit öfter noch finden wird, ist dann die Ursache des Nierenleidens und der das Fibrin enthaltende Harn als eine Ableitung, gleichsam kritische Entleerung, zu betrachten. Gewöhnlich liegt bei diesen Kranken die Hautfunktion total darnieder; die Sauerstoff-Menge, die durch die Lungen aufgenommen wird, ist zu klein, als dafs die normale Zersetzung des Faserstoffs vor sich gehen könnte; die Nieren dagegen scheinen nach und nach ihre metabolisirende Kraft vollkommen einzubüfsen; so dafs nun viel mehr als sonst die Harnstoffbereitung innerhalb des Blutes selbst vor sich geht. — Man betrachtet zwar gewöhnlich die Protein-Verbindung bei dieser Krankheit im Harn als Albumin: aber ich vermuthe, da mir noch nicht Gelegenheit gewesen ist, es genauer zu untersuchen, dafs der Harn oft genug auch blofs Fibrin enthält, aus den Gründen, welche ich in dem Aufsatz über den gerinnbaren Harn entwickeln werde. Das Alterniren dieses Harns mit Harnstoff, das in dieser Krankheit so oft beobachtet wird, hätte längst darauf führen sollen, einen inneren Zusammenhang dahinter zu vermuthen. Das Vorhandensein des Harnstoffs in der hydropischen Flüssigkeit kann nur auf dieselbe Weise erklärt werden, wie in den Fällen, wo er sich nach Exstirpation der Nieren im Blute findet: aus diesem ist er sammt dem Serum, worin er gelöst war, in die serösen Höhlen abgelagert worden.

Rayer hat übrigens im Harn bei Morb. Bright. faserige, rothe Flocken im Anfange der Krankheit beobachtet, namentlich zur Zeit, wo sie noch akut war; in der chronischen Form waren kleine dünne weifse Lamellen darin, die Simon als Epithelium in Frage gestellt hat. — Die häufige Complikation des Morb. Brigth. mit chronischem Katarrh, mit Lungen-Tuberkeln u. s. w. ist sehr auffallend, aber durch das fibrinhaltige Serum sehr leicht erklärlich.

Im Diabetes mellitus hat man ebenfalls ein milchiges Serum beobachtet, jedoch weifs man bis jetzt noch nicht, woher diese Farbe rührt. Aus vielen Umständen möchte ich jedoch schliefsen, dafs es ebenfalls eine Protein-Verbindung ist, die sie bewirkt. Denn einmal pflegt die häufigste Ursache dieser dunklen Krankheit Erkältung zu sein und es ist bekannt, dafs die Haut im Verlaufe der Krankheit wie Pergament, so trocken und ledern wird; im ersten Stadium derselben enthält der Harn nach Schönlein gewöhnlich Albumin (oder Fibrin?); später, wenn die Zuckerbildung auftritt, verschwindet die Protein-Verbindung; Willis hat ebenfalls einen gerinnbaren Harn beobachtet; auch Simon hat Albumin darin gefunden. — Endlich ist das Vorkommen von Lungen-Tuberkeln gegen Ende der Krankheit sehr bemerkenswerth. — Es steht wohl fest, dafs die Menge des Harnstoffs im diabet. mellitus positiv abnimmt, wogegen die Harnsäure sich etwas zu vermehren scheint, in dem Grade nämlich, wie der Zucker zunimmt. — Mir scheint es gar nicht unmöglich zu sein, dafs, wenn das Serum dieser Kranken fibrinhaltig ist, durch alienirten Chemismus bei Zersetzung desselben auch Zucker entsteht; daneben auch noch Harnbenzoësäure, wie Lehmann gefunden hat.*) — Wird die Hautthätigkeit in dieser Krankheit hergestellt, so wird sie gewöhnlich gehoben. Brandis erzählt einen Fall, wo er einen Kranken der Art, dessen Haut ganz pergamentartig geworden war, blofs durch den anhaltenden Gebrauch der Dowerschen Pulver hergestellt hat, in Folge deren sich ein duftender Hautschweifs einstellte. Den inneren Zusammenhang zwischen Ursache und Wirkung einzusehen, das möchte einem Jeden unter uns heut zu Tage noch sehr schwer fallen: dafs es aber im Diabet. mellitus namentlich auf Wiederherstellung der Hautthätigkeit ankommt, das lehrt die Erfahrung zur Genüge. Ich erinnere nur an die Fälle, wo lokale Fufsschweifse unterdrückt waren und mit Wiederherstellung derselben die Zuckerbildung aufhörte. Wir würden tiefer in das Wesen dieser Krankheiten blicken, wenn z. B. die Chemiker die Beschaffenheit solcher lokalen Fufsschweifse untersuchen wollten. An Gelegenheit dazu fehlt es wahrlich nicht.

---

*) Da der Harn im Diabet. mellit. der Milchsäure ganz entbehrt und auch meist alle Transpiration fehlt, so scheint dieselbe gar nicht gebildet zu werden. Milchsäure = 6 C. 12 H. und 6 O.; Zucker = 12 C., 28 H. und 14 O.: sollte hier kein Zusammenhang statt finden? — —

Das milchige Serum in Bezug auf die Milch-Absonderung der Schwangeren und Säugenden.

Das Vorkommen des milchigen Serum bei den Schwangeren ist meiner Meinung nach zu merkwürdig und wichtig, als dafs ich nicht wagen sollte, freilich noch ganz hypothetisch, die Vermuthung aufzustellen, dafs dasselbe ebenfalls diese Farbe und Beschaffenheit entweder fein vertheiltem Fibrin oder Globulin verdankt. — Nasse sagt (das Blut, S. 76), dafs er bei Schwangeren verhältnifsmäfsig häufiger als anderswo dieses trübe Serum angetroffen habe, giebt aber leider nicht an, ob er es zu dem von ihm unterschiedenen molkenähnlichen rechnet, in dem er die schon erwähnten kleinen, platten, runden Körperchen fand, die er für geronnenes Albumin hält, da sie keine vollkommenen Blutkörperchen zu sein scheinen. — Aus einer Bemerkung bei Schultz (System der Circul. S. 50), dafs nämlich die Milch mit dem milchigen Serum des Chylus Aehnlichkeit habe, weil dieses Serum in der Ruhe ebenfalls eine rahmartige Haut absetze, möchte ich nun schliefsen, dafs das milchige Serum der Frauen entweder Fibrin oder Globulin in Molekular-Substanz enthält, weil ich, wie ich oben angegeben habe, bei dem fibrinhaltigen Serum einmal dieselbe Erscheinung beobachtet habe. Schultz, der die Beschaffenheit des trüben Serum nur von dem Fettgehalt und seine Entstehung nach Hewson und Autenrieth von dem noch nicht in Blut verwandelten Chylus ableitet, und noch die in der Milch schwebenden Kügelchen für reine Fettkügelchen hält, während diese doch eine aus Globulin bestehende Hülle besitzen, Schultz, sage ich, ist daher noch der Ansicht (1836), dafs die Absonderung der Milch vorzüglich aus dem ins Blut übergehenden Milchsaft des duct. thorac. geschieht, bevor die Bildung der gekörnten Lymphkügelchen vollendet ist, so dafs also der Theil der Nahrung, wodurch die Milch gebildet wird, nur eine unvollkommene Sanguifikation erleidet. Er nimmt nun mit Roose an, dafs bei den Schwangeren und Säugenden eine gröfsere Menge des milchigen Chylus in das Blut übergehe, und bringt damit seine Ansicht von der Verarbeitung des Milchsafts in der Milz und den Lymphdrüsen (Placentar-Athmung) in Einklang, indem er glaubt, dafs derselbe jetzt nicht zur weiteren Sanguifikation in jene Organe abgelagert, sondern unmittelbar den Brüsten zugeführt und zur Milchabsonderung verwendet werde. Auch die Ernährung des Fötus scheint ihm durch solchen nicht völlig sanguifizirten Chylus zu geschehen, woraus derselbe sich selber sein Blut bildet, da die Blutbläschen der Mutter nicht in das des Embryo übergehen, weil beide so sehr verschieden aussehen. Eben damit in Zusammenhang bringt er auch die Ablagerung einer milchartigen Flüssigkeit, die in der Placenta gefunden wird.

Ich kann mich einer Polemik gegen diese Ansichten und Annahmen enthalten, da wahrscheinlich das ganze Fundament, worauf sie gestützt sind, falsch und grundlos ist, wenn meine Vermuthung, dafs das trübe Serum bei den Schwangeren und Säugenden Fibrin oder Globulin enthält, sich bestätigen sollte, wiewohl man zugeben mufs, dafs auch der Fettgehalt des Serum vermehrt ist. Zudem wäre es gar nicht unwahrscheinlich, dafs sich schon in dem trüben Serum der Schwangeren die Milchkügelchen der Milch selber befinden, da ihrer Bildung hierselbst gar nichts im Wege steht.

Für meine Vermuthung nun, dafs das Serum der Schwangeren ebenfalls Fibrin oder Globulin enthält, spricht aufser der schon erwähnten Beobachtung, dafs fibrinhaltiges Serum eine rahmähnliche Haut beim längeren Stehen absetzt, die Thatsache, dafs man im Harn der in den letzten Monaten der Schwangerschaft sich befindenden Weiber Kasein (Kistein) gefunden hat. So Golding Bird und Nauche. Milch oder Käsestoff ist im Urin einer Frau, die keine Milch nach der Entbindung in den Brüsten bekam, von Tissot, Berend und Petroz gefunden worden. Wenn ich damit in Zusammenhang bringe, dafs ich bei mehreren von den Kranken, deren Serum ich fibrinhaltig fand, auch zu Zeiten einen ähnlichen Harn vorfand, der doch offenbar sein Entstehen der Beschaffenheit des Blutwassers verdankte, so wird es mir immer mehr wahrscheinlich, dafs auch das Serum der Schwangeren Fibrin oder Globulin enthält. Letztere Protein-Verbindung möchte wohl das meiste für sich haben, da sie sich im Harn und der Milch vorfindet. Wir wissen ferner, dafs alle Absonderungen der drüsigen Organe schon in dem Blute diejenigen Stoffe vorbereitet finden, die abgeschieden werden sollen, wie z. B. der Harnstoff, die Galle u. s. w. und dafs dieselben, wenn das absondernde Organ entweder fehlt oder seine Schuldigkeit nicht thut, dieselben im Blute nachgewiesen werden können: warum sollen sich daher nicht die nächsten Bestandtheile der Milch, wie des Globulin, schon im Blute vorfinden? Dafs noch eine Umwandlung des globulinhaltigen Serum in den Drüsenkanälchen vor sich geht und ebenso beim längeren Anhalten der Milch in der Brust selbst, ist einleuchtend, und es scheint namentlich die Bildung von Milchzucker und des Butyrin hier statt zu finden, wiewohl auch, wie wir weiter unten sehen werden, aus dem Serum selber in anderen Höhlen sich Milchzucker erzeugen kann.

Ferner bringe ich damit in Zusammenhang, dafs namentlich im Frühjahr, wo man sehr häufig ein fibrinhaltiges Serum findet, auch aus den Brüsten der Männer zuweilen Milch hervorquillt; ich habe 3 solche Fälle gesehen: noch im letzten Frühjahr einen Füsilier von meiner Compagnie, einen Polen, der regelmäfsig alle Jahre Anschwellung der Brustdrüsen bekommt, mit Absonderung einer milchartigen, bläulich-weifsen, dünnflüssigen Flüssigkeit. In diesem Jahre hatte die Entzündung und Geschwulst eine solche Höhe erreicht, dafs der Kranke ins Lazareth geschickt werden mufste. Leider habe ich das Blut desselben zu untersuchen keine Gelegenheit gehabt; daher bitte ich Jeden, der einen solchen Fall antrifft und wenn sich ohne grofse Mühe eine Indikation zum Aderlafs herausfinden läfst, ein solches zu instituiren, womit der Wissenschaft ein gröfserer Vortheil geleistet wird, als mit den Pfunden von Blut, die weder zum Nutzen dieser noch des Kranken so oft und so gern verschleudert werden.

Die Entstehung des Globulin oder Fibrin im Blute der Schwangeren erkläre ich mir ähnlich, wie die des sonst beobachteten fibrinhaltigen Serum. Da bei den Schwangeren die Thätigkeit der Lungen von Monate zu Monate durch das Heraufsteigen des Uterus immer mehr beschränkt wird, so findet defshalb eine gehemmte Aufnahme von Sauerstoff und damit eine unvollständige Umwandlung des Fibrin im Harnstoff u. s. w. statt. Dafs dem so sei, ergiebt sich aus der sehr häufigen Beobachtung, dafs der Harn der Schwangeren Sedimente von harnsaurem Ammoniak macht, das, wie wir zu beweisen suchen werden, durch mangelhafte Einwirkung des Sauerstoffs auf das Fibrin entsteht. Ferner geben die mit Sauerstoff geschwängerten Blutbläschen einen grofsen Theil desselben in der Placenta an das Blut des Fötus ab, während sie sonst damit den Stoffwandel in dem Blute der Mutter unterhalten haben würden. Es bleibt daher ein sehr grofser Theil des Fibrin unverändert im Blute der Schwangeren zurück, woher wir uns das so häufige, ja fast regelmäfsige Erscheinen der Faserhaut auf dem Blutkuchen zu erklären haben. Durch Ueberladung des Bluts mit diesem Stoff werden aufserdem die Athembeschwerden bei den Schwangeren vermehrt; und wir sehen oft schon während der Schwangerschaft die Brüste voll Milch strotzen, Brustdrüsen-Abscesse und metastatische Ablagerungen des fibrin- oder globulinhaltigen Serum. Falls das trübe Serum der Schwangeren Fibrin enthält, so kann man sich dasselbe erklären, wie ich S. 114 gethan habe; ist es dagegen Globulin, so ist dessen Entstehung aus Fibrin ebenso leicht. Fr. Simon hat nämlich gefunden, dafs Faserstoff beim längeren Stehen in Wasser, also bei Sauerstoff-Zutritt, in Albumin und Globulin (Kasein) zerfällt, und es ist daher sehr einfach und sehr einleuchtend, ein eben solches Zerfallen des Fibrin innerhalb des Blut-Serum selbst anzunehmen.

Mir scheint diese Erklärung weit einfacher zu sein, als wenn man annehmen wollte, dafs in dem chylopoëtischen Systeme der Schwangeren solche Veränderungen vor sich gehen, wie sie z. B. Schultz vermuthet, da dafür gar keine Beobachtung spricht; mehr Wahrscheinlichkeit hat noch H. Nasse's Vermuthung, dafs sich das Globulin der Milch auf Kosten der Blutbläschen bilde, die im Blute der Schwangeren so auffallend vermindert sind, wenn wir nur erst überhaupt mit Sicherheit anzugeben wüfsten, woraus sich die Blutbläschen selber bilden. Allein H. Nasse hat damit einen Ausspruch gethan, der zu Untersuchungen Andeutungen giebt. —

Ob das Fibrin und das Globulin im Serum zur Ernährung des Fötus beitrage, oder blofs das Albumin der Mutter, ist nicht zu entscheiden: so viel steht aber fest, dafs das globulinhaltige Serum in den Fötus übergeht. Hierfür hat Brandis in seiner schätzenswerthen Abhandlung von den Metastasen (1798!) einen Fingerzeig gegeben, indem er angiebt, dafs um die Zeit, wo der Mutter die Brüste anschwellen und Milch absondern, sie auch dem neugebornen Kinde anschwellen, aus welchen oft wahre Milch (?) in so beträchtlicher Menge ausfliefsen soll, dafs dadurch Geschwüre in den Brüsten der Neugebornen entstehen. Dabei bemerkt Brandis, dafs in den Fällen, wo er dies Phänomen gesehen, die Kinder nur erst sehr wenig gesogen hatten, und er hat wohl bemerkt, dafs sie noch nach sechs bis acht Wochen an Knoten und Geschwüren in den Brüsten litten, dafs sie aber keine Milch mehr absonderten. Denn wenn man auch die Beobachtung von Schlemm und Mayer, dafs säugende Kätzchen ein milchiges Serum hatten, darauf anwenden wollte, so müfste sich das Phänomen bei den neugebornen Kindern erst dann zeigen, wenn sie viel Milch konsumirt haben; es ist mir daher weit wahrscheinlicher, dafs das Blut des Fötus schon mit diesem milchigen Serum überladen war, das wegen seiner, wie es scheint, spezifischen Verwandtschaft zu den Brustdrüsen, hier ganz physiologisch abgelagert und ausgeschieden wurde. Defshalb und auch noch aus anderen Gründen glaube ich, dafs das Globulin oder Fibrin im Serum für den Fötus wohl nichts zur Neubildung der Zellen beitragen möge: denn wir sehen, dafs obgleich das Serum vieler Schwangeren nicht diese Anomalien zeigt, dessenungeachtet der Embryo gedeiht; und dafs während der Schwangerschaft auf mannigfache Weise eine übermäfsige Erzeugung jener Blutbestandtheile verhütet wird. Dafs diese gewifs in allen den Fällen statt fand, wo man zur Ader liefs und dafs mancherlei Beschwerden der Schwangeren dadurch entstehen mögen, läfst sich mit Recht annehmen.

Aufser dafs, wie wir schon erwähnt haben, durch den Harn zuweilen viel des Globulin entleert wird, entsteht auch oft in den letzten Monaten der Schwangerschaft eine beträchtliche Milchabsonderung in den Brüsten, wodurch das Blut zum Theil von den zu frühzeitig entstandenen, die Muttermilch, konstituirenden Theilen befreit wird, und es kommen häufig schon jetzt wahre Milch-Versetzungen vor; bleibt die Milch in der Brust, so wird sie wieder von den lymphatischen Gefäfsen aufgesogen; die Achseldrüsen schwellen dann auf, entzünden sich und können selbst in Eiterung übergehn, zumal wenn die Milch schon in Verderbnifs übergegangen war. Dasselbe sehen wir, wenn die Wöchnerinnen das Kind nicht zum Säugen anlegen: es erfolgt dann häufigerer Abgang des Wochenbettflusses, starke, oft milchähnliche Schweifse,

Diarrhöe, wodurch ein grofser Theil des Globulin aus dem Serum entfernt wird.

Was nun die sogenannten Milchmetastasen anbelangt, von denen eine unzählige Menge von Beispielen existiren, so hat schon Brandis sehr richtig bemerkt, dafs dieselben nicht durch Aufsaugung der in den Brüsten enthaltenen Milch entstehen können, sondern dafs sie unmittelbar aus dem Blute entstehen müssen. (S. die Lehre von den Metastasen). Nur dann wenn auf irgend eine Weise die Funktion der Milchdrüsen unterdrückt wurde, und zwar plötzlich, überraschend, dann werden das im Blute sich anhäufende Globulin und die sonstigen entfernteren Bestandtheile der zu bildenden Milch irgend wo anders ausgeschieden. Darin haben wir den Schlüssel zu diesem Räthsel, das sich so ungemein leicht lösen läfst. Da entstehen dann die Brustdrüsen-Abscesse, Infiltration des Zellgewebes der Brust mit globulinhaltigem Serum, wobei die Milch zum Theil noch secernirt und ausgeführt werden kann. Der Eiter in einem Milchabcefs unterscheidet sich daher, wie Brandis bemerkt, wesentlich von sonstigem Eiter; nach dreien Tagen war in einem Falle der Eiter schon in Fäulnifs übergegangen und war sehr kåsig; in einem anderen Falle von metastatischem Milchabcefs in den Weichen bemerkte Brandis dasselbe.

War die einwirkende Ursache noch heftiger, so entstehen Ablagerungen des globulinhaltigen Serum in das Zellengewebe der von der Brust mehr entfernten Theile; in das Zellgewebe zwischen den Bauchmuskeln, der breiten Bänder der Gebärmutter, der Schenkel, der Lungen u. s. w. Die Phlegmasia alba dolens möchte wohl hierauf beruhen, wofür ich ein Analogon gesehen habe an einem Falle, wo ein an Pleuritis mit starkem Exsudat leidender Soldat, der ein trübes Blut-Serum hatte, eine der Phlegmasia alba dol. sehr ähnliche Anschwellung der ganzen linken oberen Extremität bekam, wozu wahrscheinlich eine Reizung der Vene oder einer Fascia die Veranlassung gegeben hatte. — Jedes absondernde Organ ist ferner im Stande, die vikariirende Thätigkeit für die Brustdrüsen zu übernehmen: milchiger Speichelflufs, Urin, Durchfall, milchiger Ausflufs aus der Nase, milchige Schweifse u. s. w. sind oft beobachtet worden.

Ferner hat das fibrin- oder globulinhaltige Serum wahrscheinlich einen sehr genauen Zusammenhang mit der Peritonitis puerperalis, Metritis, Phlebitis uterina und Putrescentia uteri, da man die in das Cavum abdominis ergossene Flüssigkeit z. B. sehr oft milchartig gefunden hat; ja Schreger hat in derselben sogar Milchzucker angetroffen, was offenbar ein Beweis ist, dafs derselbe sich nicht erst in den Brüsten bildet, sondern unmittelbar durch eine Art Gährung aus dem Blutserum selbst entstehen kann. (S. Henle pathol. Untersuchungen, S. 259; wogegen Müller, Physiol. III. Aufl. I. S. 472). Ich bitte dies für diabet. mellit. zu beachten.

Schon Brandis in seiner trefflichen, oft citirten Schrift über die Metastasen, die Eisenmann leider nicht gelesen zu haben scheint, als er seinen Puerperaltyphus schrieb, nennt das Kindbetterinnen-Fieber geradezu einen Typhus, wobei die Disposition der Wöchnerinnen zu einer häufigen vikariirenden Absonderung ein charakteristisches Symptom ist; ja er sagt, dafs diese Kindbetterinnenfieber mit der Epidemie der Gegend gleichen Schritt gehn; während zweier Jahre in Driburg war kein Typhus und auch kein Puerperal-Fieber vorgekommen, während er sie in Hildesheim 1786-87 beide neben einander sehr häufig gesehen hatte. Dabei giebt er sehr treffende Bemerkungen über die so schwierige Behandlung dieser Krankheitsform, die sich immer nach dem allgemeinen Charakter morbi und der Epidemie richten mufs. (S. 152). Also gebührt dem Cruveilhier, der freilich vielleicht ebenso wenig, als Eisenmann von Brandis gewufst haben mag, die Ehre nicht, zuerst dieser Krankheits-Form den richtigen Platz im System angewiesen zu haben.

Wie es kommt, dafs zur Zeit einer allgemeinen oder endemischen typhösen Constitution der Puerperal-Typhus sich ausbilden kann, scheint mir durch die in der Atmosphäre vorhandenen schädlichen Gase hinreichend erklärt werden zu können. Die Einwirkung derselben auf das Blut bringt eine der wahren Fäulnifs sich annährende chemische Zersetzung in demselben hervor, und namentlich in dem Globulin des Serum, das wegen seiner exkrementiellen Bedeutung, die es im Grunde hat, am meisten zum Abfall vom Organismus disponirt; erreicht diese organisch-chemische Entartung den höchsten Grad, so wird das ergossene Pseudoplasma, wie alle faulende Substanzen, zum Contagium. Dafs die Krankheit erst nach der Entbindung oder

Abortus entsteht, beruht auf dem gereizten Zustande, in dem sich das Uterin-System nebst seinen Anhängen befindet.

Es möchte auch, meinem Bedünken nach, vielleicht ein nachweisbarer Zusammenhang zwischen diesem in einen höchst alienirten Zustand übergegangenen Globulin und der Blennorrhoea neonatorum statt finden, da sowohl das globulinhaltige Serum direkt aus der Mutter in den Fötus überging, anderntheils die in Verderbnifs sich befindende Milch ein fehlerhaftes Blut geben mufs. Als Analogie steht mir für diese Vermuthung, die zur Gewifsheit zu erheben ein Leichtes sein möchte, die Beobachtung des fibrinhaltigen Serum bei den drei Augenkranken zu Gebote, von welchen ich später sprechen werde.

Endlich sei es mir noch vergönnt, auf einen Zusammenhang zwischen dem fibrinhaltigen Serum, das man oft bei Tuberculosis findet, und den reifsenden Fortschritten, welche die Phthisis bei Wöchnerinnen zu machen pflegt, und auf die Hornhaut-Entzündung der säugenden Frauen, die so leicht in Erweichung oder Geschwürsbildung übergeht, aufmerksam zu machen.

Wem diese Vermuthungen, die ich über das Wesen der angeführten Krankheiten gemacht habe, voreilig oder gar gewagt vorkommen, der lasse es sich angelegen sein, sie durch Thatsachen zu widerlegen: ich werde, wo ich Gelegenheit habe, die schuldigen Beweise nachzubringen mich bestreben.

Ueber den gerinnbaren Harn.

(S. Wochenschrift f. d. ges. Heilkunde von Casper, 1843. No. 22.)

Seitdem man bei der bekannten, der Bright'schen Krankheit, zu Grunde liegenden Nierendegeneration einen durch Hitze und Säuren gerinnbaren Urin gefunden hatte, war man aufmerksamer auf dies Phänomen geworden, und fand nun bald einen eiweifshaltigen Harn, wie man ihn nannte, in so vielen Krankheiten, dafs man jetzt fast genöthigt ist, bei jedem anomalen Harn eher anzugeben, er enthalte kein Eiweifs, als er enthalte welches. Man hat ihn gefunden im Scharlachfieber und dem darauf folgenden Hydrops, in der Meningitis, Bronchitis, Pleuritis, Pneumonie, Peritonitis, im Diabetes sapidus und insipidus, in Rückenmarkskrankheiten, in organischen Krankheiten des Herzens, ja sogar bei Gesunden. (S. Simon med. Chemie II. S. 419.)

So variabel nun auch der eiweifshaltige Urin in seiner Farbe und sonstigen physikalischen Eigenschaften oft war, so dafs er entweder gar keine Blasen bildete, oder doch sehr grofse, schnell zerplatzende, oder eine braune, saturirte Färbung zeigte: so oft man durch Salpetersäure gar keinen Niederschlag hervorbringen konnte, so hat man doch stets angenommen, dafs der durch Feuer gerinnende Harn Eiweifs enthalten müsse. — Ja es ist sehr wahrscheinlich, dafs man auch bei der Reaktion mit Salpetersäure, wenn die Hitze kein Coagulum lieferte, Niederschläge der Harnsäure aus dem harnsauren Ammoniak für Eiweifs ansprach, weil man dieselben keiner weiteren Untersuchung mehr unterwarf.

Aufser einigen neueren Beobachtungen von Golding, Bird und Nauche über das Vorkommen einer kaseinartigen Materie im Harn der in den letzten Monaten sich befindenden Schwangeren, giebt es doch auch ältere über den gerinnbaren Harn, die nicht auf das Albumin, sondern auf das Fibrin als die Ursache dieser Erscheinung schliefsen lassen. So hat Brandis bei Gelegenheit des Scharlach bemerkt, dafs bei metastatisch in dieser Krankheit vorkommenden Ergiefsungen von gelatinöser Lymphe in die Bauchhöhle ein Urin entleert wurde, der beim Erkalten erstarrte. — Einen sehr interessanten, hierher gehörigen Fall hat H. Nasse in den Untersuchungen zur Physiologie und Pathologie Heft II, S. 209 veröffentlicht, der einen katholischen Geistlichen betraf. Dieser entleerte einen weifslichen Harn, besonders Nachts, in sehr bedeutender Menge, welcher nach 10—15 Minuten von selbst gerann; oft war er schon in der Blase geronnen und wurde dann mit Mühe entleert. Dabei nahmen die Kräfte des Kranken wenig ab. Die Untersuchung ergab die Anwesenheit einer bedeutenden Menge Fibrin, keine Blutkörperchen. Daneben befanden sich prismatische Krystalle im Harn, die H. Nasse als Harnstoff in Frage gestellt hat. Sie sind aber auf jeden Fall Tripelphosphate gewesen. — Einen ähnlichen Fall erzählt Nasse ebendaselbst, welchen Elliotson beobachtet und Prout analysirt hat.

Auch Rayer hat in der chronischen Form der Brightschen Nierendegeneration einen blassen, molkenähnlichen Harn beobachtet, in welchem dünne, weifsliche Camellen schwammen, welche Simon (med. Chemie, II. 416) als Epithelium in Frage gestellt hat. Sie können ebenso gut Faserstoffgerinsel gewesen sein: die Untersuchung mit dem Mikroskop würde in vorkommenden Fällen die Entscheidung geben.

Ich habe auch in einigen Krankheiten einen durch Hitze gerinnbaren Harn beobachtet, den ich durchaus nicht für albuminhaltig ansehen kann, sondern in welchem die angestellten Reactions-Versuche eine andere Protein-Verbindung erkennen liefsen. Fürs Erste hatte der Harn oft eine sehr saturirte Farbe, keinen Schaum, so bei den Entzündungs-Kranken; und dann war die Art, wie Albumin des Serum koagulirt, von der dieses Harns verschieden. Setzt man nämlich zu dem Harn eines gesunden Menschen eine ziemliche Menge Serum, z. B. den achten Theil, so trübt sich zwar der Harn durch Kochen von oben nach unten ganz gleichmäfsig weifs, ohne aber nach dem Erkalten Flocken des koagulirten Albumin fallen zu lassen. Dieser Harn wird durch den Zusatz des Serum gar nicht trübe, weifslich, sondern er bleibt klar und sauer, wie er war; beim Ausgiefsen fliefst er wie Hühnereiweifs; in einem Falle wurde er in 4 Tagen alkalisch, zeigte jedoch noch nach 14 Tagen beim Kochen die Coagulation des Eiweifses.

Die Gerinnung des Harns dagegen, welcher eine andere Protein-Verbindung als das Albumin enthält, ist sehr bemerkenswerth; denn die Mengen jenes Stoffes mögen auch noch so gering sein, so läfst der durchs Kochen von oben nach unten trübe gewordene Harn sehr bald Flocken erscheinen, die sich mit sehr grofser Schnelligkeit auf den Boden des Reagens-Gläschens absetzen. Auch pflegen diese Flocken gewöhnlich eine schmutzig grau-weifse Farbe zu haben, während das Albumin-Coagulum ganz weifs aussieht. Unter dem Mikroskop zeigt jenes ein körnigeres Wesen, als dieses. — Ebenso, wie jener Harn, finde ich, dafs die in Salzen bewirkte und mit vielem Wasser verdünnte Faserstoff-Lösung durch Hitze koagulirt. Auch Harn löst, wie ich bei einigen Versuchen gefunden habe, von dem geronnenen Faserstoff in 24 — 48 Stunden jedoch nur unbedeutende Mengen auf; der Harn nimmt dabei jene blafsgelbe, trübe Beschaffenheit und bald jenen faden, süfslichen Geruch an, der beim längeren Stehen dem Tischlerleim ähnlich wird; durch Hitze wird das gelöste Fibrin in derselben Weise koagulirt.

Der Harn, welcher das Fibrin gelöst enthielt, war in seinem physikalischen Verhalten verschieden; von den Kranken mit entzündlichen Leiden war er sehr saturirt und sauer und von dem bekannten Uringeruch; in anderen Fällen war er blafs, trübe, roch süfslich-fade und war entweder sogleich oder wurde bald alkalisch. Dann gerann er nicht mehr. Zuweilen erhielt er neben dem Fibrin noch amorphes harnsaures Ammoniak oder Harnsäure, wie diese Fälle auch von Simon beobachtet worden sind. S. med. Chemie, Bd. II, S. 374. Dieser Umstand ist sehr interessant und für die Erklärung des Phänomens überhaupt ein wichtiger Fingerzeig.

In folgenden Krankheiten habe ich nun einen solchen Harn beobachtet:

1. In einer Endocarditis des rechten Ventrikels, namentlich zu der Zeit, wo die Krankheit in Hypertrophie übergegangen war. Der Harn dieses Kranken war sehr variabel: bald bernsteingelb, normal, bald sedimentirend (Sediment. lateric.), bald gerinnbar. Er war in letzterem Falle blafs und bald alkalisch. Von dem Arzneimittel, der Lobelia inflata, die der Kranke erhielt, war das Erscheinen dieses Harns durchaus nicht abhängig.

2. Vom 3ten bis 5ten Tage einer Pleuritis mit starkem flüssigen Exsudat in der rechten Brusthöhle. Der Harn ist dunkelgelb, hat oben viel grofsblasigen Schaum; die Hautthätigkeit des Kranken war zuweilen stark, zuweilen war sie gering. An den beiden ersten Tagen hatte der Kranke Tart. stib., dann Nitrum und Calomel bekommen. Das Fieber und alle Erscheinungen sehr heftig. (S. die Krankengesch. des Füs. Jacobs).

3. In einer Pneumonie am 3ten Tage (S. Füs. Buddrufs) bei 32 Inspirationen und 116 Pulsschlägen; der Kranke hatte nicht geschwitzt. Der Harn flammend, ohne Schaum, kein Sediment machend. Nitr. mit Tart. stib.

4. Bei einem an Catarrh. inflamm. leidenden Kranken, dessen Blut-Serum weifslich trübe war und Fibrin enthielt. Das Fieber war unbedeutend; nach einem Aderlafs und dem Gebrauch

von 2 Dr. Nitr. und 1 Dr. Aq. lauro-ceras. war der Catarrh verschwunden. Der Harn zeigte sich nie wieder gerinnbar.

5. Bei zwei Kranken, die an Conjunct. gastr.-rheumat. litten, deren Blut-Serum ebenfalls fibrinhaltig war. (S. die Krankengeschichte des Füs. Schürmann und des Füs. Hein). Bei beiden Kranken wechselte der Harn oft in seinen Eigenschaften ab; bald war er normal, bald sedimentirte er Sedim. lateric., bald war er gerinnbar. Bei dem ersten Kranken war dies der Fall am 22ten Tage der Krankheit, zu einer Zeit, wo er Fieber hatte, bei dem andern, der während der ganzen Dauer seiner Krankheit kein Fieber hatte, kam es öfter vor, gewöhnlich mit Tripelphosphaten oder harnsaurem Ammoniak.

6. Bei einem an Periostitis des Hinterhaupts leidenden Füsilier. Bei einer und derselben Compagnie des Bataillons kamen zu gleicher Zeit 4 dergleichen Fälle vor. In diesem Falle war die Entzündung in Eiterung übergegangen; unter dem anhaltenden Gebrauche von Cataplasmen zertheilte sich die Geschwulst und während dessen zeigte sich der gerinnbare Harn, der aber keine Eiter- oder Schleimkörperchen enthielt. Innerlich erhielt der Kranke Nichts; auch hatte er kein Fieber. (S. Fr. Simons Beiträge 4. Heft.). Ein anderer ähnlicher Kranker war einen Monat vor diesem im Lazareth, dessen Harn ich leider nicht untersucht habe.

7. Ebenso zeigte sich dieser Harn bei einem Kranken, der an Erysipelas faciei gelitten hatte und in Folge dessen sehr herunter gekommen war. Das Erysipel hatte im Anfang die Arachnoidea sympathisch ergriffen; später ging es über den ganzen Kopf fort und nach dem Erlöschen der akuten Krankheit trat eine Abschuppung der Oberhaut des ganzen Körpers ein. Während dessen bekam der Kranke vier Abscesse, einen auf dem Kopf, einen am Halse, einen am Schenkel und einen am Knöchel des linken Fufses. Jedesmal, wenn die Abscesse durch die Anwendung von Cataplasmen zum Oeffnen gereift waren, erhielt der sonst sehr blasse, an den normalen Harnbestandtheilen sehr arme Harn, Fibrin. Nach der Oeffnung der Abscesse, die sich schnell schlossen, verschwand diese Eigenschaft des Harns sogleich, nur hatte er dann noch ein oder zwei Tage Harnsäure-Krystalle in geringer Menge abgesetzt. (S. ebendaselbst.)

Bei fünfen von diesen Kranken, wo ich den fibrinhaltigen Harn fand, enthielt zu der Zeit auch das Blut-Serum das Fibrin in Molekulargestalt, so bei den beiden akuten Lungenkranken, den beiden Augenkranken und dem mit Catarrh. inflamm. Bei den andern habe ich das Blut nicht untersuchen können, aber aus der Analogie möchte ich annehmen, dafs es bei ihnen von derselben Beschaffenheit war. Ich habe schon oben bei dem fibrinhaltigen Serum gesagt, dafs man sich die Entstehung desselben bei dem Pneumonicus und Pleuriticus auf zweierlei Weise erklären kann, entweder war das Fibrin durch Resorption des Exsudats ins Blut gelangt oder es war durch unvollständige Einwirkung des Sauerstoffs auf das durch die regressive Muskel-Metamorphose entstehende Fibrin in dieser Gestalt geblieben, bei den beiden mit den Abscessen glaube ich, war es durch Resorption des verflüssigten Eiters ins Blut gelangt. Denn dafür spricht das Kleinerwerden des Abscesses und das Verschwinden des Fibrin im Harn nach Entleerung des Eiters.

Wie ich im folgenden Aufsatz zu beweisen gesucht habe, dafs durch mangelhafte Einwirkung des Sauerstoffs auf das Fibrin im Blute neben dem Harnstoff das harnsaure Ammoniak entsteht, glaube ich auch, dafs ganz auf dieselbe Weise das Erscheinen des Fibrin im Harn zu erklären sei. Die eingeathmete, und von dem im Capillargefäfse der Haut cirkulirenden Blute aufgenommene Menge von Sauerstoff war zu gering im Verhältnifs zu dem auszuscheidenden Fibrin, so dafs dessen vollkommene Zersetzung im Harnstoff nicht möglich war. Es wurde zwar noch zum Theil Harnstoff und neben diesem auch manchmal noch harnsaures Ammoniak gebildet; aber ein guter Theil wurde von den Nieren selber ausgeschieden. Wenn ich oben angenommen habe, dafs das Fibrin, wie es sich im Serum zeigt, auch so im Blute vorhanden sei, so scheint der Umstand dagegen zu sprechen, dafs es im Harn nicht in Molekular-Form, sondern in Auflösung sich befindet. Diese kann aber, wie die Erfahrung lehrt, durch die im Harne befindlichen Salze zu Stande gekommen sein, zumal in den Fällen, wo der Faserstoff gleich da, wo er gelassen wird, sich schon in einem Zustande der Zersetzung, der Fäulnifs vorfindet.

Dafs in den Fällen, wo der Harn gerinnbar ist, die Nieren ganz gesund sein können, und dafs der albuminhaltige

Harn, wie man ihn gewöhnlich nennt, kein charakteristisches Zeichen der Bright'schen Nierendegeneration sei, darüber ist man heut zu Tage wohl vollkommen einig.

Ob aber auch in dieser Krankheit das Erscheinen des Albumin die Folge der Nierendegeneration sei, oder ob nicht ein Zustand des Bluts, wie wir denselben in dem fibrinhaltigen Serum kennen gelernt haben, die Ursache der ganzen örtlichen Krankheit sei, ist eine Frage, die ich dem Ermessen derjenigen Kliniker, die die Gelegenheit haben, darüber Beobachtungen anzustellen, zur Prüfung vorlege. Ich habe gezeigt, dafs wir das fibrinhaltige Serum namentlich da finden, wo anhaltende Erkältungen die Haut trafen, wo also die normalen Absonderungen derselben aufhörten. Im Anfange mag, da die Nieren oft vikariirend für die Haut auftreten, durch die übergrofse Zufuhr des Molekular-Fibrin ein akut entzündlicher Zustand sich ausbilden, und in Folge des entstehenden Eiterungs-Prozesses, zu dem das fibrinhaltige Serum das beste Material hergiebt, mag späterhin das ganze Serum mit dem Harn entleert werden; ich glaube aber, dafs man bei genauerer Untersuchung des Harns, als sie bis jetzt vorgenommen wurde, in vielen Fällen das reine Fibrin im Harn auffinden wird: und da, wo das ganze Serum entleert wird, in diesem das Fibrin neben dem Albumin. Ich zweifle nicht, dafs bei der unverhältnifsmäfsig grofsen Menge von Wasser im Harn in den meisten Fällen des Morb. Bright. noch die normale Menge des Harnstoffs mit dem Harn entleert wird, so lange die Nieren die Kraft haben, ihn abzuscheiden; denn der durch die Lungen eingehende Sauerstoff scheint namentlich die Harnstoffbildung zu bewirken. Das Fibrin würde die Hautdrüsen-Absonderung ergänzen. —

Die pathologischen Veränderungen im Nierengewebe lassen sich auch durch Ablagerung des Molekular-Fibrin vollkommen erklären und man braucht nicht zu der ganz fabelhaften Ansicht seine Zuflucht zu greifen, dafs die weifsen körnigen Ablagerungen durch Eiweifs entstehen, das durch die Harnsäure geronnen sei, wogegen ich einmal die geniale Anwendung des kohlensauren Natron gesehen, um die übermäfsige Harnsäure zu neutralisiren. Es ist vielleicht möglich, dafs diese im Uebermaafs vorhanden ist, aber jedenfalls ist sie schon an Ammoniak gebunden, und wäre sie selbst frei im

Blute vorhanden, so hat noch Niemand zeigen können, dafs die Harnsäure das Albumin koagulire! — Wohl mag das Nitrum und das kohlensaure Natron im Morb. Bright. gute Wirkungen haben, wie die Erfahrungen darüber fest stehen; aber ich glaube, dafs meine Erklärung von der Wirkung dieser Mittel auf das Fibrin in Bezug auf die Heilkräfte derselben in dieser Krankheit nichts zu wünschen übrig läfst. Mag sich das Fibrin im Blute als Massenfibrin (Crusta inflamm. im Morb. Bright.) oder in Molekularform im Serum befinden (S. oben S. 101), so ist die auflösende Kraft jener Mittel und die vermehrte Aufnahme von Sauerstoff, durch die eine vollständige Umsetzung desselben im Harnstoff u. s. w. bewirkt werden kann, allein hinreichend, um die Heilung der Krankheit zu erklären. Reine Luft, Bethätigung der Hautfunktion sind dazu unerläfslich. — Letztere scheint, in manchen Fällen wofür, die Erfahrung spricht, namentlich durch das Opium mit Ipecacuanha bewerkstelligt zu werden. Ich verweise auf den S. 118 erwähnten Fall von Brandis; in anderen thut es der Tart. stib., in anderen das Ammon. acet.; alle Colatorien eröffnet· aber das Kali hydrojod.: ob das nicht im Morb. Bright. zu versuchen wäre?

Es wäre wünschenswerth, dafs die Kliniker in den Fällen, wo der Harn gerinnbar gefunden wird, genau untersuchen liefsen, ob die Protein-Verbindung Fibrin oder Albumin ist: ich glaube, dafs erstere sich weit öfter finden wird; sodann ist genau anzumerken, wie die Hautfunktion zu der Zeit beschaffen war, wo dieser Harn entleert wurde. und endlich, wenn es thunlich ist, das Blut auf das fibrinhaltige Serum zu untersuchen. Die beiden Fälle von Pneumonie und Pleuritis scheinen dafür zu sprechen, dafs bei Unterdrückung der Hautfunktion (woher sie rührt, ist ebenso wichtig zu erforschen) der gerinnbare Harn namentlich vorkommt. So pflegt die Sache in dem Hydrops nach Scharlachfieber ebenfalls zu sein. — Eines ähnlichen Falles, der in der Charité in der Klinik beobachtet wurde, erinnere ich mich auch noch: immer da, wenn der Kranke (ich glaube, es war Pleuritis) nicht schwitzte, zeigte sich der Harn gerinnbar.

Der Fall von H. Nasse, den ich oben angeführt habe, wo der Harn gerann, scheint mir so erklärt werden zu müssen, dafs wirkliches, flüssiges Massenfibrin entleert wurde. Der Umstand, dafs bei dem Verluste einer so grofsen Menge dieses Blutbestandtheils die Kräfte des Kranken durchaus nicht abnahmen, scheint für meine Hypothese zu sprechen, dafs das Fibrin durch regressive Metamorphose der Muskel entsteht und als exkrementieller Stoff für die Oekonomie des Organismus von keiner weiteren Bedeutung ist. Auch den Umstand, dafs sich dies Leiden des erwähnten Geistlichen verlor, als er eine Fufsreise gemacht und sich viel in freier Luft bewegt hatte, vindizire ich als Beweismittel für die Richtigkeit derselben.

Ueber die Entstehung der Sedimente von harnsaurem Ammoniak und der krystallisirten Harnsäure.

Wenn einmal in irgend einer Wissenschaft eine Hypothese aufgestellt ist, die, mit vielen Gründen über die Wahrscheinlichkeit erhoben, uns in den Stand setzt, eine Reihe bis dahin räthselhafter Vorgänge genügend zu erklären, so ist es unsere Pflicht, dies so lange zu thun, bis entweder der Zufall oder die Induktion andere Thatsachen uns aufschliefst, die eine bessere Theorie aufstellen lassen. Zugleich gewährt die Applikation derselben bei der Erklärung bezüglicher Erscheinungen den besten Probierstein, um zu erkennen, ob die Theorie falsch ist oder wahr, ob sie ausreicht oder Manches unerklärt läfst: und gerade hierbei werden wir auf diejenigen Umstände aufmerksam, die entweder die Erklärungsweise modifiziren oder gänzlich umstofsen und eine neue aufzustellen Veranlassung geben.

Dies scheint mir der Fall zu sein mit Liebig's scharfsinniger Theorie von der wesentlichen Einwirkung des Sauerstoffs auf das Blut, der Entstehung des Harnstoffs u. s. w. und meiner Ansicht von der Bedeutung des Faserstoffs, die ich im Verlaufe dieser Abhandlungen den Untersuchungen zu Grunde gelegt habe. Liebig's Theorie ist ebenfalls neuerdings schon von H. Bence Jones in seiner Abhandlung über Gries, Gicht und Stein (übersetzt von Dr. Hoffmann) weiter ausgeführt und praktisch auf die Pathogenie und Therapie dieser Krankheits-Formen angewendet worden, wodurch wir endlich, meiner Meinung nach, eine klare Einsicht in diese bis dahin so wenig aufgehellten Zustände erlangt haben.

Nachdem ich mich zuerst bemüht habe, nachzuweisen, dafs die Einwirkung des Sauerstoffs auf das Blut nicht die pro- sondern die regressive Metamorphose unterhält, dafs durch diese letztere das Fibrin ins Blut gelangt, und dafs es durch den Sauerstoff, der von den Lungen und dem Capillargefäfssystem der Haut aufgenommen wird, allmählich durch die Zwischenstufen des harnsauren Ammoniaks und der Choleinsäure in Harnstoff, Kohlensäure, die Sulphate, Phosphate und kohlensaures Ammoniak zerlegt und durch Haut und Nieren abgeschieden wird, habe ich durch mangelhafte Aufnahme des Sauerstoffs ins Blut die Aufhäufung des Fibrin in Gestalt des Massen- und Molekular-Fibrin zu erklären versucht. Ich habe gezeigt, dafs wir jenes als die Mater. pecc. vieler akuten Krankheiten, bei denen das Blutleben gesteigert erscheint, bei Entzündungen, Rheumatismen, Erysipelaceen u. s. w., letzteres bei den mehr chronischen, subinflammatorischen Zuständen, wie Katarrhen, Tuberkeln, Morb. Bright., Diabet. mellit. u. s. w., zu betrachten haben: und jetzt wird es mir ein Leichtes sein, mit Hülfe eben derselben Theorie die in diesen Krankheiten vorkommenden pathologischen Veränderungen im Harne, nämlich das quantitativ vermehrte harnsaure Ammoniak, die Harnsäure-Krystalle und endlich das Vorkommen der sogenannten Tripelphosphate zu erklären.

Zwei Gründe sind es im Ganzen, welche das Erscheinen des harnsauren Ammoniak oder der reinen Harnsäure neben dem Harnstoff in allen diesen Krankheiten bedingen: erstens nämlich befindet sich im Blute verhältnifsmäfsig zu viel Fibrin, als dafs der Sauerstoff der Luft hinreicht, seine Zersetzung bis zum Harnstoff vollkommen zu bewirken; oder zweitens, die Aufnahme von Sauerstoff ist, auch noch dann, nachdem der Mangel desselben die Aufhäufung des Fibrin im Blute bewirkt hatte, noch beschränkt und in diesem Falle wird sich die Wirkung beider Ursachen am stärksten zeigen. Denn H i p p o c r a t e s sagt schon, dafs zwei mächtige Ursachen eine starke Wirkung hervorbringen.

So verhält sich nun z. B. die Sache im Rheumatismus, in solchen Entzündungen, die nicht die Lungen oder grofse Flächen der Haut ergriffen; bei Abscessen, deren Eiter resorbirt wird; bei den Augenkranken, wo ich das fibrinhaltige Serum gefunden habe, d. h. wenn die Hautthätigkeit nicht aus anderen Gründen unterdrückt ist.

Im zweiten Falle, wo der Luft-Zutritt zum Blute behindert ist, befinden sich die Pneumoniker, die Pleuritiker, Kranke, die an Hypertrophien des Herzens, die an Katarrhen der Luftwege, an Tuberkel-Ablagerungen in den Lungen leiden, ferner die schwangeren Weiber, wo sich aus Luftmangel ein fibrin- oder globulin-haltiges Serum findet und der Harn die Sedimente von harnsaurem Ammoniak macht. —

Der andere Fall ist der, wo der Luftzutritt zu dem Blute, welches im Capillargefäfssystem der Haut kreiset, entweder durch absolute Verminderung des Sauerstoffs der Luft, oder durch Unwegsamkeit der Haut selbst unvollständig erfolgt. So in weit verbreitetetem Erysipel, Haut-Entzündungen, bei konfluirenden Pocken und anderen Exanthemen, chronischen Hautkrankheiten. — Nicht unwahrscheinlich ist es mir, dafs die fleischfressenden Säugethiere, Vögel und Schlangen defshalb vorzugsweise nur harnsaures Ammoniak excerniren, weil sie eine Haut haben, die nur sehr wenig oder gar keinen Sauerstoff durch das Capillar-Gefäfssystem derselben treten läfst. Diese Thiere schwitzen fast gar nicht. — Kieser sagt, dafs der Mensch im entzündlichen Kranksein zum blutwärmeren, respirationssüchtigen Vogel werde: beide suchen die Sauerstoff-Menge, die sie nöthig haben, durch stärkere und schnellere Respiration dem Blute zuzuführen; dieser, weil er durch die Haut keinen aufnimmt; jener, weil eine Lunge für die Luft unwegsam geworden ist. Wenn der Mensch im Normal in der Minute 18 Mal athmet, so thut es der Pneumonicus 30—50 Mal: die häufigen, wenn gleich oberflächlichen, Athemzüge sollen ersetzen, was durch die Hemmung der Funktion der einen Lunge verloren geht. Darum ist hier die Zahl der Inspirationen ein gutes Barometer für den Umfang und die Stärke der Entzündung. — Ist in Entzündungen der Lunge die Haut nicht thätig, so ist der Verlauf gewöhnlich lethal, eben weil sich nun noch mehr Fibrin aufhäuft, wodurch der örtliche Krankheitsprocefs gesteigert und unterhalten wird.

Im Morb. Bright. und Diabet. mellit. kommen ebenfalls Sedimente von harnsaurem Ammoniak oder der krystallisirten Harnsäure vor. Es existirt dafür eine Menge von Beobachtungen, die Simon zusammengestellt hat. Vermehren mufs ich sie noch durch die von Hünefeld, der wohl in 20 Fällen dieser Krankheit dieselbe im Harn vorfand. (S. Horn's Archiv, 1836, S. 783.) Wahrscheinlich ist dieselbe in diesen Krankheiten quantitativ vermehrt, zumal da, wo sie in sehr wässrigem Harn vorkommt. — Wie übrigens das Erscheinen der reinen krystallisirten Harnsäure erklärt werden kann, ist nicht ganz klar. Es ist nämlich entweder der Fall, dafs ihre Basis, das Ammoniak, schon innerhalb des Bluts an eine andere Säure, z. B. Milchsäure, trat, welche Verbindung durch die Haut entwich; oder, was wahrscheinlicher ist, zumal in den Fällen, wo die Haut ganz unthätig ist, das harnsaure Ammoniak befindet sich zwar im Harn, allein durch das Erkalten des Harns trennt sich die Harnsäure von ihrer Basis, welche sich mit einer anderen Säure, z. B. der Milchsäure, verbindet. Ganz anders mufs sich aber die Sache da verhalten, wo auch im Harn die Milchsäure fehlt. Oft erscheint das harnsaure Ammoniak mit den Harnsäure-Krystallen zugleich: man mag aber dann den Harn so lange stehen lassen, als man will, sie vermehren sich nicht. Das macht mir die Vermuthung von Lipowitz, dafs die Milchsäure die Harnsäure aus dem harnsauren Ammoniak austreibe, unwahrscheinlich; denn es erzeugt sich, wie das lange Sauerbleiben eines solchen Harns beweist und Lipowitz gefunden hat, die Milchsäure fort und fort, so lange noch dergleichen Materien im Harn da sind, aus denen sie sich erzeugen kann. Es ist mir daher weit wahrscheinlicher, dafs die Harnsäure mit dem Natron in Verbindung war, mit welchem sich die Milchsäure verbindet; und von diesem ist nur ziemlich wenig im Harn vorhanden. — Schwache Säuren, wie z. B. die Weinsteinsäure, treibt aus gesundem Harn sehr leicht die Harnsäure aus ihrer Verbindung aus; ebenso die Oxalsäure. Ich habe bis jetzt noch nicht untersuchen können, in welcher neuen Verbindung sich nun die angewandte Säure befinde: dies würde die ganze Frage am schnellsten und sichersten entscheiden.

Im gesunden Harn kommt bekanntlich die Harnsäure nicht rein und krystallirt vor: nur will sie Prout nach anhaltender und reicher Fleisch-Nahrung beobachtet haben; das harnsaure Ammoniak pflegt in geringer Menge stets im Harn vorhanden zu sein, ohne jedoch durch die Kälte sich sedimentiren zu lassen. Findet man nach starker anhaltender Bewegung die Menge desselben so vermehrt, dafs sich ein Sedim. lateric. bildet, so kann man dies freilich mit Henle so erklären, dafs durch gleichzeitige starke Haut-Ausdünstung viel Wasser verloren gegangen und der Harn daher nicht im Stande sei, die verhältnifsmäfsig grofse Menge der Harnsäure in der Kälte gelöst zu erhalten. Wenn derselbe aber diese Sedimente in Krankheiten eben daher ableitet, so stehn dagegen die direktesten Beobachtungen. Kranke ohne Fieber mit normaler Haut-Ausdünstung, deren Harn ziemlich wässrig war, liefsen doch dieselben beobachten: hierüber finden sich im Verlaufe dieser Abhandlung einige Belege. — Man könnte jedoch auch die Erscheinung des harnsauren Ammoniaks im Harn nach starken Bewegungen so erklären, dafs verhältnifsmäfsig noch mehr Fibrin durch dieselben zersetzt wurde, als dafs die selbst verstärkte Aufnahme von Sauerstoff zur vollkommenen Umwandlung in Harnstoff hingereicht hätte. Denn ich habe einige Mal in solchen Fällen den Harn gar nicht sehr saturirt, und doch ein Sediment machen gesehen: starke Hautausdünstung müfste ihn sehr dunkel gemacht haben.

Auch in Krankheiten, wo die Funktion der Lungen durch Entziehung des Nerveneinflusses gehemmt ist, findet man die Menge des harnsauren Ammoniaks vermehrt: so bei Gehirn-Lähmungen, Rückenmarks-Krankheiten, wo langsam und nicht tief geathmet wird. Diese Kranken spüren einen wahren Lufthunger, aus welchem Schultz so geistreich als wahr das ofte und tiefe Gähnen und Seufzen erklärt. Es soll dadurch nachgeholt werden, was versäumt wurde.

Ebenso wird da, wo das Blut entweder weniger, als im normalen Zustande, Blutbläschen enthält, oder diese zur Sauerstoffaufnahme unfähig sind, in der Zersetzung des Fibrin eine Abänderung sich zeigen. Einen anderen merkwürdigen Fall habe ich bei einem Füsilier beobachtet; hier enthielt das Serum Fibrin, das Blut sehr wenige melanotische, zum Respiriren sehr unfähige Blutbläschen; dabei war die Haut trocken wie Pergament. Der sehr blasse, wässrige Harn enthielt sehr wenig Harnstoff, aber unmäfsig viel krystallisirte Harnsäure. Hier waren in der That alle Umstände vereinigt, welche eine solche Hemmung der regressiven Metamorphose bewirken konnten.

Im Harn der Kinder, die an Hydroceph. acut. leiden, soll ein schillernder Bodensatz vorkommen, der als pathognomonisches Symptom betrachtet wird, wie ich bei Whytt, (die Gehirnkrankheit der Kinder, S. 64) finde. Ich vermuthe, dafs dieser Bodensatz aus krystallisirter Harnsäure besteht. Möglich wäre es jedoch, dafs es auch die Tripelphosphate sind. Ich mache deshalb die Beobachter darauf aufmerksam.

Ueber die aus den Tripelphosphat-Krystallen bestehenden Harnsedimente.

Die dritte Art von Sedimenten, welche man im kranken Harn beobachtet, besteht aus den Krystallen, welche man die Tripelphosphate nennt, die aus Verbindungen des Ammoniaks mit den phosphorsauren Salzen des Harns, dem phosphorsauren Kalk und der phosphorsauren Magnesia, hervorgehen. Ihr freiwilliges Erscheinen im kranken Harn ist so interessant und eigenthümlich, dafs man bedauern mufs, bis jetzt nur für so wenige Fälle ihr Vorkommen festgestellt zu finden. Ueber die Formen, in welchen diese Verbindungen krystallisiren, verweise ich auf Simon's Handbuch der med. Chemie.

Es ist bekannt, dafs die phosphorsauren Salze einen integrirenden Bestandtheil des gesunden Harns ausmachen, in welchem sie sich in Lösung befinden. Durch Zusatz von Ammoniak kann man dieselben, weil sie zu dieser Basis eine sehr grofse Verwandtschaft besitzen, fällen, indem die entstehende neue Verbindung in Wasser sehr schwer löslich ist. Hierbei bilden sich jedoch nicht die Krystalle, sondern das sich absetzende weifsliche, lockere Sediment zeigt unter dem Mikroskop eine amorphe Bildung. Anders verhält sich die Sache, wenn beim längeren Stehen des Harns der Harnstoff durch Fäulnifs in kohlensaures Ammoniak sich umwandelt: hier findet man nach einiger Zeit den Harn mit einem Häutchen bedeckt, in welchem die Krystalle schweben, ein Beweis, dafs die Fäulnifs im Harn durch den Sauerstoff der Luft zuerst an der Oberfläche desselben vor sich geht. Meist ist der Harn zu dieser Zeit noch schwach sauer, weil das nach und nach frei werdende Ammoniak von den phosphorsauren Salzen absorbirt wird, also die alkalische Reaktion dadurch vorläufig noch nicht aufkommen kann. — Am schnellsten erfolgt die Fäulnifs dann, wenn der Harn eine Protein-Verbindung enthält und es bilden sich die Tripelphosphate in grofser Masse heraus. — Dieses Vorkommen jener Verbindungen, das ich das sekundäre nenne, ist also eine blofse Folge des Fäulnifsprocesses im Harn, wie er sich aufserhalb des Körpers unter dem Einflufs der chemischen Agentien, namentlich des Sauerstoffs, gestaltet und wir werden daher daraus einen Schlufs für die Entstehung derselben innerhalb des Körpers selbst ziehen können.

In Krankheiten wird zuweilen ein Harn gelassen, der, nachdem er erkaltet ist, die Tripelphosphat-Krystalle rein und massenhaft erscheinen läfst, wo man also annehmen kann, dafs dieselben schon in dieser Tripel-Verbindung in dem Harn, während er in der Blase vorhanden war, enthalten waren. Solcher Harn sieht gewöhnlich gelblich aus, riecht füfslich-sauer und fade, ist trübe wie Weifsbier und reagirt gleich im Anfange alkalisch oder neutral, oder ganz schwach sauer. Gleich alkalisch habe ich in den Fällen, die ich anführen werde, den Harn nicht gesehen; meist war er es aber in 12 bis 24 Stunden, zuweilen aber erst später und liefs dann auf dem Boden des Glases und am Rande desselben weifsliche Massen von Schleim, amorpher Harnsäure und Kalkphosphat nebst jenen Krystallen wahrnehmen: letztere hatten sich also noch durch die Fäulnifs des Harnstoffs nachträglich gebildet. — Es ist wahrscheinlich, dafs in diesem Harn die phosphorsauren Salze vorherrschen, während die Menge des Harnstoffs und des Uroerythrin vermindert erscheint. — Zuweilen kommen diese Krystalle, wenn sie so primär erscheinen, noch mit dem harnsauren Ammoniak oder den reinen Harnsäure-Krystallen zugleich vor, so dafs fast alle im Harn möglichen anomalen Verbindungen zu gleicher Zeit angetroffen werden. — Oft ist dieser Harn, welcher die Tripelphosphate herauskrystallisiren läfst, auch ganz klar, wie ich ihn bei einem Wechselfieberkranken beobachtet habe, und ist es auch, nachdem die Krystalle herauskrystallisirt sind, so dafs diese, wenn man das Uringlas gegen die Sonne hält, als Prismen die Lichtstrahlen in die bekannten fünf Farben zerlegen. Meist erhebt sich das aus diesen Krystallen bestehende Sediment wie eine konvexe Wolke von dem Boden des Gefäſses. Dadurch unterscheidet sich dies primäre Vorkommen der Tripelphosphate von dem sekundären, wenn sie durch Fäulniſs des Harns entstehen: dann nämlich wird der Harn immer ganz trübe, undurchsichtig und die Krystalle liegen auf dem Boden des Glases, hängen an dem Rande oder schwimmen in den Schleimwolken, die sich bilden. Letztere scheinen durch die Fäulniſs der extraktiven Materien des Harns zu entstehen.

Da alle Protein-Verbindungen auch den Phosphor und die Erden, wie Magnesia und Kalk, als Elemente enthalten, so ist es sehr erklärlich, wenn man beim Faulen thierischer Materien in Wasser diese Tripelphosphat-Krystalle entstehen sieht. Zuerst beobachtete ich sie in dem eiterähnlichen, sehr flüssigen Exsudat eines an Pleuro-Pneumonie gestorbenen Kanoniers, aus welchem sie in kurzer Zeit herauskrystallisirten; sodann aufmerksam auf sie geworden und um ihre Entstehung näher kennen zu lernen, prüfte ich eine Menge thierischer Materien, die ich faulen lieſs, in Bezug auf ihre Entstehung. So das Fibrin, Serum, Muskelsubstanz, Hirnsubstanz, Eiter, Membranen, Galle, Serum von einem an Pleuritis biliosa leidenden Kranken; endlich auch, da ich Gelegenheit dazu hatte, Epithelium. Dieses sammelte ich massenweise durch Filtriren von dem Harn eines an Apoplexia sanguin. und späterer Hirnerweichung leidenden Kranken, der es (Blasenschleimhaut-Epithelium) in Masse enthielt.

In den Excrementen des Menschen, wie vieler Thiere, finden sich diese Krystalle sehr häufig, und sie sind daher kein pathognomonisches Symptom der typhösen Stuhlausleerungen. Ich glaube, daſs sie sich durch Fäulniſs sowohl der Galle als auch des abgeschuppten Epitheliums von der Darmschleimhaut erzeugen, da ich sie massenweise einmal bei einem Kranken beobachtet habe, der fast nur Milch, Semmel und Brühsuppen aſs und höchstens alle 2—4 Tage einen Stuhlgang und zwar einen erzwungenen hatte. Ob übrigens, wie Simon vermuthet, die groſsen Conkretionen dieser Phosphor-Ammoniak-Magnesia-Verbindungen bei den Grasfressern, und namentlich den kleiefressenden Müllerpferden, bloſs von den Phosphor und Erden enthaltenden Nahrungsmitteln entstehen, möchte ich bezweifeln: der längere Darmkanal dieser Thiere, der also verhältnifsmäfsig mehr Epithelium abschuppt und zur Fäulnifs desselben mehr disponirt, kann diese Krystalle leichter entstehen lassen. — Man findet übrigens, was ziemlich merkwürdig ist, nie in den Faecal-Massen die gabelförmigen Tripelphosphate, die doch zuweilen im Harn beobachtet werden.

Um zu untersuchen, worauf es beruht, dafs sich diese manchmal bilden und von der Idee ausgehend, dafs diese Krystallisationsform von der Anwesenheit anderer Salze im Harn bedingt sei, habe ich eine Reihe von Versuchen angestellt, indem ich verschiedene Salze zu demselben zusetzte und ihn dann faulen liefs. Es ist mir aber bis jetzt, nachdem ich folgende Salze angewendet habe, noch nicht gelungen, die gabelförmigen Krystalle künstlich zu erzeugen: Kali carbon., Kali acet., Kali sulph., Natr. phosphor., Kali tartar., Alaun, Natr. borac., Nitrum mit Kali sulph., Ammon. carbon. Ich habe hierbei die andere, nicht üble Beobachtung gemacht, dafs manche von diesen Salzen die Fäulnifs des Harns ungemein beschleunigen: so dafs Kali carbon., Kali acet., Natr. phosphor. — Merkwürdig ist es mir, dafs sich durch Zusatz des Ammon. carbon. die Tripelphosphate unter Entwickelung der Kohlensäure sehr schnell bilden, während dies durch Zusatz von blofsem Ammon. caust. nicht der Fall ist, wo vielmehr die Phosphor-Ammoniak-Kalk- oder Magnesia-Verbindung amorph zeigt.

In denjenigen Fällen, wo ich diese Krystalle primär im Harn beobachtet habe, waren die Tripelphosphate nicht die einzigen Sedimente, sondern sie wechselten mit Sedim. lateric. ab. In dem einen Falle (Erysipelas faciei) hatte der Kranke Liq. kali acet. gebraucht, in dem andern (Pneumonie) Tart. stib. und im dritten Falle (der Augenkranke Hein) war Tart. stib. mit Magnesia sulph. und ein andermal Liq. ammon. acet. gebraucht worden. Einige Mal kamen sie bei eben diesem Kranken mit Fibrin im Harn vor, wo sie sich durch Fäulnifs des letzteren und des Harnstoffs entwickelt haben mögen. Auf welche Art sie bei Darreichung dieser Mittel entstehen können, werde ich in der Abhandlung von den Faserstoff lösenden Salzen darthun; wie sie sich beim Gebrauch des Ammon. acet. entwickeln können, ist von selbst klar, da dieses Salz als kohlensaures Ammoniak zum Theil gewifs von den Nieren aus dem Blut wieder ausgeschieden wird. Da alle diese

Kranke Mittel gebraucht hatten, so wäre die Frage nicht zu entscheiden, ob sie blofs durch diese erst künstlich erzeugt seien, wenn ich nicht einen andern Fall beobachtet hätte. Dies warein Wechselfieberkranker bei welchem sie einmal in der Zeit der Intermission vorkamen, und der innerlich noch nichts bekommen hatte.

Was die Entstehung dieser Tripel-Verbindungen anbetrifft, so ist es nicht leicht, dieselbe jetzt schon ganz genügend zu erklären, da wir nur noch zu wenig Fälle kennen, wo sie vorgekommen sind. Aufser 2 Fällen, die Simon bei Pneumonien beobachtet hat, wo aber nicht die Behandlung angegeben ist, sind keine anderen bis jetzt bekannt gemacht. Ob das Ammoniak durch Zersetzung des Harnstoffs, woran freilich solcher Harn arm ist, oder vom harnsauren Ammoniak durch Trennung der Säure von der Basis oder auf welche Art es sonst frei geworden ist, das wissen wir bis jetzt noch nicht. Darüber können nur sehr genaue chemische Untersuchungen eines solchen Harns, der diese Krystalle primär herauskrystallisiren läfst, entscheiden. Dafs sie aber durch Zersetzung der Mater. pecc. entstehen, kann wohl sicher angenommen werden, zumal da, wo diese Phosphor enthielt; denn sonst ist eine Vermehrung dieses Stoffs und der Magnesia oder des Kalks nicht recht denkbar.

Bei Blasenkatarrh pflegen sie in ungeheurer Menge im Harn heraus zu krystallisiren, wobei jedoch der Harn, wie ich einmal gesehen habe, noch sehr sauer war. Ob dazu die Losstofsung des Epitheliums und die darauf folgende Schleim- oder Eiterbildung Veranlassung giebt oder ob sie sonst durch Zersetzung der Mater. pecc., die im Blute wurzelt, entstehen, das müssen weitere Untersuchungen lehren.

Ich verweise übrigens noch auf meine beiden Aufsätze in Caspers Wochenschrift (1843, No. 19 und No. 42) und den Aufsatz über Eiter-Resorption in Fr. Simon's Beiträgen, 4tes Heft und auf ebendesselben medizinische Chemie.

Betrachtungen über die Wirkung der Salze, welche den Faserstoff lösen.

Betrachten wir die wahrhaft überraschenden Fortschritte, welche seit kurzer Zeit die organische Chemie gemacht hat, und prüfen wir ihre Anwendung auf die Pharmakodynamik insbesondere, so nehmen wir mit Betrüben wahr, wie gering die Resultate bis jetzt ausgefallen sind. Aufser einigen, freilich sehr dankenswerthen Untersuchungen, von Mitscherlich, Hünefeld und einigen Anderen, über die chemische Einwirkung einer Reihe von Salzen und anderen Mitteln auf die organischen Verbindungen, namentlich die Protein-Körper, ist wenig geliefert worden. Jeder von uns hat gewifs längst eingesehen, dafs es mit unserer Kenntnifs von der Arzneiwirkung äufserst schwach und elend bestellt ist und Niemand scheut sich, darüber zu ironisiren: aber wie wenigen fällt es ein, auch nur ein Glied zu rühren, um die Reihenfolge der Arzneiwirkungen von ihrer chemischen und dynamischen Primär-Wirkung an bis zur Endwirkung zu verfolgen, um sich so ein deutliches Bild von den durch sie veranlafsten dynamischen und organisch-chemischen Processen zu verschaffen. Die meisten, die aus langer Erfahrung die Endwirkungen ihrer erprobten Heilmittel den jüngeren Kunstgenossen mittheilen, thun meist weiter nichts, als dafs sie die Reihe von Krankheiten aufführen, gegen welche dieselbe genützt und gegen welche sie nicht genützt, mit Anwendung des berüchtigten „quia hoc, ergo propter hoc;“ auf der andern Seite dagegen wird mit einem Aufwande sophistischer und dialektischer Wortkrämerei, auf Grundlage rein hypothetischer Prämissen, die Endwirkung der Arzneimittel zu erklären versucht. Diese leeren Abstraktionen und metaphysischen Spekulationen, diese bodenlosen Vorstellungen von aller Materie beraubten und Materie nicht verändernden Kräften, haben der Pharmakodynamik noch weniger genützt, als die treue, empirische Beobachtung der Arzneiwirkung am Krankenbette, und sie recht eigentlich von den Fortschritten abgehalten, die sie längst hätte thun müssen. So will ich nur an K. G. Neumann's Theorie von der Wirkung des Chinin, des Eisens, des Bleies, der Narcotica u. s. w. erinnern, die an und für sich ganz scharfsinnig ausgedacht und konsequent durchgeführt, und was das Endresultat anbetrifft, oft ganz richtig sein mag, aber auf die materiellen Veränderungen, die diese Mittel doch nothwendigerweise erzeugen müssen, nicht im mindesten Rücksicht nimmt, es immer und immer dagegen nur mit Kräften, Erscheinungen und Reaktionen zu thun hat.

Es mufs daher gerade in der Pharmakodynamik als oberster Grundsatz aufgestellt werden, dafs jede empirische Kenntnifs zunächst von dem Verhalten der Arzneikörper zu den einzelnen Bestandtheilen des Organismus aufserhalb desselben beginnen mufs: es mufs ihre Einwirkung auf die verschiedenen Protein-Verbindungen, dann auf die Blutzellen, und das aus der Ader fliefsende Blut, endlich auf die verschiedenen Häute und die verschiedenen Gewebe untersucht werden. Dann können die Reaktions-Erscheinungen der lebendigen Theile, auf welche man das Mittel applicirt, erforscht werden, namentlich mit Hülfe des Mikroskops. Und dann endlich kann die Total-Wirkung erst an Gesunden und nachher an Kranken erprobt werden. Freilich ist dieser Weg der Untersuchung schwer und nicht am Schreibtische mit philosophischen Floskeln und rednerischen Klopffechtereien abzumachen; auch ist dazu mehr Zeug nöthig, als die von Kranken oder Gesunden wahrgenommenen Reaktions-Erscheinungen fleifsig zu vermerken. Es müssen hier namentlich das Blut, die Se- und Excreta genau und in jeder Beziehung untersucht werden.

Ich habe, da mich für jetzt namentlich das Verhalten der Salze zum Faserstoff interessirte, dessen exkrementielle Bedeutung ich mich bemüht habe nachzuweisen und den wir daher als Mater. pecc. in sehr vielen Krankheitsprocessen kennen lernen werden, defshalb mit einer Reihe von Salzen Versuche über die Löslichkeit oder Nichtlöslichkeit desselben angestellt, deren Resultate ich umständlich in Casper's Wochenschrift, (1843, No. 30) mitgetheilt habe, wefshalb ich die Leser darauf verweise. Im Ganzen werden jedoch die nachfolgenden Betrachtungen auch an sich verständlich sein.

Die primäre Wirkung der Salze, welche den schon geronnenen Faserstoff zu lösen im Stande sind, ist bei dem inneren Gebrauche derselben zunächst auf den Magen und den oberen Theil des Darmkanals gerichtet. Da sie jedenfalls zuerst mit der obersten Epithelium-Schicht der Schleimhaut in unmittelbare Berührung kommen, und dieses in seiner chemischen Beschaffenheit nicht sehr vom Faserstoff abweicht, so scheint es mir sehr wahrscheinlich zu sein, dafs diese Salze zuerst ihre lösende Kraft auf dies Gewebe ausüben werden und dann später auch auf die übrigen, den Magen und Darmkanal konstituirenden Gebilde. Freilich wird ihre Einwirkung quantitativ und qualitativ durch den Widerstand, den die organischen Gebilde ausüben, modifizirt werden: allein dafs eine Metamorphose und Lösung mancher Gewebstheile eintritt, beweist theils der Belag der Zunge, der z. B. nach dem Gebrauch des Kali nitr. eintritt, die Appetitlosigkeit, die vermehrte Absonderung des normalen Schleims (Epithelium). Dafs sich die stärkere oder schwächere Einwirkung nach der Gröfse der Dosis und dem Vorherrschen der alkalischen Basis richten mufs, versteht sich von selbst.

Die Lösung, in welche diese Salze den Faserstoff und vielleicht auch die ihm ähnelnden Gebilde versetzen, ist keine rein chemische: denn läfst man z. B. einen Tropfen derselben eintrocknen und beobachtet ihn unter dem Mikroskop, so sieht man das angewendete Salz rein herauskrystallisirt; eben dafür spricht der Einflufs, den das kalte Wasser, und die Hitze auf den gelösten Faserstoff haben: beide Agentien bringen ihn zum Coaguliren. Auch dafs wir die meisten dieser Salze rein im Harn wiederfinden, ist ein Beweis dafür, dafs die Verbindung, die sie etwa eingegangen waren, keine so feste gewesen sein mufs, dafs sie nicht durch die organische Verwandtschaftskraft wieder gelöst werden konnte.

Auf das Gefäfsnetz wirken diese Salze in kleinen Dosen kontrahirend; ebenso bewirken sie in den Blutbläschen eine lebendige Contraktion, Ausscheidung der Kohlensäure und hellere Färbung: offenbar in Folge einer stärkeren Oxydation der in diesen enthaltenen organischen Eisen-Verbindung. Alle diese Salze üben diese Wirkung auf das ganze Blut aus, weil sie in dasselbe resorbirt werden. Dafs dem so sei, davon habe ich Gelegenheit gehabt, mich einmal auf eklatante Weise zu überzengen. Ein, wie es mir schien, an Arteritis acuta erkrankter Soldat hatte 7 Tage hindurch alle 24 Stunden 2 Drachmen Kali nitricum erhalten; als am 7ten Tage der Behandluug die dritte Venäsektion gemacht wurde, (der Puls war ungemein grofs, sehr hart und gespannt) benutzte ich das Blut zur physikalischen Untersuchung in Bezug auf seine Gerinnung. Das Serum hatte eine bläulich-weifse Farbe und liefs eine solche Masse Nitrum an der inneren Fläche der steinernen Kruke, in welche ich dasselbe gegossen hatte, herauskrystallisiren, dafs man es hätte scrupelweise daraus gewinnen können. Ein Tropfen dieses Serum auf dem Tische eingetrocknet zeigte eine weifsliche, mehlige Beschaffenheit, die offenbar durch Verwitterung des Nitrum entstanden.

Es besteht nun unter den Salzen, welche das Fibrin zu lösen im Stande sind, der wichtige Unterschied, dafs ein Theil derselben die Fäulnifs desselben beschleunigt oder doch nicht verzögert, ein anderer Theil sie dagegen bedeutend aufhält und unmöglich macht. Es ist bekannt, dafs Faserstoff in Wasser, das nicht hermetisch von der atmosphärischen Luft abgesperrt ist, in Zeit von 4 bis 5 Tagen an zu faulen beginnt, wobei er, wie Fr. Simon gefunden hat, in Albumin und Kasein zerfällt. Die Fäulnifs des Faserstoffs, der im Wasser sich auf dem Boden des Gefäfses befindet, scheint mir so zu Stande zu kommen, dafs sich anfangs ein ganz geringer Theil desselben auflöst. Indem nun die oberste Schicht dieser ganz schwachen Lösung mit dem Sauerstoff der Luft in Berührung tritt, beginnt hier der Faserstoff zu faulen und dieser Zersetzungs-Procefs verbreitet sich durch wahre Contagion mit progressiver Schnelligkeit durch die übrigen Schichten der Lösung bis zum Faserstoff selbst, der dann sehr schnell zerfällt. Ganz ebenso sehen wir z. B. auch die Fäulnifs im Harn beginnen; oben entsteht ein weifsliches Häutchen, in welchem die ersten Tripelphosphat-Krystalle schweben, die offenbar durch Entwickelung von Ammoniak gerade hier oben entstanden sind. — Von sehr grofser Wichtigkeit schien mir die Frage zu sein, ob eine kleine Portion von frischer Faserstoff-Salz-Lösung, zu einer andern Portion von Faserstoff in Wasser hinzugesetzt, hier ebenfalls einen Auflösungs-Procefs erregen würde. Diese Frage wurde durch einen einfachen Versuch bejahend beantwortet, aber nur bei den Salzen, die die Fäulnifs des Faserstoffs beschleunigen, daher wohl daraus folgt, dafs die Lösung des Faserstoffs nur durch Contagion von Seiten der zugesetzten bald in Fäulnifs übergehenden Faserstoff-Lösung bewirkt war.

Zu dieser Klasse von Salzen, die den Faserstoff lösen und seine Fäulnifs beschleunigen, jedenfalls aber nicht aufhalten, gehören: das Natr. carbon., Natr. borac., Natr. phosphor., Kali nitr., Kali sulphur., Kali acet. und Kali hydrojod. — Eine wie grofse Kraft den Alkalien inne wohnt, die Fäulnifs in thierischen Substanzen zu beschleunigen, davon kann man sich überzeugen, wenn man sie zum Harn mischt; Harn, zu welchen ich Kali carbon. zugesetzt hatte, war nach 2 Tagen ganz mit Tripelphosphaten angefüllt, während der unvermischte Harn erst 6 Tage später alkalisch geworden war. — Es müssen diese Salze nun sowohl dadurch, dafs sie den Faserstoff lösen, wodurch sie ihn mit der Luft in gröfsere Berührung bringen, als auch dadurch, dafs sie die organische Verwandtschaftskraft in den Elementen des Fibrins schwächen, ihre Verbindung loser machen, die Einwirkung des Sauerstoffs erleichtern, offenbar die Fäulnifs des Fibrins beschleunigen. Diejenigen Salze, welche eine Säure mit einfachem Radikal enthalten, verändern sich bei der Fäulnifs des Faserstoffs gar nicht; dagegen verwandeln sich die pflanzensauren Salze auch aufserhalb des Körpers dabei in kohlensaure, ein Beweis, dafs sie an dem Verwesungs-Processe, durch Absorption von Sauerstoff, Theil nehmen.

Innerlich kann man die reinen Alkalien nicht geben; durch ihre Verbindungen mit Säuren wird ihre exorbitante Fäulnifs erregende Wirkung einigermafsen gehemmt und im Ganzen auch modifizirt. Da nun alle diese Salze ins Blut gelangen und sowohl in den Lungen als dem peripherischen Gefäfssystem der Haut mit dem Sauerstoff der atmosphärischen Luft in Berührung kommen, durch welches Agens, wie wir uns zu zeigen bemüht haben, die regressive Metamorphose angeregt und unterhalten wird: so können wir auch wohl annehmen, dafs diese Salze auch im Organismus selber die Zersetzung der exkrementiellen Stoffe beschleunigen und vermehren werden.

Die sinkende Ernährung nach anhaltendem Gebrauche aller dieser Salze beweist zugleich, dafs die progressive Metamorphose (Eiweifs- und Blutbläschenbildung) durch die Gegenwart dieser Salze nicht die normale Höhe erreicht.

Als die Produkte der normalen regressiven Metamorphose haben wir den Faserstoff, die mit Farbstoff überladenen Blutbläschen, viele extraktive Materien des Bluts, dann als die entfernteren Produkte derselben den Harnstoff, Harnsäure, milchsaure Salze, die Ammoniak-Verbindungen u. s. w. zu betrachten; und diese sehen wir sämmtlich durch jene Salze in grofser Menge vermehrt entleert werden. So hat Schultz nach dem Gebrauch des Natr. carbon. Vermehrung des Harnstoffs gesehen und auch ich habe dieselbe Beobachtung gemacht; nur glaube ich, dafs Schultz zu einseitig verfährt, wenn er dies Phänomen nur auf stärkere regressive Metamorphose des Nervensystems (Mauser) zurückführt. Dasselbe beobachtet man beim Gebrauch des Kali hydrojod. in der Syphilis bei manchen primären Formen dieser Krankheit, wo es der Erfahrung gemäfs hilft: trotz der vegetabilischen Nahrung, die bei der Kur meist genossen wird, ist die Menge des Harns und des Schweifses vermehrt. Ich habe aber nie bemerken können, dafs der Harn alkalisch geworden wäre.

Da es mir hier namentlich darum zu thun ist, die Wirkung dieser Mittel auf den Faserstoff deutlich zu machen, so müssen wir zunächst die Formen betrachten, in welchen dieser Stoff im Körper vorhanden sein kann. Befindet sich das Fibrin in flüssiger Gestalt im Blute, so bewirken diese Salze blofs eine Lockerung der organischen Verwandtschaftskraft, stärkere Absorption und Einwirkung des Sauerstoffs, also Vermehrung der bei der regressiven Metamorphose entstehenden Produkte. — Befindet sich ein Theil des Faserstoffs in der bebekannten Molekular-Form im Blute, so lösen wahrscheinlich diese Salze ihn auf und bewirken sowohl hierdurch, als auch durch die ebengenannten Gründe sein Zerfallen in die anorganischen Produkte, wobei sich denn meist das harnsaure Ammoniak, die reine krystallirte Harnsäure oder auch die Tripelphosphate im Harn vorfinden werden. — Befindet sich endlich das Fibrin oder ihm ähnliche Verbindungen in fester Form, sei es in strukturloser Gestalt oder als Gewebe, (Afterorganisationen) so ist die Wirkung dieser Mittel komplicirter. Einmal üben sie nach wie vor ihre zersetzende Kraft auf die exkrementiellen Stoffe im Blute aus: dann aber lösen sie, indem sie mit dem Blute nach allen Punkten des Organismus hingelangen, wenn sie in gehöriger Menge und anhaltend gegeben werden, die Proteinhaltigen Gebilde auf, die dann leicht durch die assimilirende Kraft der Blut-Gefäfs-Zellen resorbirt und denselben Zersetzungs-Procefs durch Einwirkung des Sauerstoffs erleiden, den wir schon kennen gelernt haben. Dies ist der natürliche Hergang, welcher der berühmten resolvirenden Kraft jener Mittel zum Grunde liegt und die Wirkung derselben, die vermehrten Excretionen, sind somit nicht durch direkte Antreibung der Excretions-Organe, wie der Haut, Nieren, Darmkanal, Leber u. s. w., zu erklären, wie es noch häufig hie und da der Fall ist. Sind erst die abnormen Gebilde gelöst, dann erfolgt die Ausstofsung derselben von selbst, ohne dafs die Thätigkeit der Excretions-Organe direkt angetrieben zu werden brauchte: die bei der regressiven Metamorphose gebildeten Stoffe, wie der Harnstoff, das harnsaure Ammoniak u. s. w., sind selbst das beste Diureticum.

Die Erfahrung ist der Theorie auch in dieser Beziehung längst vorangeeilt; in einer Reihe von Krankheits-Processen, wo entweder die Menge des Faserstoffs im Blute vermehrt ist oder durch Ablagerung desselben Gebilde entstanden sind, die durch ihre Anwesenheit in den Organen und durch die Metamorphosen die sie durchlaufen und in welche sie, gleichsam wie durch Contagion, die Gewebe des Organes selbst hineinziehen, sehen wir von den Praktikern diese Mittel angewendet und empfohlen. Wir müssen in diesen Krankheits-Processen die regressive Metamorphose dieser Gebilde so leiten, dafs sie nicht erst in Schleim oder Eiter umgewandelt, sondern sofort in das Blut resorbirt und auf die normale Art ausgeschieden werden können. Defshalb wird in Entzündungen mit Faserstoff-Exsudat, in Erysipelen, Rheumatismen das Nitrum gegeben; bei Lungentuberkeln, Skrofeln, Gicht u. dergl. Mineralwässer, welche Alkalien und Erden in den verschiedensten Verbindungen enthalten. Hier wirken sowohl diese als auch die Wassermenge auflösend auf die abnormen Protein-Gebilde. Am stärksten wirkt gegen solche Ablagerungen des Fibrin und wirkliche parasitische Bildungen das Kali hydrojodicum, das noch viel freies Kali enthält: Philipp hat in beginnender Tuberkelbildung nach diesem Mittel Sedimente von harnsaurem Ammoniak beobachtet und es ist klar, dafs dasselbe seinen Ursprung nur der Zersetzung des im Blute in übermäfsiger Menge vorhandenen Fibrin oder der wieder aufgelösten oder resorbirten Tuberkelsubstanz verdanken kann.

Die meisten der genannten Mittel üben aufser auf den Faserstoff auch natürlich auf die übrigen Blutbestandtheile und Gewebe des Organismus eine, die regressive Metamorphose beschleunigende, Kraft aus und eben durch ihre die chemische Verwandtschaftskraft lockernde Eigenschaft hemmen sie auch die progressive Metamorphose, indem sie das Natron-Albuminat chemisch und dynamisch umändern. — Meist werden sie durch den Harn oder Stuhl wieder aus dem Körper in derselben Gestalt entleert, in welcher sie in den Körper gelangt waren, und sie scheinen daher im Blute die nämliche Rolle gespielt zu haben, die z. B. die Schwefelsäure bei der Umwandlung des Amylon in Zucker oder bei der Umwandlung des Alkohol in Aether übernimmt; sie selber bleibt unverändert. So das Nitrum, das Natr. carbon., Kali sulph., Kali hydrojod., welches sich stets im Harn nachweisen läfst. Als ein gutes Reagens darauf, aufser der etwas umständlichen Prüfung mit Amylon, habe ich mich einer Verbindung des Sublimats mit Faserstoff bedient, die durch das Jod gelb oder roth wird. (Jod-Quecksilber). Die pflanzensauren Alkalien dagegen wandeln sich, wie bei der Fäulnifs aufserhalb des Körpers, in kohlensaure um und scheinen, während sie jedenfalls als solche sich im Blute längere Zeit aufhalten, die regressive Metamorphose immer mehr dem Chemismus, einer wahren Fäulnifs, nahe zu bringen. Dies beweist die Beschaffenheit des Harns, welche derselbe nach dem Gebrauche solcher Mittel, wie des Kali acet., Tart. stib., zeigt, sie mögen durch den Magen in das Blut gelangt sein oder durch die Haut z. B. durch ein Fufsbad, was jedenfalls klar beweist, dafs sie diese Umwandlung nicht im Magen, sondern im Blute selbst erleiden. Der Harn nämlich ist meist neutral, oft sogar alkalisch und verdankt diese seine Reaktion weniger dem kohlensauren Kali als der Entwickelung von Ammoniak. Dies beweist sowohl der Geruch als auch die sehr schnelle Bildung der Tripelphosphat-Krystalle. Meiner Meinung nach geht die Zersetzung des Harnstoffs nicht erst in der Blase vor sich, sondern schon im Blute, und die Nieren scheiden das gebildete kohlensaure Ammoniak aus diesem ab. — Die Wirkung dieser Mittel hält meist länger an, als sie verabreicht werden: denn ist einmal der Chemismus über die organische Verwandtschaftskraft herausgegangen, so dauert es natürlich wieder längere Zeit, bis das normale Gleichgewicht hergestellt werden kann, ähnlich wie z. B. nach dem Digitalis-Gebrauch, deren die Herzthätigkeit herabstimmende Wirkung noch längere Zeit andauert, als das Mittel gegeben wird. Es wäre eine sehr wünschenswerthe Sache, wenn wir von allen Mitteln die Dauer der Wirkung wissen könnten; einen Anhaltspunkt für deren Erkenntnifs giebt gewifs die Beschaffenheit der Excreta, namentlich des Harns, und wo man gute Reagentien auf das verabreichte Mittel kennt, die Prüfung des Harns auf dasselbe.

Möglich wäre es, dafs auch das Ammon. acet., der Tart. stibiat., Tart. natron., Kali tartar., deren Säure durch die Einwirkung des Sauerstoffs in Kohlensäure verwandelt wird, wodurch also jene Salze im Blute zu kohlensauren Alkalien werden, erst in dieser Gestalt die lösende und die Zersetzung des Fibrin bewirkende Kraft erhielten. Denn an sich lösen diese Salze den geronnenen Faserstoff nicht.

Die zweite Reihe von Salzen, welche den Faserstoff lösen, aber seine Fäulnifs aufhalten oder auch ganz verhindern, wird repräsentirt durch die Baryta muriat., das Ammon. carbon. und das Ammon. muriat. Diese Salze lösen den Faserstoff ungemein leicht und daher auch gewifs die Gebilde, welche dem Fibrin ähneln. Ihre antiseptische Kraft, die in der Baryta muriat. schwächer ist, als in den beiden andern Salzen, verdanken sie offenbar dem Chlor und dem Ammonium. Von der antiseptischen Kraft des ersteren brauche ich nicht erst zu reden; nicht so bekannt ist es, dafs das Ammonium auch ein treffliches Antisepticum und Antimiasmaticum ist, was sich z. B. zu Sydenham's Zeit in London bei Gelegenheit einer Pest durch Oeffnung aller Kloaken zeigte. Daher hat Henle sehr recht, wenn er die von Kloaken herrührenden Verunreinigungen der Luft, die viel Ammoniak enthalten, nicht für miasmatisch hält. — Schneider in Fulda heilte äufserst bösartige Fälle von Typhus mit dem Ammon. caust. — Wohl aber sind die bei der Fäulnifs entstehenden anderen Gase, wie Kohlenwasserstoff, Phosphorwasserstoff und Schwefelwasserstoff, als Miasmen zu betrachten, die eingeathmet in dem Blute chemische Processe erregen.

Der Gebrauch jener Salze wird nun in solchen Krankheiten indizirt sein, wo man zwar die Lösung und Ausscheidung fibrinhaltiger Gebilde bezwecken will, ohne aber den Zersetzungs- oder Fäulnifs-Procefs noch mehr anzuregen, als er vielleicht schon im Gange ist, wo man ihn vielmehr mäfsigen mufs. Dies ist z. B. in der ganzen Reihe der gastrischen und der venösen Abdominal-Fieber der Fall, die entweder gleich mit der Tendenz zur Fäulnifs auftreten oder doch leicht in sie umschlagen können. — In gastrischen

Fiebern, in katarrhalischen Zuständen der Luftwege und des Magens u. s. w. läfst man das Ammon. mur. z. B. direkt auf die kranke Schleimhaut und die in Stase befindlichen Gefäfse einwirken; hier bewirkt es die Lösung und Losstossung des metamorphosirten Epitheliums und führt den pathologischen Procefs in den erkrankten Häuten zur Norm zurück. Ferner, da das Ammon. muriat. vom Blut aufgenommen wird, so gelangt es, bei chron. Katarrhen der Luftwege, bei Tuberkelerweichung, wo mehr die Schleim- als Eiterbildung vorherrscht, mit den kranken Schleimhautflächen in Berührung, löst die metamorphosirten Gebilde auf und macht sie zur Resorption und Zersetzung fähig, ohne diese jedoch in Fäulnifs umschlagen zu lassen. Endlich wird es mit dem Harn in die Blase geleitet und ebenfalls auch durch seine örtliche Einwirkung nützt es hier bei chronischen Katarrhen, wie gegen die im Blute befindliche Mater. pecc. — Durch dieselbe, faserstoffiges Exsudat lösende Kraft, wirkt dasselbe Mittel ebenfalls bei Hydrarthrus, äufserlich in Solution angewendet, indem es jedenfalls resorbirt wird.

Das Ammon. carbon. hat man, namentlich die Engländer, im Scharlachfieber angewendet und es ist aus vielen Gründen sehr erklärlich, dafs es in manchen Formen desselben, wie z. B. den torpiden, gangränösen, nützlich sein kann, ebenso wie die Salzsäure. Wenn Einige, von der Idee ausgehend, dafs wie allen Erysipelas-Formen, so auch der Scarlatina, ein Contagium kalischer Natur zu Grunde liege, von vorn herein und in allen Formen die Säuren, namentlich die Salzsäure, für indizirt halten, um essentiell zu behandeln: so glaube ich, irren dieselben gewaltig. Nur in den genannten Formen mögen die Säuren wirklich angezeigt sein: sonst aber, zumal in kleinen Dosen, eben nicht sehr schaden. Den Beweis dafür liefert eben die glückliche Behandlung mit dem Ammon. carbon.

Die Baryta muriat. ist jetzt wohl in der Scrofulosis ein nur selten angewendetes Mittel und nützt gewifs nur in den erethischen, entzündlichen Formen. Von Lisfrank wird es bei Tumor alb. scrofulos. in grofsen Dosen verabreicht, ein Verfahren, das wegen der störenden Nebenwirkungen dieses Mittels nicht recht gebilligt werden kann. Zu versuchen wäre übrigens, was die äufsere Anwendung desselben hierbei leistete.

In dieser Reihe von Krankheiten, welche in sich die Tendenz zur Fäulnifs haben, können das Ammon. carbon. und muriat. jedoch nur da angewendet werden, wo der Grad der Zersetzung sich nicht sehr dem Chemismus annähert. In den höheren Graden wendet man daher die Säuren, namentlich die Mineralsäuren an, oder diejenigen Salze, welche mit den Protein-Körpern chemische, der Fäulnifs widerstehende Verbindungen eingehen. Es scheinen diese Mittel so einzugreifen, dafs sie den Zersetzungs-Procefs qualitativ umgestalten, ihn zur Norm zurückführen. Hierauf basirt die sogenannte entgiftende Heilmethode. Dahin gehören das schwefelsaure Kupfer; der Sublimat im Typh. abdom. von Spiritus empfohlen und von Kopp in der putriden Ruhr, aber leider noch immer nicht in dem Maafse angewendet, als er es verdient; das Argent. nitr. ebenfalls im Typh. abdom., wenn derselbe sehr dem Fäulnifs-Procefs anheimfällt, in Klystieren und auch innerlich in Solution. Beide Mittel kommen direkt mit dem metamorphosirten Epithelium des Magens und Darmkanals in Berührung, mit den Geschwürsflächen und den im Darmkanal sich ansammelnden, in Zersetzung befindlichen, Blut- und Galle-Bestandtheilen und gehen auch ins Blut über. — Dahin gehört ebenfalls das Chinin. sulph., das im Typh. und dem, auch zur Klasse der Fäulnifs-Krankheiten gehörenden, Wechselfieber, eben durch seine antiseptische Kraft sich so heilsam zeigt. Diese antiseptische Kraft des Chinin. sulph. ist so grofs, dafs Faserstoff, zu dem ich faulenden Faserstoff hinzusetzte, vor der Fäulnifs durch dieses Salz geschützt wurde. —

In diesen Salzen wirken sowohl die Basis als die Säure fäulnifswidrig, während mit den Salzen alkalischer Basis dies nur die Säure thut, während jene die Fäulnifs beschleunigt. Diese würde aber ohne die Säure ungemessen Ueberhand nehmen. Das sehen wir z. B. bei den pflanzensauren Alkalien.

Noch sei es mir erlaubt, einige Worte über die Wirkung des Kali hydrojod. und des Sublimats in der Syphilis zu sagen. Dafs die primäre Syphilis eine rein örtliche Krankheit sei, beweisen sowohl die Fälle, wo sofortige Aetzung des Geschwürs gründliche Heilung bewirkte, als auch der Umstand, dafs sich keine Veränderungen im Harn zeigen, die nothwendig da sein müfsten, wenn eine Mater. pecc. im Blute vorhanden wäre. Zu Anfang stellt die örtliche Affektion, das

Geschwür, einen spezifischen, rein örtlich begrenzten, organischen Fäulnifs-Procefs dar, wie alle Contagien in ihrer Wirkung hierauf beruhen; erst dann, wenn das Krankheits-Produkt, der Eiter, resorbirt wird, kann auch das Blut erkranken, in Folge dessen die Lues universalis entsteht. Es kommt daher im Anfange der Krankheit blofs darauf an, die Resorption des Eiters zu verhüten, diesem die spezifische Fäulnifs zu nehmen und alles das Material zu entziehen, das er in diesen Procefs hineinziehen könnte. Dies geschieht nun z. B. durch fäulnifswidrige Mittel, die örtlich angewendet werden: Blei, Arg. nitr., Aq. phagedaen.; dann durch Ruhe und Hungern, durch Abführungen mit Magnes. sulph., durch beschleunigte Zersetzung aller exkrementieller Stoffe durch das Kali hydrojod., endlich durch wirkliche antiseptische Mittel, wie das Calomel und den Sublimat, die zugleich durch Darniederbeugen der progressiven Metamorphose dem Ulcus alles Material zum Wuchern entziehen, dagegen die regressive ruhig ihren Gang gehen lassen. Wenn so nichts mehr da ist, das faulen könnte, so hört der Fäulnifs-Procefs von selbst auf. Unter allen Protein-Verbindungen des Körpers faulen die zuerst, die mehr der regressiven Metamorphose angehören, wie z. B. die abgestrorbenen Blutbläschen, weil in diesen der Chemismus vorherrscht; es ist bekannt, dafs Chanker bei Kranken, die Skorbut, Typh. abdom. u. s. w. haben, sehr heftig um sich greifen, weil hier schon die Neigung zur Fäulnifs sehr bedeutend ist. — Ist dagegen ein Körper durch und durch mit Sublimat imprägnirt, so wird er wenig oder gar keine Fortschritte machen können, ebenso wie ein Stück Fleisch, das längere Zeit in Sublimat-Solution gelegen hat, gewifs nicht fault, wenn man auf dasselbe ein faulendes Stück Fleisch auflegt.

Die Erfahrungen über die Wirkung des Kali hydrojod. bei primärem, ächtem Hunter'schen Chanker sind getheilt: Einige wollen gute, Andere gar keine Erfolge gesehen haben. Darüber aber sind alle einig, dafs bei sekundärer Lues, wo sich offenbar eine Mater. pecc. im Blute vorfindet, das Kali hydrojod. sicher und schnell hilft. Hier wäre es sehr interessant, wenn 1) immer herausgebracht werden könnte, ob die Kranken früher mit Sublimat oder Calomel, oder mit Magnes. sulph. oder anderweitig behandelt worden sind; 2) ob das Kali hydrojod. blofs im ersten oder auch in letzterem

Falle hilft; 3) ob sich im Harn während des Kali hydrojod.-Gebrauchs pathologische Veränderungen zeigen, und welcher Art diese sind. — Ich habe, wie gesagt, bei der Behandlung eines primären ächten Chankers mit Magnes. sulph. keine Veränderung im Harn beobachtet, auch später nicht, als zur Nachkur noch Kali hydrojod. gegeben wurde, aufser dafs der Harn auf Jod reagirte. — Hülfe des Kali hydrojod. nur bei den sekundären Formen, wo früher Quecksilber gebraucht worden ist, so liegt die Vermuthung sehr nahe, dafs durch dasselbe die Verbindungen, welche das Quecksilber mit den Protein-Verbindungen des Bluts eingegangen war und welche wir als Mater. pecc. der sekundären Krankheiten zu betrachten haben, auflöste und letztere aus dem Körper entfernt werden. *)

Da das Kali hydrojod. von der äufseren Haut, z. B. bei Fufsbädern, resorbirt wird, so möchte ich einen vortheilhaften Gebrauch davon bei Bubonen erwarten, wenn nicht sein hoher Preis ein Contraindicans wäre. —

Wenn Manchem diese meine Theorie von der Wirkung der genannten Salze sonderbar oder zu hypothetisch erscheint, dem will ich ins Gedächtnifs zurückrufen, was Fluth zu Falstaff in den lustigen Weibern von Windsor sagt: „Ich werde Euch eine Sache entdecken, bei der ich meine eigene Schwachheit sehr oft an den Tag legen mufs; aber, lieber Sir John, indem Ihr Euer eines Auge auf meine Thorheit richtet, wie ich sie vor Euch aufdecke, lenkt das andere auf das Register Eurer eigenen, damit ich um so leichter mit meinem Verweise durchkommen möge, als Ihr selbst wifst, wie leicht es sei, in solche Fehler zu fallen.“

Ich werde es mir aber gewifs recht sehr angelegen sein lassen, über diesen für Pharmakodynamik und die Therapie so

*) So viel ich weifs, ist der Harn in diesen Fällen noch nicht untersucht worden, ob er eine Verbindung des Jod mit dem Quecksilber enthält; wäre dies der Fall, so würde diese Theorie zur Gewifsheit erhoben. Die eigenthümliche Beschaffenheit, welche die sogenannten Merkurial-Geschwüre im Munde zeigen, die blaugraue Farbe ihres Grundes u. s. w. lassen darauf schliefsen, dafs das im dargereichten Calomel oder Sublimat enthaltene Quecksilber irgend eine Verbindung mit den Protein-Verbindungen des Bluts eingegangen ist.

wichtigen Punkt noch mehr Thatsachen zu sammeln, um mehr Analogien und Anknüpfungspunkte zu gewinnen, und dann wird es sich zeigen, ob die aufgestellte Theorie praktische Bedeutung gewinnen kann oder nicht.

Versuche zur Bestimmung der einzelnen Blutbestandtheile unter einander.

(S. Hufeland's Journal, Juli-Heft 1843.)

Die durch Andral und Gavarret und neuerdings durch Fr. Simon neu belebten Untersuchungen über die Menge der einzelnen Bestandtheile im gesunden und kranken Blute haben unendlich viel dazu beigetragen, dieser für den Praktiker bis dahin äufserst sterilen Lehre ein allgemeineres Interesse abzugewinnen. Sie haben die Aufmerksamkeit und die Forschungen aller derjenigen auf diesen Punkt gerichtet, die von dieser Seite her für die Erkenntnifs des Wesens der Krankheiten, die Diagnose und Therapie mit Recht Vieles erwarten durften. Denn früher drehte sich die ganze Bluntuntersuchung in Kliniken, wenn sie etwa vorgenommen wurde, um den einen Punkt, ob der Blutkuchen eine Faserhaut besitze oder nicht, und höchstens um dessen sonstige Beschaffenheit: und man weifs, wie oberflächlich dies geschah und zu welch' falschen Ansichten in Bezug auf die Behandlung man dadurch veranlafst wurde.

Zwar mag theils die Unzulänglichkeit und die Ungenauigkeit der Methode, welche die ersteren Beiden ihren Untersuchungen zu Grunde legten, Manchen Zweifel und Bedenken über ihre Brauchbarkeit und Nützlichkeit einflöfsen; Andern mag die gröfsere Schwierigkeit, der Geld- und Zeitaufwand, womit das Simon'sche, ungleich genauere Verfahren verbunden ist, noch von eigenen, weiteren Versuchen abschrecken: allein sehr zu empfehlen ist es einem Jeden, der einen Drang in sich fühlt, die Medizin durch Erhärtung positiver Thatsachen weiter zu fördern, keine Mühe und keinen Zeitaufwand zu scheuen, entweder nach jenen Methoden Blutuntersuchungen anzustellen, oder nach einer anderen, besseren, die er sich selbst bildet: si ingenium valet. —

Die Hauptfehler der Andral-Gavarret'schen Methode,

die darin besteht 1) durch Eintrocknen einer Portion Blut die Gewichtsmenge der festen Bestandtheile und des Wassers zu bestimmen; 2) aus einer anderen den Faserstoffgehalt, (dessen feste Substanz und Wasser) und aus dem Serum desselben den Wassergehalt und dann 3) durch Berechnung aus der Wassermenge des eingetrockneten Bluts die Menge des Serum-Rückstandes und durch Abzug dieses und des Faserstoffs von der festen Substanz des eingetrockneten Bluts die Menge der in diesem enthaltenen Blutbläschen zu finden, beruht auf der falschen Supposition, dafs alles beim Eintrocknen des Bluts verdunstende Wasser dem Serum angehöre, da doch die Blutbläschen, wie alle übrigen thierischen Gewebe, auch beträchtliche Mengen Wassers enthalten müssen. Auf diese Weise haben Andral und Gavarret, wie sich leicht ersehen läfst, die Quantität des Serum und seines Rückstandes immer zu hoch, die der Blutbläschen dagegen zu niedrig gefunden. (Ich begreife nicht, wie Simon der Ansicht sein kann, dafs die Menge der Blutbläschen nach dieser Berechnung zu grofs ausgefallen sei: man müfste denn annehmen, dafs in dem eingetrockneten Blute viel Wasser zurückgeblieben sei.)

Der Werth der Andral und Gavarret'schen Blutuntersuchungen und deren Resultate würde trotz jenes Fehlers nicht geschmälert werden und er würde als relativ richtig angenommen werden können, wenn nicht noch eine Menge anderer Umstände dazu kämen, die das Resultat ungenau, ja falsch machen können.

Je höher die Menge der festen Substanz im Serum gefunden wird, um so höher wird dieselbe auch durch Berechnung in dem eingetrockneten Blute zu stehen kommen: in einem andern Falle, wo jene niedriger ist und gleiche Menge Wassers verdunstet ist, kommt sie auch in dem Blute niedriger zu stehen. Und darnach richtet sich allein die Menge der Blutbläschen: wogegen in dem ersten Falle in dem Blute weit mehr enthalten sein können als in dem letzteren. Z. B.:

1000 Gr. Blut ohne Faserstoff geben 200 Gr. und 1000 Gr. Serum 80 Gr. Rückstand; so werden die 800 Gr. verdampften Wassers aus dem Blute 70 Gr. festen Serum-Rückstand und mit diesem 870 Gr. Serum geben. In den 200 Gr festem Rückstand wären mithin 130 Gr. Blutbläschen.

Andere 1000 Gr. Blut ohne Faserstoff geben auch 200 Gr. feste Substanz; aber 1000 Gr. Serum 100 Gr. Rückstand; also würden die 800 Gr. verdampften Wassers auf 88,8 Gr. Serum-Rückstand schliefsen lassen. Die 200 Gr. Blut-Rückstand enthielten nur 111,2 Gr. Blutbläschen. Dessen ungeachtet kann aber die Blutbläschenmenge in diesem letzteren Blute ebenso grofs sein, als in dem vorigen, dagegen weniger an Serum: die gleiche Menge des verdampften Wassers würde dann nicht aus dem Serum, sondern aus der gröfseren Menge der Blutbläschen zu erklären sein. Ich werde hierauf noch einmal später zurückkommen.

Ein anderer Vorwurf, den Simon dieser Methode macht, beruht darauf, dafs, wenn die Verdampfung des Serum und des Blutkuchens nicht vollständig oder ungleichmäfsig erfolgt ist, sehr starke Täuschungen vorfallen müssen. Dies läfst sich aber vermeiden, wenn man so lange eindampft und so oft die Eindampfung wiederholt, bis man auf der Waage keine Gewichtsabnahme mehr bemerken kann, wie ich bei meinen Untersuchungen verfahren habe. — Ob übrigens ein Operiren mit kleinen Blut- und Serum-Mengen dadurch, dafs man aus diesen das Wasser vollständiger austreiben könne, vortheilhafter ist, möchte ich noch bezweifeln: da, wenn hier auch nur sehr kleine Fehler vorfallen, durch die Reduzirung der Werthe auf 1000 dieselben bedeutend werden. Wenn man 500 oder auch 1000 Gr. Blut auf einer grofsen flachen Tasse eintrocknet, wobei der Rückstand oft nicht die Dicke einer halben Linie hat, so möchte ich glauben, dafs dabei nicht viel Wasser zurückbleiben kann: und man wird bei keiner einzigen Methode ein ganz genaues Resultat erlangen.

Ebenso verhält es sich mit einem anderen Vorwurfe, den Simon jener Methode macht, dafs nämlich durch das längere Stehen des Blutes eine Menge Wasser aus dem Serum verdampfe, und so das Verhältnifs desselben zum Blutkuchen ein anderes werde, als auch eine gleiche Quantität Serum, das der Luft nicht ausgesetzt war, weniger feste Bestandtheile giebt, als eine andere, die z. B. achtzehn Stunden lang offen da stand. Denn man braucht nur das Blut sofort zu wiegen, so wie es in das Glas geflossen ist, eine gut haftende Glasplatte aufzulegen, und sollte darnach der Verlust an Wasser nach dem abermaligen Wiegen, z. B. nach einem Zeitraum von 18—24

Stunden, bedeutend sein, so viel destillirtes Wasser zum Serum zuzugiefsen, als es verloren hatte. — Soweit habe ich jedoch bei meinen Versuchen die Vorsichtsmaafsregeln nicht getrieben: ich habe mich nur begnügt, auf das Glas, worin das Blut sich befand, eine Glasplatte aufzudecken und gefunden, dafs der Unterschied zwischen dem spez. Gew. als auch der Menge des Serum und dessen fester Substanz zu anderem freistehendem Serum nur sehr unbedeutend war. Ich glaube daher, dafs der Verlust an Wasser, den das Serum unter der Glasplatte erleidet, (es setzen sich höchstens an der Glasplatte 2 Gr. Wasser an) gar nicht in Betracht kommen kann.

Wenn es übrigens der Fall ist, dafs in den ersten Portionen Blut eines Aderlasses das Verhältnifs des Plasma zu den Blutbläschen ein ganz anderes ist, als in den folgenden: so bekommt man über das vor dem Aderlafs in den Adern kreisende Blut gar keine richtige Vorstellung.

Eine sehr ungenaue Methode, aus dem schon gewonnenen Blute die einzelnen Bestandtheile desselben zu berechnen, ist die von Fr. Simon (Handbuch der medizin. Chemie Bd. II, S. 99) angegebene, die derselbe freilich nur als einen Nothbehelf angegeben hat, wenn man schon geronnenes Blut zur Untersuchung erhält. Sie besteht darin, dafs man von dem gewogenen Blutkuchen zwei Stücke abschneidet: das eine wird gewogen, eingetrocknet und aus dem gefundenen Wassergehalt die in Blutkuchen eingeschlossene Menge Serum bestimmt; aus dem anderen Stück wird der Faserstoff gewonnen. Diese Methode ist aber defshalb ganz ungenau, weil, wie ich gefunden habe, der Faserstoff und die Blutbläschen im Blutkuchen nicht gleichmäfsig vertheilt sind, sondern sich oben mehr Faserstoff und leichtere und weniger Blutbläschen, dagegen unten weniger Faserstoff, dagegen mehr und schwerere Blutbläschen befinden.

So lange wir nicht mit positiver Gewifsheit angeben können, wie viel Wasser die Blutbläschen beim Verdampfen geben, so lange werden wir über die Menge derselben im Blute immer im Unklaren bleiben; dafs ihrer aber mehr sind, als Andral und Gavarret angegeben haben, läfst sich dreist behaupten. Denn wenn gut ausgewaschener und ausgetrockneter Faserstoff schon $\frac{2}{3}$ oft $\frac{4}{5}$ seines Gewichts an Wasser enthält, so müssen auch die Kerne der Blutbläschen, die ja aus Fibrin bestehen sollen, ebenso viel Wasser enthalten, und noch mehr, meiner Meinung nach, die Blasenhüllen nebst dem Haematin. — Ich habe einmal einen Fall von Blutergiefsung in den Schleimbeutel über der Patella beobachtet, der, da sie sich bei Ueberschlägen von Ammon. mur. und späterem Compressiv-Verbande nicht zertheilen wollte, nach 9tägiger Dauer geöffnet wurde. Das aus dem Einstiche hervorstürzende Blut war schwarz, in Klumpen geronnen, so dafs es beim Stehen kein Serum mehr ausschied. Durch Leinwand gepreſst gab es eine ansehnliche Menge Faserstoff. Der 4 Drachmen betragende, dickflüssige Cruor gab auf 1000 Gr. reducirt beim Eintrocknen 346 Gr. feste, bröckliche, auf der Bruchfläche nicht glänzende Substanz. Gewifs war in diesem Falle die Resorption des Serum in bedeutendem Maafse erfolgt, so dafs das schwarze Gerinsel nur noch aus Blutbläschen und Faserstoff bestand. Wäre dies der Fall, so würden 1000 Gr. Blutbläschen 654 Gr. Wasser enthalten. — Ein Weg, wie man ausmitteln könnte, wie viel Wasser die Blutbläschen enthalten, wäre der, dafs man in Serum, das sich in einem niedrigen, sehr weiten, dünnen Glase befindet, Blut einfliefsen läfst. Da sich die Blutbläschen nach einiger Zeit senken und gewöhnlich so fest auf dem Boden des Glases liegen, dafs man alles Serum rein abgiefsen kann, so würde nun das weitere Verfahren darin bestehen, dafs man das Glas sammt den Blutbläschen wiegt, diese eintrocknet und dann das Gewicht wieder bestimmt. Der Verlust würde auf Rechnung des verdampften Wassers kommen. Ich bin überzeugt, dafs man auf einer sehr feinen Waage und bei gehöriger Vorsicht zu genauen Resultaten gelangen würde.

Wüfste man also, wie viel Wasser die Blutbläschen enthalten, so könnte man an dem zuerst gefundenen Resultate eine Reduktion vornehmen; z. B. wäre es richtig, dafs 1000 Gr. Blutbläschen 654 Gr. Wasser enthalten, was eben nicht sehr unwahrscheinlich ist, so würden, wenn 1000 Gr. Blut ohne Faserstoff 200 Gr. und 1000 Gr. Serum 80 Gr. festen Rückstand geben, in den 200 Gr. festen Rückstandes nach Andral und Gavarret 130 Gr. Blutbläschen und 70 Gr. Serum - Rückstand enthalten sein. Die 130 Gr. Blutbläschen würden aber 245 Gr. Wasser enthalten. Diese von den 800

Gr. Wasser abgezogen geben für das Serum nur 555 Gr. mit 48 Gr. fester Substanz. So würden auf die Blutbläschen 445 Gr. in feuchtem und 152 Gr. in trocknem Zustande kommen.

Bei meinen Versuchen nun, zu denen ich, ohne die Andral-Gavarret'sche und Simon'sche Methode zu kennen, mir die einzelnen Daten aus C. H. Schultz System der Cirkulation heraussuchte, war ich vornehmlich auch darauf bedacht, die Beschaffenheit des Blutkuchens in jedem einzelnen Falle zu ergründen, woher sowohl seine Gröfse als Festigkeit oder Weichheit herrühren. Es war mir einleuchtend, dafs, je mehr Serum der Blutkuchen eingeschlossen enthält, das spez. Gew. und die Menge der festen Substanz des Cruors kleiner sein müsse, als im umgekehrten Fall, wo derselbe fast nur Blutbläschen und Faserstoff enthielte. In diesem Falle wird der Blutkuchen fest sein, in jenem weich; in diesem kann er grofs sein, wenn das Blut viel Blutbläschen enthält, klein, wenn nur wenige; in jenem Falle wird der Blutkuchen um so gröfser, weicher und loser sein, je weniger Faserstoff, Blutbläschen und je mehr Serum er enthält.

Mein Verfahren war nun kürzlich folgendes:

1) In ein Glas, das genau 1000 Gr. destillirten Wassers fafste, liefs ich das Blut unmittelbar aus der Vene einfliefsen, entfernte alle etwaigen Blasen, setzte den Glasstöpsel hermetisch auf und nahm das spez. Gewicht des darin enthaltenen Bluts. Durch heftiges Schütteln wurde das Blut flüssig erhalten und zum Eindampfen in eine flache Porcellantasse gegossen, das noch am Glase haftende Blut wurde mit wenigem destillirten Wasser gelöst und dazu gethan. Die Menge der erhaltenen festen Substanz wurde dann auf 1000 Gr. Blut reducirt.

2) Liefs ich in ein Glas von 2½ Unz. Gehalt das nächstfolgende Blut einfliefsen, dieses verdeckt 18 Stunden ruhig stehen, bis die Ausscheidung des Serum vollkommen erfolgt sein konnte. Nun hob ich den Blutkuchen vorsichtig heraus und bestimmte sein und des Serum Gewicht, um ihr gegenseitiges Verhältnifs zu finden, wovon ich die Resultate in Hufeland's Journal angegeben habe.

3) Der Blutkuchen wurde durch ein 4 Zoll im Quadrat haltendes Stück Leinwand geprefst und so erstens der Faser-

stoff und zweitens der flüssige Cruor erhalten. Jener wurde vollkommen ausgewaschen, abgetrocknet, gewogen; dann scharf eingetrocknet und wieder gewogen. Sein gefundenes Gewicht wurde auf 1000 Gr. Blut reducirt.

4) Das Serum und der Cruor wurden in einem Glase, das genau 360 Gr. destillirten Wassers fafste, auf ihr spez. Gew. untersucht; war dies festgestellt, so wurden von jedem 250 Gr. abgewogen und in derselben Temperatur und ebenso lange eingetrocknet, als das Blut, d. h. so lange als keine Gewichtsabnahme mehr zu bemerken war. Sowohl das spez. Gewicht als auch die Mengen der beim Eintrocknen erhaltenen festen Substanzen wurden auf 1000 Gr. reducirt. — Bei dem Durchpressen des Blutkuchens durch die Leinwand geht nun eben sowohl von dem Blutroth als auch vom Serum eine nicht unbedeutende Menge verloren: jenes hat auf das spez. Gewicht u. s. w. nicht soviel Einflufs als dieses, woher es denn kommt, dafs, wenn man die für den Cruor erhaltene Menge fester Substanz auf das Gewicht des Blutkuchens reducirt, sie für diesen gröfser ausfällt, als sie eigentlich sollte. Allein da bei jedem Blute dasselbe Verfahren angewendet wurde, so bleibt der Fehler sich gleich und stört das Resultat nicht.

Diese Methode ist nicht umständlicher, als die von Andral und Gavarret befolgte, und wenn man die Eintrocknung mit kleinen Quantitäten, z. B. 250 Gr., überall vornimmt, so geben alle Data zusammengenommen schon für sich eine gute Vorstellung von der Beschaffenheit des Bluts. Aufserdem kann man aber auch nach der Andral-Gavarret'schen Methode noch die einzelnen Blutbestandtheile berechnen, und sowohl die Resultate der einen wie der andern Berechnung dienen zu einer gegenseitigen Controlle Ich habe sie, wovon ich im Verlaufe der folgenden Abhandlungen den Beweis liefern werde, bis jetzt ziemlich häufig angewandt und bin der Ansicht, dafs durch sie jede Zerlegung des Bluts auf chemischem Wege überflüssig gemacht wird. Jeder praktische Arzt, und für diesen ist eine einfache Methode die wünschenswertheste, wenn er sich in interessanten Krankheits-Fällen Belehrung über das Blut verschaffen will, ist nicht im Stande und hat viel weniger Zeit dazu, umständliche chemische Operationen vorzunehmen, die bei nicht gehöriger

Uebung so oft fehl schlagen. Es ist überhaupt wünschenswerth, dafs künftighin alle Untersuchungen des gesunden und kranken Bluts nach einer Methode vorgenommen werden, damit Uebereinstimmung in die Resultate gebracht wird.

Es sei mir vergönnt, an einigen Beispielen die Methode, die ich angewandt habe, zu erörtern.

I. Das Blut von einem Gesunden.

Das spez. Gew. = 1056; 1000 Gr. geben feste Substanz 210 Gr.; Wasser 790 Gr. Plac. 510 Gr. : Serum 420 Gr. = 1,21 : 1. Der Blutkuchen war klein und fest. 1000 Gr. Blut enthielten an feuchtem Faserstoff 8 Gr., an trocknem 3 Gr. Das spez. Gew. des Serum = 1028; 1000 Gr. geben Rückstand 96 Gr.; in Wasser 904 Gr. Das spez. Gew. des Cruor = 1097; 1000 Gr. geben Rückstand 344 Gr.; an Wasser 656 Gr.

Nach der Andral-Gavarret'schen Methode enthalten 1000 Gr. Blut:

an Serum:	835	Gr. mit	80	Gr. fester Substanz.
an Fibrin:	8	- -	3	- - -
an Blutbläschen:	127	- -	127	- - -

Es ist übrigens merkwürdig, was ich eben erst bemerke, indem ich dies schreibe, dafs das Resultat für dies Blut das Mittel ist von Andral und Gavarret's Untersuchungen über das gesunde Blut.

Vergleicht man hiermit das aus dem der Gerinnung überlassen gewesenen Blute gefundene Resultat, so enthielten die 930 Gr. Blut (Plac. 510 + Ser. 420 Gr. = 930):

an Serum:	780	Gr. mit	69	Gr. fester Substanz.
an Fibrin:	8	- -	3	- - -
an Blutbläschen:	142	- -	142	- - -

Reducirt man die Menge der festen Substanz aus den 930 Gr. Blut auf 1000 Gr., so betrüge sie 230 Gr.; also hatte der durch die Leinwand geprefste Blutkuchen so viel Wasser verloren, als auf 20 Gr. feste Substanz kommen. Dies sind nun 217 Gr. — Es ist aber rein unmöglich, dafs sich noch so viel Serum im Blutkuchen befand: es müssen daher die Blutbläschen beim Zerdrücken in die Leinwand die obige Quantität Wasser zum Theil mit abgegeben haben. — Liefse man meinen oben angeführten Fall von dem aus dem Schleimsack der Patella gewonnenen Cruor als Norm gelten, so würden, da dort 1000 Gr. des Cruors 346 Gr. fester Substanz enthielten, diese 344 Gr. fester Substanz aus dem Cruor darauf schliefsen lassen, dafs in dem Blutkucken fast nur noch Blutbläschen enthalten waren. Denn in den Fällen, wo derBlutkuchen : Serum = 1 : 1, oder 1 : 1,2, derselbe fest und klein und der Cruor ein so hohes spez. Gew. (1097), wie dieser zeigte, da ist gewifs so ziemlich alles Serum aus dem Blutkuchen ausgetrieben.

II. Wie leicht sich entdecken läfst, ob die Gröfse eines Blutkuchens vom Serum herrührt oder von den Blutbläschen, ergiebt folgender Fall, wo ich drei Portionen Blut zum Gerinnen hinstellte. Des Blut ist von einem Kranken mit Erysipelas der linken unteren Extremität, am dritten Tage der Krankheit.

Im ersten Glase war Plac. 634 Gr.: Ser. 363 Gr. = 1,74 : 1.

Das spez. Gew. des Cruors = 1081; 1000 Gr. geben 292 feste Substanz.

Im zweiten Glase war Plac. 802 Gr.: Ser. 278 Gr. = 2,54 : 1.

Das spez. Gew. des Cruors = 1075; 1000 Gr. geben 270 Gr. feste Substanz.

Im dritten Glase war Plac. 775 Gr. : Ser. 483 Gr. = 1,60 : 1.

Das spez. Gew. des Cruors = 1083; 1000 Gr. geben feste Substanz 300 Gr.

In allen drei Blutkuchen befand sich eine bedeutende Menge Wassers; am meisten im zweiten, dessen vollständige Zusammenziehung durch Faserstoff-Filamente, die von der Crusta zum Glase gingen, verhindert worden war. Die Kleinheit des dritten Blutkuchens im Verhältnifs zum ersten kann nur einer stärkeren Zusammenziehung des Fibrin zugeschrieben werden: hätte in dieser Portion die Menge der Blutbläschen abgenommen, so würde das spez. Gewicht des Cruors nicht so hoch ausgefallen sein.

Diese wenigen Beispiele werden hoffentlich fürs Erste genügen, die Vortheile dieser Methode klar zu machen, die bei aller Einfachheit auf alle Verhältnisse, die für den Arzt beim kranken Blute von Interesse sind, ein genügendes Licht zu verbreiten im Stande ist.

Zur Lehre von den Entzündungen der Brustorgane.

Vier Pneumonien.*)

1. Der Füsilier Schäfer, 23 Jahr alt, ein sehr kräftiges Subjekt, will sich auf dem Wachposten in der Nacht vom 7. auf den 8. März erkältet haben. Am 8ten Nachmittags bekam er einen heftigen Frost, darauf Hitze, die bis 11 Uhr in der Nacht anhielt. Während dessen Kopf- und Brustschmerzen.

Am 9ten wurde er ins Lazareth gebracht. Die Haut heifs, trocken. Puls 100 Schläge, weich, unterdrückt. Kopfschmerzen, rothes Gesicht. Zunge rein. 40 ruckweise erfolgende Inspirationen in der Minute: Respir. abdom. — Bei der Percussion: über die Brustwarze auf der rechten Seite guter Ton, darunter matt. Ebenso hinten. Links normaler Ton. Bei der Auskultation: vorne, oben: Resp. pueril., unten maskirtes Murmur resp. durch trockene Crepitation. Hinten, oben: Respir. pueril., darunter etwas trockene Crepitation und Resp. bronch. — Pneumonie im ersten Stadium. —

Es wurde sofort ein Aderlafs von 18 Unz. instituirt.

Der Harn, den der Kranke darauf lassen mufste, war hoch gestellt, flammend und liefs bald ein rosenrothes Sedim. lateric. fallen.

Dann 6 Gr. Tart. stib. auf 6 Unz. Wasser. Nach dem ersten Löffel Erbrechen; später noch zwei Mal, aber nicht so heftig, als das erste Mal.

Am 10ten. Feuchte Haut. Puls 86 Schläge, gute Qualität. 28 Inspirationen. Die Kopfschmerzen sind fort. — In der Nacht Schweifs, kein Stuhlgang. — Vorne Murmur resp. mit Crep., hinten matte resp. bronch. Die Inspir. noch schmerzhaft.

Der Urin ist sehr saturirt und flammend Oben hat er einen dichten weifsen Schaum. Er enthält kein Eiweifs. — An der Luft macht er ein starkes Sedim. lateric.

Der Tart. stib. wird fortgebraucht. — Am Abend ist die

---

*) Dafs diese Krankengeschichten nichts weiter bezwecken sollen, als die Art und Weise, wie die Harnbeschaffenheit während der Dauer des Krankheits-Processes pathologisch verändert war, im Zusammenhange mit den allgemeinen und örtlichen Reaktions-Erscheinungen anzugeben, versteht sich von selbst.

Exacerbation ganz unbedeutend. Husten gering, ebenso der Auswurf.

Am 11ten. In der Nacht hat der Kranke einen starken, lange andauernden Schweifs gehabt. Auch am Morgen ist die Haut noch feucht. Ein Stuhlgang. — Das Fieber ist ganz unbedeutend. Tiefe und schmerzlose Inspiration. Der Ton bei der Percussion nicht mehr so matt; hinten noch Respirat. bronch. nebst Crepitation; vorne aber schon das Respirations-Geräusch normal. Der Harn sieht wie gestern aus; an der Luft macht er ein Sedim. lateric., in welchem sich einige Tripelphosphat - Krystalle befinden. — Fortgebrauch der Arznei. —

Am 12ten. Alle Erscheinungen, wie gestern. Fast gar kein Husten und Auswurf. — Der Harn ist nicht sehr saturirt; schwach sauer und macht an der Luft ein Sediment, das nur aus Tripelphosphat-Krystallen besteht. — Der Kranke erhält von heute ab keine Arznei.

Am 13ten. In der Nacht ist mehr Husten und Auswurf dagewesen. Aber keine Schmerzen in der Brust. Schweifs. — Das Fieber ist ganz verschwunden. Der Ton bei der Percussion ist fast normal, bei der Auskultation ist hinten nur wenig Knistern zu hören, vorne aber ganz deutlich das Respirations-Geräusch.

Der Harn ist nicht sehr saturirt und macht bei 2° R. an der Luft ein schmutzig rothes Sedim. lateric.

Am 14ten. Alles wie gestern. Der Husten, nebst wenigem Auswurf, kommt paroxysmenweise öfter. Der Harn vom Morgen hellgelb, stark sauer; er hat eine Menge reiner Harnsäure-Krystalle abgesetzt. Dasselbe thut der Harn vom Tage auch. — Pulv. liquir. comp. —

Am 15ten. Der Husten ist weg; nur noch sehr wenig Auswurf. Der Harn hat ein Sedim. later. nebst Harnsäure-Krystallen an der Luft abgesetzt.

Von heute ab zeigten sich im Harn keine pathologischen Erscheinungen mehr. Der Kranke, fast gar nicht heruntergekommen, verliefs heute das Bett, und konnte nach 5 Tagen als gesund entlassen werden. — Offenbar hatte in diesem Falle, wo die örtliche Affektion noch ziemlich frisch war, (Engouement im Uebergange in Hepatisation begriffen) der Aderlafs von 18 Unz. dem Weiterschreiten des Krankheits-

Processes Einhalt gethan und die schnelle Entscheidung innerhalb 7 Tagen bewirkt. — Das Fieber hörte mit dem fünften Tage auf. Am 1sten, 2ten Tage bestand das Sediment blofs aus harnsaurem Ammoniak, Uroerythrin und amorphem Erdphosphat; am 3ten tritt daneben das Tripelphosphat-Krystall auf, das am 4ten Tage allein erscheint. Am 5ten Tage das Sedim. lateric. und am 6ten die reinen Harnsäure-Krystalle; am 7ten endlich ein Sedim. lateric. nebst Harnsäure-Krystallen. — Die Hautkrise war ebenfalls sehr ausgezeichnet und reichlich. Die örtliche Krise durch Auswurf war ganz untergeordnet; offenbar war nach dem Aderlafs eine vollständige Resorption des ergossenen Pseudo-Plasma erfolgt, wahrscheinlich ohne dafs es die Metamorphose durch Eiter u. s. w. durchgemacht hätte. In der Stube hatte der Harn nie ein Sediment fallen lassen.

Zwei ähnliche Fälle von Pneumonie, wo die Resolution der Entzündung mit dem Erscheinen der Tripelphosphate zusammenfiel, hat Simon in der Schönlein'schen Klinik beobachtet. In dem ersten Falle war der Harn in dem Entzündungsstadium dunkel, sehr sauer und ohne Sediment, was er gewifs gemacht hätte, wenn er in die kalte Luft gesetzt worden wäre. Zur Zeit der Resolution wurde er blasser und neutral, und dann zeigte sich ein Sediment von Tripelphosphaten, während der drüberstehende trübe Harn noch ungemein viel harnsaures Ammoniak aufgelöst enthielt. Im zweiten Falle war das Verhalten ganz dasselbe; es dauerte 3 bis 4 Tage und in beiden Fällen trat Genesung ein. — Wünschenswerth wäre es, wenn noch herausgebracht werden könnte, was für Mittel bei diesen beiden Kranken angewendet wurden und wie lange überhaupt der Verlauf der ganzen Krankheit dauerte. Wahrscheinlich ist es mir, dafs er länger währte, als sieben Tage, und dafs die Kranken auch Tart. stib. erhalten haben. (Simon, Beiträge zur physisch. und pathol. Chemie u. s. w. Bd. I. S. 105.)

---

2. Füsilier Puhlmann, ein eben nicht sehr kräftiges Subjekt, bekam am Mittag einen Frost, nachdem er den Morgen Brustbeklemmung beim Exerziren gefühlt hatte. Gegen Abend, als noch die Hitze andauerte, bekam er Stiche in der Brust beim Inspiriren, und Husten.

Am 18ten früh wurde er ins Lazareth gebracht. -- Heifse, aber feuchte Haut; Puls 86 Schläge, gute Qualität, aber etwas unterdrückt. Kopfschmerzen, rothes Gesicht. — 22 Inspirationen in der Minute, oberflächlich, resp. abdom. — Die Percussion ergab an der rechten Seite unten einen matten Ton: das Percutiren selbst war sehr schmerzhaft. Hinten ebenfalls. — Bei der Auskultation: Fehlen des Respirations-Geräusches; statt dessen resp. bronch., aber nur sehr matt. Keine Crepitation. — Pleuropneumonia later. dextri. —

Es wurde sofort eine Venäsection von 12 U. gemacht. — Zwei Stunden darauf ein Dutzend Schröpfköpfe auf die leidende Seite; innerlich Kali nitr. — Am Abend macht der Puls 94 Schläge. Die Haut ist feucht; die Schmerzen beim Inspiriren haben nachgelassen. Husten unbedeutend. Der Harn ist flammend; bei 2° R. läfst er schnell ein Sedim. lateric. fallen.

Am 19ten. In der Nacht einiger Schlaf. Haut feucht. Sputa wenig, aber blutig, zähe, geballt. Die Auskultation ergiebt resp. bronch. und Crepitat. — Der Harn flammend und macht an der Luft ein hochrothes, starkes Sedim. lateric. —

Gegen Abend trat eine starke Exacerbation sowohl in den örtlichen Erscheinungen als auch im Fieber ein und es wurde defshalb eine zweite Venäsection von 12 U. gemacht. Dieses Blut trug den Charakter der Hyperinosis noch stärker an sich, als das vorige. — Aufser dem Nitrum noch 2stündlich 1 Gr. Calomel. — Auch der Harn vom Tage macht ein Sedim. lateric.

Am 20sten. Die Nacht war sehr gut gewesen: starker Schweifs; ein fäkulenter Stuhl. Der Puls zählt heute Morgen nur 64 Schläge, ist voll, grofs und stark. 18 Inspirationen in der Minute; der Kranke kann ganz tief Athem holen, ohne Schmerzen zu empfinden. Aber in der Gegend der kurzen Rippen klagt er bei stärkerem Drucke noch über Schmerz. — Wenig geballter zäher Auswurf.

Der Harn macht an der Luft ein Sedim. lateric., in welchem einige Harnsäure-Krystalle sich befinden.

Am 21sten. Gute Nacht. Wenig Schweifs, wenig Auswurf. — Puls 72 Schläge, ganz normal; in der Brust alles wie gestern. — Der braunröthliche Harn trübt sich zwar schnell an der Luft, sedimentirt aber nicht. (Urina jumentosa). Am Glase haben sich wieder viele Harnsäure-Krystalle abgesetzt.

Am 22sten. Die Schmerzen haben sich beim Husten wieder gezeigt. Fieber und Vermehrung der Athemzüge ist nicht eingetreten. Auch die örtlichen Erscheinungen haben eher ab- als zugenommen: denn man hört vorne schon mattes Respirations-Geräusch; daneben aber noch resp. bronch. und Crepit.

Der Harn ist hell und macht ein blafsröthliches Sediment lateric.

Der Kranke wird noch einmal geschröpft, erhält ein Vesicator; das Calomel ist ausgesetzt; sonst Nitrum mit Tartar. stib.

Am 23sten. Die Schmerzen haben sich vollkommen verloren. Sonst Alles wie gestern. Der Harn macht wieder ein Sedim. lateric. nebst Harnsäure-Krystallen. — Der Appetit des Kranken wird rege. Aussetzen der Arznei. —

Am 24sten. Patient kann als Rekonvalescent angesehen werden. Der Harn macht heute ein blofses Sediment lateric.

Am 25sten. Alles wie gestern.

Am 26sten. Der Kranke hat das Bette verlassen. Einiger Auswurf. — Gutes Respirations-Geräusch, vorne und hinten. Heute hat der Harn ein Sedim. lateric. nebst Harnsäure-Krystallen gemacht.

Am 27sten. Der Harn hat in der Stube viel Harnsäure-Krystalle am Glase abgesetzt. An der Luft bei 2° R. macht er noch Sedim. lateric.

Am 28sten. Heute enthält der Harn blofs Harnsäure-Krystalle.

Am 1sten März. In der Stube haben sich Harnsäure-Krystalle abgesetzt: an der Luft noch ein Sedim. lateric.

Am 2ten. An der Luft Sediment von Harnsäure-Krystallen.

Am 3ten. In der Stube hat der Harn dieselben Krystalle abgesetzt. Sonst kein Sediment weiter.

Am 4ten. Alles so wie gestern.

Von heute ab war der Harn ganz hellgelb und setzte keine Sedimente mehr ab. Die Rekonvalescenz schritt schnell vor und Puhlmann konnte am 10ten entlassen werden.

Der Verlauf dieser Pneumonie hat gerade 14 Tage gedauert, und es mufste die Antiphlogose in stärkerem Grade in Anwendung gebracht werden, als bei dem vorigen Kranken. Das Fieber hörte hier, nebst den andern, dringendsten örtlichen Erscheinungen schon am dritten Tage vollkommen auf; es trat auch in diesem Falle zugleich vollständige Resolution des entzündeten Organs ein. Die im Harn beobachteten kritischen Erscheinungen traten in folgender Weise auf: Am 1sten und 2ten Tage Sediment lateric.; am 3ten und 4ten Sedim. lateric. nebst reinen Harnsäure-Krystallen; am 5ten Sedim. lateric.; am 6ten wieder Sedim. lateric. mit Harnsäure-Krystallen; am 7ten und 8ten Tage blofse Sedim. lateric.; am 9ten Sedim. lateric. und Harnsäure-Krystalle. Am 10ten hatte sich in der Stube ein Sedim. von Harnsäure-Krystallen abgesetzt und bei 2° R. noch ein Sedim. lateric. Am 11ten Tage ein blofses Sediment von Harnsäure-Krystallen. Am 12ten hatten sich in der Stube wieder Harnsäure-Krystalle abgesetzt und an der Luft noch ein Sedim. lateric. Am 13ten und 14ten Tage reine Sedimente von Harnsäure-Krystallen. — In der Stube hatte also auch dieser Harn nie ein Sedim. lateric. gemacht, sondern nur einmal von Harnsäure-Krystallen. Gerinnbar war der Harn während dieser Krankheit kein Mal.

---

3. Der Grenadier Buddruss hatte im Sommer beim Baden häufig Blut ausgeworfen. Er ist schlank und hager und hat einen deutlich ausgesprochenen Habitus haemoptoicus. In der Nacht von 14ten auf den 15ten Februar bekam er einen heftigen Frost, dann Hitze und Brustbeklemmung. Mit Brustthee suchte er sich, das Lazareth scheuend, zu helfen; aber in der folgenden Nacht erneuerte sich der Frost, dabei heftige Kopfschmerzen, allgemeines Unwohlsein und Husten nebst heftigen Brustschmerzen.

Am 16ten Abends wurde er ins Lazareth gebracht. Die Haut heifs und trocken; fahle, blasse Gesichtsfarbe. Der Puls war klein und machte in der Minute 100 Schläge, celer. Kopfschmerzen; die Zunge trocken, roth. 40 kurze Inspirationen; grofse Schmerzhaftigkeit der untern Hälfte der rechten Brust. Häufiger, kurzer Husten: wenig blutiger Auswurf. — Die Percussion ergab einen dumpfen matten Ton unterhalb der rechten Brustwarze; bei der Auskultation: oben starkes Bronchialathmen und Rhonchus sibilans. Unten Fehlen des murmur respirat., statt dessen schwache respirat. bronchica. Hinten Alles ebenso. — In der linken Lunge starke respirat. puerilis.

Eine Venaesection von 14 U. Das Blut war sehr hellroth und schäumte ungemein stark. Sehr dicke Crusta phlogistica. — Kali nitr. mit Tart. stib.

Am 17ten. In der Nacht etwas Schlaf. Kein Schweifs. Die Kopfschmerzen haben sich verloren. Am Morgen: die Haut heifs und trocken. Puls 94 Schläge, klein, unterdrückt. Grofser Durst. Die Zunge wie gestern. Kein Stuhlgang. 40 Athemzüge, resp. superfic. et abdomin. Husten viel. Sputa wenig.

Der Harn ist flammend roth, oben kein Schaum. Er macht bei 1° R. kein Sediment; gerinnt aber beim Kochen. Die in ihm enthaltene Protein-Verbindung gleicht in ihrer Reaktion dem Fibrin.

Zwischen 11 und 12 Uhr noch ein Aderlafs. Das Blut zeigt dieselbe Beschaffenheit, nur dafs das Serum Fibrin enthält. — Aufser der gestrigen Verordnung noch zweistündlich 1 Gr. Calomel. — Am Abend: sehr heifse, trockene Haut, rothes Gesicht. 38, etwas tiefere Inspirationen. Viel Husten, wenig Sputa. Puls 108 Schläge. In der Brust alles wie gestern.

Am 18ten. In der Nacht Delirien. Kein Schweifs; zwei dünne Stühle; die Zunge in der Mitte roth und trocken, an den Rändern weifs belegt. — Auch am Morgen die Haut heifs und trocken; keine Kopfschmerzen. Puls 116 Schläge, weich und schnell. 40 oberflächliche Inspirationen. Bei der Auskultation hört man in dem obern Theile der rechten Lunge Knistern und Schleimrasseln; unten schwache resp. bronch. Der Harn ist flammend, klar; er enthält keine gerinnbare Protein-Verbindung, sondern läfst bei 2° R. ein blafsröthliches Sediment lateric. fallen.

Am Abend: 120 Pulsschläge, 40 Inspirationen.

Am 19ten. In der Nacht einiger Schlaf; dazwischen Delirien. Ein Stuhlgang und ziemlich lange andauernder Schweifs. Am Morgen macht der Puls 96 Schläge und ist gröfser und voller, dabei weich. 32 tiefere und längere Inspirationen; Husten und Auswurf wenig, wobei geringe Schmerzen. Die Haut und Zunge sind feucht. — In der Brust alles wie gestern.

Der Harn macht an der Luft ein starkes Sedim. lateric. Am Abend war die Exacerbation im Fieber wieder sehr stark; der Puls stieg auf 120 Schläge, die Haut heifs und trocken. Wenig Harn; der Durst heftig.

Am 20sten. Die Nacht ist ruhig gewesen. Am Morgen starkes Nasenbluten aus dem rechten Nasenloche. Puls 116 Schläge; 38 Inspirationen; viel Husten und viel blutige, zähe Sputa. Die Haut trocken und heifs. — Ueberall in der rechten Lunge Schleimrasseln und resp. bronch. — Der Harn macht ein Sed. lateric. — Am Abend 120 Pulsschläge, trockne Haut. —

Am 21sten. Alles wie gestern. Der Harn macht ein Sedim. lateric.

Am 22sten. In der Nacht Delirien. Häufiger, dünner Stuhl. Die Zunge ist schwärzlich, metallähnlich belegt: übler Geruch u. s. w., die Wirkungen des Calomel. Puls 120 Schläge; die Haut aber warm und feucht. Der Kranke liegt apathisch da und ist unbesinnlich. Er athmet langsam, aber nicht tief.

Heute hat der Harn in der Stube ein Sedim. lateric. gemacht; der Harn vom Abend thut es auch; aber am Glase sitzen noch viele Harnsäure-Krystalle! —

Am 23sten. In der Nacht trat ein starker, lang andauernder Schweifs ein. Danach Schlaf. Keine Delirien. Der Puls macht am Morgen 90 Schläge, ist aber klein. Die Haut ist warm und duftend. Die Zunge wie gestern. 24 Athemzüge in der Minute; keine Schmerzen dabei, wohl aber beim Druck auf die kurzen Rippen. Wenig Auswurf. Der Kranke ist sehr abgemagert. Die Auskultation ergiebt vorne oben Crepitation, unten schwaches Respirations-Geräusch und feuchtes Knistern. Hinten respirat. bronch. und Schleimrasseln.

Der Harn hat heute nicht in der Stube sedimentirt. Wohl aber macht er draufsen an der Luft ein Sedim. lateric.

Am 24sten. Alles wie gestern. Der Harn hat in der Stube ein Sedim. lateric. gemacht. — Zwei dünne Stühle. —

Am 25sten. Der Puls macht höchstens 78 Schläge.

Der Kranke befindet sich ziemlich gut. Auswurf wenig. Der Harn hat in der Stube ein Sedim. lateric. gemacht.

Am 26sten. Wie gestern: sediment lateric. Kein Fieber.

Am 27sten. Ebenso: sedim. lateric.

Am 28sten. Der Harn hat nicht in der Stube sedimentirt. Aber bei 2° R. thut er es. — In der Lunge noch Crepitation und rhonch. sibilans.

Am 1sten März. Sediment. lateric. an der Luft.

Am 2ten. An der Luft ein Sediment, das aus reinen Harnsäure-Krystallen besteht. Der Harn ist hellgelb und klar.

Am 3ten. Der Harn hat in der Stube ein reichliches Sediment von reinen Harnsäure-Krystallen gebildet. An der Luft bei 0° R. macht er weiter kein Sediment mehr. Der Kranke verläfst heute das Bett. Husten und Auswurf hat aufgehört.

Am 4ten. Heute in der Stube macht der Harn ein Sed. lateric. An derLuft bei 1° R. thut er es noch einmal.

Am 5ten. An der Luft ein Sediment von reinen Harnsäure-Krystallen.

Am 6ten. Dasselbe Sediment.

Am 7ten. Ebenso.

Von heute ab zeigte der Harn eine blafsgelbe Farbe und liefs weder ein Sedim. fallen noch setzte er Krystalle ab. — Der Verlauf dieser heftigen Pneumonie hat gerade 21 Tage gedauert. Dreimal gewahren wir, aufser den Harnsedimenten, kritische Erscheinungen; einmal vom 4ten auf den 5ten Tag, wo am Morgen nach einem starken Schweifs eine gute Remission im Pulse eingetreten war, in der Nacht vom 6ten auf den 7ten Tag, oder vielmehr an diesem letztern, trat ein Nasenbluten ein, das jedoch auf den Puls keinem Einflufs hatte. Die dritte Krise, die den Ausschlag gab, geschah in der Nacht vom 8ten auf den 9ten Tag durch allgemeinen Schweifs.

Die Sedimente im Harn ordneten sich folgendermaafsen: die vom 1sten und 2ten Tage konnten nicht beobachtet werden; am 3ten Tage kein Sediment, statt dessen war der Harn gerinnbar; am 4, 5, 6, 7ten Tage ein Sedim. lateric. Am 8ten Tage in der Stube ein Sedim. lateric., der Harn vom Abend enthält aufserdem Harnsäure-Krystalle. Am 9ten ein

Sedim. lateric., am 10, 11, 12, 13ten Tage ein Sedim. lateric. in der Stube. Am 14, 15ten ein Sedim. lateric. an der Luft, am 16ten ein Sedim. von reinen Harnsäure-Krystallen an der Luft, am 17ten dasselbe in der Stube. Am 18ten ein Sedim. lateric. in der Stube, am 19ten reine Harnsäure-Krystalle an der Luft, am 20 und 21sten Tage ebenso.

---

4. Der Füsilier Ferdian, ein Pole, bekam am 18. Februar auf der Wache einen heftigen Schüttelfrost, Hitze und Leibschmerzen. Um Mittag abgelöst, kaufte er sich für 1 Sgr. 6 Pf. spanisch-bittern Schnaps, um sich die Leibschmerzen zu vertreiben. Danach erst gelbes, dann grünes Erbrechen und Durchfall. Erst am 21sten meldete er sich krank und wurde ins Lazareth gebracht.

Die Haut des Kranken war heifs und trocken, das Gesicht eingefallen, namentlich um die Augen und den Mund; die Nase spitz; dabei eine eigenthümliche Blässe. Der Puls war klein, sehr frequent und schnell, 118 Schläge in der Minute machend. Ueber Kopfschmerzen klagte der Kranke nicht mehr, sondern nur über Leibschmerzen. Die Zunge ist gelbbräunlich belegt, rauh; der Leib ist zusammengefallen, eingezogen und ziemlich schmerzhaft, aber nicht heifs. Der Kranke hat heute einen Stuhlgang gehabt und kein Erbrechen weiter.

Wievohl dieser Befund hinreichend gewesen wäre, mit der Diagnose einer Enteritis mucosa zufrieden zu sein und weder die Art, wie der Kranke athmete noch irgend ein anderes subjektives Symptom auf ein entzündliches Leiden der Lungen hindeutete, so liefs ich es mich doch nicht verdriefsen, auch die Brust einer genaueren Untersuchung zu unterwerfen. In der rechten war alles normal, höchstens das Respirations-Geräusch etwas zu scharf; in der linken Lunge ergaben aber alle Zeichen der Percussion und Auscultation die vollkommenste Hepatisation fast des ganzen Organs; eine Complikation von Pneumonie mit Enteritis, die die Obduction zur Gewifsheit erhob. Mir wird, mufs ich offen gestehen, eine Erklärung für den Umstand ungemein schwer, wo nicht unmöglich, woher es kam, dafs der Kranke auch kein einziges subjektives Sympom, weder Beklemmung, noch Schmerzen, in der

Brust empfand; seine Respiration schien die eines Gesunden zu sein, so langsam erfolgte sie, und wenn er etwa den Thorax nicht gehörig ausdehnte, so konte man dies auf Rechnung des Unterleib-Leidens schieben. Dabei kein Husten, kein Auswurf im Anfange, der sich jedoch später einstellte. Entweder wurde das Brustleiden durch das Unterleibsleiden in den Hintergrund gedrängt, oder es war durch den heftigen Entzündungsreiz die Energie der sensibeln Nerven total aufgehoben. Denn aus einer Eingenommenheit des Sensorium kann diese Erscheinung nicht erklärt werden, da der Kranke sehr wohl die Schmerzen im Unterleibe empfand, und noch vollkommen bei Besinnung war.

Einen Fall, der auf diesen einiges Licht verbreiten kann, erzählt Lilienhain in seiner Uebersetzung des Hippocrates, I. S. 132: Eine Frau bekam im 9ten Schwangerschafts-Monate eine Pleuropneumonie. Am 6ten Tage derselben stellten sich die Wehen ein und während des 5stündigen Geburtsgeschäfts war kein pathognomonisches Zeichen (d.h. subjektives) der Lungenentzündung zu bemerken. Zwei Stunden darauf traten dieselben wieder auf.

Es wurde dem Kranken eine Venäsection aus der linken Arm-Vene gemacht, von 16 U. Dies Blut, sehr hellroth und schäumend, trug den Charakter der Hyperinosis im höchsten Grade an sich. Der ganze Blutkuchen, ungefähr 4½ Zoll hoch, hatte eine Faserhaut, die über einen Zoll hoch war. Eigentlich bestand sie aus zwei Schichten; die untere, ⅞ Zoll stark, war von der Röthe und dem Aussehen wie blasse Nierensubstanz und erstrekte sich inwendig in den Blutkuchen noch ⅛ Zoll hinein. Darüber safs, scharf begränzt, die zweite, über ⅛ Zoll stark, die sich davon abziehen liefs. Sie war grünlich-gelb und weich, sammtartig anzufühlen. Es war beinahe so, als ob für beide Krankheiten sich eine besondere Speckhaut gebildet hätte. —

Innerlich erhielt der Kranke eine Emulsion mit Nitrum und 2stündlich 2 Gran Calomel. Auf den Bauch wird Ungt. ciner. eingerieben.

Danach und nach der Suppe, die er zum Abendbrot erhelt, trat sofort Erbrechen ein.

Der Harn flammendroth und trübte sich stark an der Luft. Ein Sedim. lateric.

Am 22sten. In der Nacht starke Leibschmerzen: der Kranke hat die Decke fortgeworfen. Kein Schweifs. — Am Morgen: die Haut trocken und heifs. Die Zunge wie gestern. Stärkerer Collapsus: die Augen haben einen eigenthümlichen Glanz. Puls 112 Schläge, nicht so klein. Der Leib nicht sehr schmerzhaft, eingefallen. In der Nacht zweimal noch Erbrechen.

Der Harn macht an der Luft ein Sedim. lateric.

Am Tage noch öfter Erbrechen, wefshalb dem Calomel ¼ Gr. Opium zugesetzt wird. Starker Durst. Am Abend eine starke Exacerbation im Fieber; es beginnen Delirien. Zwei dünne Stühle. Der Leib etwas aufgetrieben. Es werden Cataplasmen gemacht, Ungt. ciner. eingerieben und die Brust geschröpft.

Am 23sten. Alles wie gestern: in der Lunge noch keine Crepitation zu hören; nur resp. bronch. und Fehlen des Respirations-Geräusches. Der Harn macht wieder ein Sedim. lateric. mit Harnsäure-Krystallen. — Gegen das Erbrechen noch Pulv. aërophor., kaltes Wasser. —

Am 24sten. In der Nacht und am Morgen Delirien. Heimweh. Puls 120 Schläge, klein. Der Leib noch schmerzhaft. Kein Erbrechen. Heute beginnt der Kranke zu husten: seine Stimme wird rauh und heiser; er empfindet Schmerzen beim Druck auf die linke Brust. Das Gesicht kollabirt aber immer mehr. Die Haut heifs und trocken. — Es wird noch ein Vesicator auf die leidende Seite der Brust gelegt.

Der Harn macht an der Luft schnell ein schmutzig-rothes Sediment. lateric. Dieser Harn hat eine eigenthümliche Farbe, die zwischen orange und roth steht, und, wie ich öfter bemerkt habe, in gefährlichen Entzündungen der Brustorgane gewöhnlich vorkommt. Er ist ein schlechtes Zeichen. — Am Tage sechs dünne Stühle.

Am 25sten. In der Nacht wieder Delirien; kein Schlaf. Leib und Brust wie früher. Puls klein, 120 Schläge. Urin wie gestern. Drei dünne Stühle. — Die Prognose ist sehr schlecht.

Am 26sten. Das Gesicht hippokratisch: Zupfen und Flockenlesen. Husten. Puls sehr klein, kaum zu fühlen. Der Harn orange roth, macht ein schmutzig-braunes Sedim. lateric. Um 1 Uhr Mittags starb der Kranke.

Die Obduktion ergab: Verwachsung des hintern und oberen Theils der linken Lunge mit Pleura costalis und vorn mit dem Pericardium. Vorne, zwischen Lunge und Pleura costalis eine geringe Menge eiterartigen Exsudats. Fast die ganze Lunge, mit Ausnahme eines kleinen Lappens, der vorn und links vom Herzen lag, war hellroth hepatisirt. Die Lunge sehr schwer: kein Uebergang in Eiter zu bemerken. Auch die rechte Lunge war an der Spitze durch falsche Membranen mit der Pleura costal. verwachsen, sonst normal.

Der Dünndarm zeigte auf der inneren Fläche eine entzündliche Röthe, die sich gleichmäfsig über die ganze Schleimhaut vertheilt fand; die arteriellen und venösen Gefäfse lebhaft injicirt und hellroth. In der rechten Seite, über der Niere, waren einzelne Stellen unter einander mit dem Colon und mit dem Bauchfell durch frisches Exsudat verwachsen.

Im Ganzen stand das Leiden des Darmkanals mit den Erscheinungen im Leben in Einklang, nicht aber das der Lunge: ob sich letzteres mit ihm gleichzeitig oder erst nachher ausgebildet hatte, war nicht zu ermitteln. — Also auch bei lethalem Ausgange der Pneumonie, die hier mit Enteritis complicirt war, sehen wir fast die nämlichen Erscheinungen im Harn, wie beim entgegengesetzten, d. h. in Genesung. Die Sedim. lateric. und die am 5ten Tage daneben auftretenden Harnsäure-Krystalle müssen in Bezug auf ihre Entstehung so erklärt werden, wie ich es S. 135 gethan habe: die im Blute zurückgebliebene Mater. pecc. und die sich noch dazu erzeugende, erlitt, da nur die eine Lunge für die Luft wegsam war, und die Capillar-Gefäfse der Haut wenig Blut führten, nicht diejenige Einwirkung des Sauerstoffs, die zur Umwandlung derselben in Harnstoff nothwendig war. Dazu kommt noch die geringe Menge Blutbläschen, die wir im Blute des Kranken gefunden haben.

Die Gründe für den erfolgenden Tod waren folgende: 1) Das Blutleiden: wenig Blutbläschen, sehr viel Faserstoff. 2) Entzündung zweier wichtiger Organe: die linke Lunge nebst ihrer Pleura und die Schleimhaut des Dünndarms nebst stellenweise adhaesiver Entzündung des serösen Ueberzugs. 3) Die hierauf folgenden Reaktionen: das Erbrechen und der Durchfall; das Fieber, die Vernichtung der Funktion der linken Lunge. 4) Dadurch wurde das Blut mit neuer Mater.

pecc. überladen: neue Ablagerung in die Lungen, wodurch die Hepatisation sich vermehrte, die Zertheilung gar nicht aufkommen konnte, und der Uebergang des Exsudats in Eiter verzögert wurde. 5) Der verspätete Eintritt einer zweckmäfsigen Behandlung. 6) Die durch die Enteritis kontraindizirte Anwendung des Nitrum oder Tart. stib. 7) Die durch die Enteritis und totale Hepatisation bedingte Art des Fiebers und der Zustand der Hautthätigkeit. Der Puls war klein, sehr frequent: die Haut heifs, aber ganz trocken, während des ganzen Krankheits-Verlaufs. Es ist nothwendig zur günstigen örtlichen Entscheidung, dafs die Circulation in den peripherischen Gefäfsen der Haut thätig sei, damit sowohl der Sauerstoff der Luft als auch die Schweifsdrüsen die noch im Blute gebliebene Mater. pecc. zur Ausscheidung geschickt machen können. Am stärksten zeigt sich zwar die Thätigkeit der Haut wie der Nieren zur Zeit, wo durch die örtliche Krise das Blut mit zu zersetzenden Stoffen überladen ist: allein zu dieser glücklichen Entscheidung trägt, wie gesagt, der vorherige Zustand der Haut viel bei. 8) Die unmittelbar ergriffenen Organe, ihre Gewebe und deren Zellen wichen von ihrer Funktion am stärksten ab; die durch diese krankhaften Zustände hervorgerufenen Reaktionen waren keine gesunden, sondern ebenfalls anomale, leiteten also in den Zellen der Organe, die zu diesen abnormen Reaktionen gezwungen wurden, sowohl in ihrer pro- als regressiven Metamorphose quantitative und qualitative Störungen ein. (Rükkenmark, sympathicus, N. vagus, das ganze Gefäfssystem, das Herz, die eine Lunge, Magen, Leber, Darmkanal). Zuletzt wurde auch noch das Gehirn (Delirien, Bewufstlosigkeit u. s. w.) in seiner Funktion abnorm, jedenfalls durch fehlerhafte Vegetation.

Wo aber die Vegetation und die Funktion der wichtigsten Organe und Gewebe (Blut- und Nervengewebe) anomal geworden ist, da erfolgt der Tod.

Wäre es dem Aderlasse gelungen, die in Exsudation übergegangene Stase zu beseitigen, so würde der Puls und damit die Hautthätigkeit anders geworden sein: durch Befreiung der Lunge würden die Reaktions-Erscheinungen gemildert worden sein, sie selber wieder zu funktioniren angefangen haben: jedoch bot die Complikation mit Enteritis dem günstigen Ausgange auch dann noch grofse Hindernisse dar. — In diesem Falle waren alle Reaktionen, (Fieber, Erbrechen, Durchfall) ungünstig: sie trugen nicht zur Zersetzung und Ausführung der Mater. pecc. bei. — Jedenfalls war die Stase in den Gefäfsen der Unterleibs-Organe (Vena cava u. s. w.) ein Hauptmoment, wodurch die Stase in den Lungen durch das Aderlafs nicht beseitigt werden konnte. — Hiervon später noch mehr. —

Eine Pleuritis.

Der Füsilier Jacobs, blond und eben nicht sehr kräftig, bekam am 28. Januar in der Nacht einen sehr heftigen Frost, dann Hitze. Den Tag über hatte er Brustbeklemmung, Stiche beim Athemholen und Kopfschmerzen; abwechselnd Hitze mit Frost.

Am Nachmittage ins Lazareth aufgenommen, zeigte er folgende Erscheinungen; das Gesicht bläulich-blafs, die Haut kalt, kollabirt. Der Puls klein, härtlich, gespannt, 96 Schläge machend. Kopfschmerzen.

Die Respiration des Kranken war oberflächlich, kurz und schnell, 34 mal in der Minute und geschah mehr mit der linken Brusthälfte. — Die Percussion ergab hier und für den oberen Theil der rechten Lunge einen guten Brustton; von der Brustwarze aber abwärts wurde er rechts ganz matt, sowohl hinten wie vorne. Hier zeigte sich, wenn der Kranke aufgefordert wurde, tief Athem zu holen, die Schmerzhaftigkeit sehr grofs; bei der Auskultation war von hier ab jedes Geräusch wie abgeschnitten; nur an einigen Stellen, seitlich und hinten, hörte man das Reibegeräusch.

Sonach war die Diagnose auf Pleuritis mit Exsudat wohl begründet.

Dem Kranken wurde sofort eine Venäsektion von 14 Unzen gemacht. Das Blut hatte keine Faserhaut. Dann 6 Gr. Tart. stib.

Am Abend trat eine heftige Exacerbation ein: das Gesicht war roth, die Haut heifs; der Puls 110 Schläge. Später ein reichlicher, feuchter Schweifs.

Am 29sten. In der Nacht einmal Erbrechen; dann

starke Stuhlentleerung. Die Zunge rein; viel Durst. Am Morgen: die Haut des Kranken ist feucht, das Gesicht roth. Puls 90 Schläge, 30 Athemzüge. Die Percussion und Auscultation ergiebt, dafs die Entzündung und das Exsudat nicht weitere Fortschritte gemacht haben.

Der Harn des Kranken ist flammend und macht an der Luft ein rosenrothes Sedim. lateric.

Am Abend trat im Fieber und den örtlichen Erscheinungen wieder eine starke Exacerbation ein und es wurde defshalb eine zweite Venäsektion gemacht; das Blut hatte wieder keine Faserhaut. — Das Erbrechen wiederholte sich später noch öfter bei stärkeren Hustenanfällen. Der Harn ist dunkelgelb und hat oben viel Schaum, der lange beharrt. Gekocht gerinnt er und läfst schnell ein Coagulum fallen. Die chemische Untersuchung macht es wahrscheinlich, dafs es aus Fibrin besteht *). — In der Nacht kein Schlaf und kein Schweifs.

Am 30sten. Die Kopfschmerzen haben sich heute vermehrt. Auch nimmt heute die Pleura der linken Lunge an dem Krankheits-Processe Theil; denn auf der Rückenseite

*) Ich mufs hier nachholen, was ich zwar in Caspers Wochenschr. erinnert, aber in der Abhandlung vom gerinnbaren Harn, S. 128 vergessen habe, nämlich die Beweisführung, dafs die Protein-Verbindung in diesem Harn-Fibrin und nichts Andres war. Aufser den daselbst angegebenen Unterschieden von der Gerinnung des albuminhaltigen Harns, wich er dadurch von diesem ab, dafs die starken Mineralsäuren, wie die Schwefel-, Salpeter- und Salzsäure und auch nicht die Essigsänre und Weinsteinsäure in dem Harn einen Niederschlag bewirkten. Denn diese Säuren lösen sämmtlich sogar den geronnenen Faserstoff auf; dies thaten sie auch, wenn ich von dem Coagulum den Harn abgofs, und zwar färbte die Salpetersäure dasselbe erst gelb und löste es; die Schwefelsäure löste es mit violetter Farbe, die Salz-, Essig- und Weinsteinsäure ganz klar. Dagegen löst koncentrirte Schwefelsäure geronnenes Albumin mit ganz schwarzer Farbe. — Dafs übrigens das gebildete Coagulum nicht aus phosphorsauren Salzen bestand, woran man vielleicht hätte denken können, geht daraus hervor, dafs Kaliumeisencyanür in der durch die Säuren bewirkten Lösung einen grünen Niederschlag bewirkte. — In einigen Fällen, wo ich die Untersuchung des Harns begann, hatte schon das Fibrin angefangen zu faulen: allein es liefs sich noch erkennen, dafs es nicht Albumin war, und dieses fault auch weit langsamer. — Auffallend mufs es sein, dafs dieser sehr saturirte Harn doch kein Sedim. lateric. an der Luft machte. —

unten hört man an einer Fläche von der Gröfse einer Hand kein Athmungs-Geräusch, statt dessen Reibegeräusch, und bei der Percussion einen matten Ton und lebhafte Schmerzen. In der rechten Lunge haben diese sehr nachgelassen. — Wenig Husten, fast gar kein Auswurf. — Der Puls macht 110 Schläge. — Der Harn wie gestern: nur ist die Trübung durch die Hitze nicht so stark. Sechs dünnflüssige Stühle.

Um 8 Uhr des Morgens trat ein starker Schweifs ein, der bis gegen 11 Uhr dauerte. Danach sowohl die örtlichen Erscheinungen besser, als auch das Fieber. Der Puls machte nur 80 Schläge.

Statt des Tart. stib. erhielt der Kranke heute Kali nitr. und aufserdem Calomel. — Am Abend eine unbedeutende Exacerbation und starker Schweifs. Der Harn gerinnbar.

Am 31sten. In der Nacht feuchte, warme Haut. Im Schlaf blande Phantasien. Am Morgen: die Haut heifs und trocken; der Puls macht 116 Schläge, ist klein und härtlich. Das Allgemeinbefinden schlecht: grofse Schwäche, Schwindel beim Aufrichten. Die Zunge belegt und trocken; 4 dünne Stühle. — In der Brust haben sich die Symptome um Nichts verändert. — Der Harn ist gelblich-trübe und koagulirt beim Kochen.

Es wird noch eine Venäsection gemacht. Auch dies Blut zeigte noch keine Speckhaut. Aber das grünlich-gelbe Serum war fibrinhaltig. Sodann 1 Dutzend Schröpfköpfe. -- Am Abend guter Schweifs; Puls 96 Schläge, 24 Athemzüge. —

Am 1sten Februar. In der Nacht wenig Schlaf; wenn, so blande Phantasien. Wenig Husten; feuchte Haut. Am Morgen: Puls 100 Schläge, weich. 26 Respirationen. Der Harn erinnt, macht kein Sediment. Inf. Digit. mit Nitrum und Calomel mit Opium. — In der Brust ist es beim Alten. Am Abend: 88 Pulsschläge, Schweifs. Am Tage zwei dünne Stühle.

Am 2ten. Die Haut feucht und warm. Der Kopf nicht mehr schmerzhaft; wenig Husten und Schmerzen in der Brust; einige geballte Spute. Die Zunge belegt, angeschwollen, Symptome der Quecksilber-Wirkung. — Das Respirations-Geräusch ist noch immer nicht zu hören.

Der Harn hatte heute eine saturirte Farbe und enthielt

kein Fibrin. Dagegen machte er ein Sedim. lateric. — Ein Vesicator auf die rechte Brust und die übrigen Mittel. Heute Abend hat der Puls 74 Schläge.

Am 3ten. In der Nacht Schlaf, keine Phantasien. Mehr Husten und Auswurf. — Am Morgen eine vollständige Remission im Fieber; 70 Pulsschläge, von guter Qualität. Die Haut und Zunge feucht. Keine Schmerzen beim tiefen Inspiriren. Oben in der Lunge hört man Rhonch. sibil. und Crepitat., mehr unten Respirat. bronch. sehr schwach. — Drei dünne Stühle.

Der Harn macht an der Luft ein Sedim. lateric.; am Glase sitzen viel Harnsäure-Krystalle und sehr wenige grofse Krystalle von harnsaurem Ammoniak.

Am 4ten. Die Nacht war gut; Schlaf, wenig Schweifs. Der Harn macht dasselbe Sediment wie gestern. — An einigen Stellen, wo das Exsudat war, ist das Respirations-Geräusch sehr matt durchzuhören. An andern Stellen noch das Reibegeräusch. — Der Auswurf gering.

Am 5ten. Alles wie gestern. Der Harn hat ein Sedim. lateric. gemacht.

Am 6ten. Wie gestern.

Am 7ten. Urin klar und hell; er enthält wieder Fibrin und kein Sediment. — Von heute ab Natr. carbon. mit Squilla. Der Harn vom Tage enthält kein Fibrin, macht aber ein Sed. lateric., worin wieder die Harnsäure-Krystalle.

Am 8ten. In der ganzen Brust ist, eine kleine Stelle ausgenommen, seitlich an der rechten Brusthälfte, überall das Respirations-Geräusch durchzuhören. Der Harn hat wieder Harnsäure-Krystalle zu Boden fallen lassen; an der Luft macht er noch ein weifsliches Sediment von harnsaurem Ammoniak mit amorphem Kalkphosphat. Ebenso der Harn vom Abend.

Am 9ten. Sedim. lateric.

Am 10ten. An der Luft ein geringes Sediment von Harnsäure- und harnsauren Ammoniak-Krystallen.

Am 11ten. Blofse Harnsäure-Krystalle.

Der Verlauf dieser Pleuritis war ebenfalls in 14 Tagen beendet und es zeigen sich im Harn ganz die nämlichen Erscheinungen wie in den geschilderten Pneumonien. Am 2ten Tage ein Sedim. lateric.; am 3ten Tage beginnt der gerinnbare Harn, der am 4ten und 5ten so bleibt; an diesem Tage jedoch macht der Harn vom Abend schon ein Sedim. lateric., am 6ten ein Sedim. lateric. mit Harnsäure- und harnsauren Ammoniak-Krystallen; am 7ten blofses Sedim. lateric.; ebenso am 8ten und 9ten; am 10ten Tage war der Harn wieder gerinnbar; am Abend desselben Tages wieder ein Sedim. lateric. mit Harnsäure-Krystallen. Am 11ten reine Harnsäure-Krystalle und Sedim. lateric. Am 12ten Sedim. lateric.; am 13ten Harnsäure- und Harnsaure-Ammoniak-Krystalle; am 14ten Tage blofse Harnsäure-Krystalle.

Von diesem Tage ab war der Harn sehr blafs und enthielt weder eine koagulable Materie, noch machte er in der Kälte ein Sediment. Die örtlichen Erscheinungen waren vollständig geschwunden. Die Höhe der Krankheit fiel auf den 6ten Tag; das Fieber verschwand mit dem 7ten. Die Hauptkrise geschah auch in dieser Krankheit durch den Schweifs, besonders nach der 3ten Venäsektion.

Allgemeine Betrachtungen über die Entzündungen der Brustorgane.

I. Ueber das Blutleiden.

Ich will hier kurz die Resultate der Untersuchungen, die ich über das Blut dieser fünf von mir aufgeführten Kranken angestellt habe, und auch noch, der Vollständigkeit wegen, von einigen andern, deren Krankheits-Verlauf ich nicht näher verfolgen konnte, mittheilen, wie ich sie nach der Methode, die ich angewendet und oben beschrieben habe, gefunden. Zugleich füge ich noch die Berechnungen nach der Andral-Gavarret'schen Methode der Vollständigkeit wegen bei.

I. Der Füsilier Schäfer. S. sub Nro. 1. Die Farbe des Bluts war ziemlich hellroth, und es flofs in einem sehr starken Strahle. Wenig Schaum. Starke Faserhaut auf jedem Blutkuchen; sie war gelb und becherförmig, der Blutkuchen konisch.

Das spez. Gew. = 1050; 1000 Gr. Blut geben 210 Gr. feste Substanz, also 790 Gr. Wasser.

Das spez. Gew. des Serum = 1027,7; 1000 Gr. geben 94 Gr. feste Substanz, und 906 Gr. Wasser.

Eines Versuchs wegen, wie sich das Verhältnifs des Blutkuchens zum Serum in verschiedenen Portionen Blut gestalten würde, liefs ich in 3 gleich grofse Gläser das Blut einfliefsen.

Im 1ten Glase war Plac.	695 Gr.	:	Ser.	587 Gr.	=	1,18:1.
Im 2ten — - —	615 -	:	-	545 -	=	1,13:1.
Im 3ten — - —	618 -	:	-	568 -	=	1,09:1.

Hiernach gestaltete sich denn das spez. Gew. des Cruor folgendermafsen:

Vom 1ten Blutkuchen = 1084. 1000 Gr. geben 300 Gr. feste Substanz.

Vom 2ten Blutkuchen = 1086. 1000 Gr. geben 310 Gr. feste Substanz.

Vom 3ten Blutkuchen = 1089. 1000 Gr. geben 322 Gr. feste Substanz.

Nach der Andral-Gavarret'schen Methode berechnet enthielten 1000 Gr. Blut:

an Serum	858,7 Gr.	mit	80,7 Gr.	fester Substanz.
an Faserstoff	17 -	-	5 -	— —
an Blutbläschen	124,3 -	-	124,3 -	— —

Dieses Blut weicht ganz unbedeutend vom gesunden ab; denn dies enthält noch Lecanu:

790,0 Wasser, 210,0 fest. Rückst., 3,0 Fibrin, 127,0 Blutkörperchen und 80,0 Serum-Rückstand.

Also nur die Menge der Blutbläschen ist um 2,7, die des Fibrin um 2,0 und der Serum-Rückstand um 0,7 erhöht; der Blutkuchen hat sich in diesem Falle fest zusammengezogen, so dafs er, wie das hohe spez. Gew. des Cruor darthut, gewifs nur sehr wenig Serum enthielt.

II. Der Füsilier Puhlmann. S. sub Nro. 2.

Das Blut des ersten Aderlasses zeigte eine ziemlich dunkle Farbe. Der Strahl war stark: wenig Schaum. Der Blutkuchen hatte eine kegelförmige Gestalt, eine ziemlich starke, becherförmige Faserhaut und schwamm im Serum. Die Gerinnung geschah langsam, in 10 — 12 Minuten. — Das Serum sah schön rheinweingelb aus und war sehr klar.

Das spez. Gew. des Bluts = 1055; 1000 Gr. geben feste Substanz 216 Gr., Wasser 784 Gr., Plac. 785 Gr.: Serum 480 Gr. = 1,63:1.

Das spez. Gew. des Serum = 1029; 1000 Gr. geben feste Substanz 100 Gr., Wasser 900 Gr.

Das spez. Gew. des Cruor = 1084; 1000 Gr. geben feste Substanz 312 Gr., Wasser 688 Gr.

Nach der Andral-Gavarret'schen Methode berechnet, enthielten 1000 Gr. Blut:

an Serum:	861 Gr.	mit	86 Gr.	fester Substanz.
an Fibrin:	13 -	-	4 -	— —
an Blutbläschen	126 -	-	126 -	— —

Dieses Blut weicht vom gesunden, namentlich durch seinen höheren Serum-Rückstand ab; die Blutbläschen-Menge ist fast normal; die Faserstoff-Menge um 1 Gr. erhöht. Der Blutkuchen verdankte seine Gröfse und Schwere mehr dem eingeschlossenen Serum: er war eben nicht sehr fest.

Das 2te Aderlafs wurde 24 Stunden darauf instituirt. Das Blut hatte dieselbe Farbe wie gestern.

Das spez. Gew. = 1050; 1000 Gr. geben 204 Gr. feste Substanz, 796 Gr. Wasser, Plac. 613 Gr.: Serum 480 Gr. = 1,28:1.

Das spez. Gewicht des Serum = 1026; 1000 Gr. geben 92 Gr. feste Substanz, 908 Gr. Wasser.

Das spez. Gew. des Cruor = 1078; 1000 Gr. geben 280 Gr. feste Substanz, 720 Gr. Wasser.

1000 Gr. Blut enthielten 21 Gr. feuchten und 6 Gr. trocknen Faserstoff.

Nach Andral und Gavarret enthielten 1000 Gr. Blut:

an Serum:	860 Gr.	mit	79 Gr.	fester Substanz.
an Fibrin:	21 -	-	6 -	— —
an Blutbläschen:	119 -	-	119 -	— —

Es hat sich somit die Blutbläschen-Menge seit gestern bedeutend vermindert; ebenso die Menge der festen Bestandtheile des Serum. Die Fibrin hat dagegen zugenommen. Die Kleinheit des Blutkuchens, (er ist um 0,25 kleiner, als der gestrige), ist nicht durch stärkere Contraktion bedingt, sondern lediglich Folge der verminderten Blutbläschen-Menge. Er enthält weit mehr Serum als der gestrige: denn spez. Gew. 1084 : 1070 zu fester Substanz = 312:280. Der Wassergehalt des Bluts ist in 1000 Gr. um 12 Gr. gestiegen; berechnet man dies auf 24 Pfund Blut (med. Gewicht), die nach dem ersten Aderlasse im Körper zurückblieben, wie ich beispielsweise annehmen will, so haben diese nur etwa 3½ Unzen Wasser aufgenommen.

III. Der Grenadier Buddruss. S. oben sub Nro. 3. Das Blut war ungemein hellroth und dünnflüssig; der Blutstrahl sehr stark, so dafs in noch nicht 50 Sekunden 2 Unz. Blut aus der Vene flossen. Dabei viel Schaum.

Das spez. Gew. des Bluts = 1048; 1000 Gr. geben 190 Gr. feste Substanz und 810 Gr. Wasser, Plac. 768 Gr.: Serum 350 Gr. = 2,19:1.

Das spez. Gew. des Serum = 1026; 1000 Gr. geben 88 Gr. feste Substanz, 912 Gr. Wasser.

Das spez. Gewicht des Cruor = 1075; 1000 Gr. geben 260 Gr. feste Substanz, 740 Gr. Wasser.

1000 Gr. Blut enthielten 28 Gr. feuchten und 7 Gr. trocknen Faserstoff.

Nach der Andral-Gavarret'schen Berechnung waren in 1000 Gr.:

an Serum:	866 Gr. mit	77 Gr. fester Substanz.		
an Fibrin:	28 - -	7 -	—	—
an Blutbläschen:	106 - -	106 -	—	—

Der Blutkuchen war weich und hatte eine starke, becherförmige Crusta phlogistica. Das Serum war hellgelb und klar. Offenbar verdankte der Blutkuchen seine Gröfse einer bedeutenden Menge des eingeschlossenen Serum. — Die Quantitäten der einzelnen Bestandtheile weichen vom gesunden Blute, wie der Vergleich lehrt, bedeutend ab: an fester Substanz enthält das Blut um 20 Gr. zu wenig. Der Faserstoff ist um 4 Gr. vermehrt; die festen Bestandtheile des Serum um 3 Gr., die Blutbläschen-Menge um 21 Gr. Daher die grofse Dünnflüssigkeit, helle Farbe und langsame Gerinnung.

Am folgenden Tage wurde das zweite Aderlafs instituirt.

Das Blut hatte dieselbe hellrothe Farbe; es war jedoch nicht so dünnflüssig und machte nicht so viel Schaum beim Einfliefsen in das Gefäfs. Das Serum war nicht so klar, als gestern, mehr weifsgelblich und es enthält, wie ich jetzt bei der chemischen Untersuchung desselben finde, geringe Mengen Fibrin. Hiermit hängt jedenfalls der fibrinhaltige Harn zusammen, den der Kranke an diesem Tage liefs.

Das spez. Gew. = 1048; 1000 Gr. geben 195 Gr. feste Substanz und 805 Gr. Wasser. Plac. 656 Gr.: Serum 483 Gr. = 1,36:1.

Das spez. Gew. des Serum = 1028; 1000 Gr. geben 98 Gr. feste Substanz und 902 Gr. Wasser.

Das spez. Gew. des Cruor = 1075; 1000 Gr. geben 260 Gr. feste Substanz und 740 Gr. Wasser.

1000 Gr. Blut enthalten 23 Gr. feuchten und 6 Gr. trocknen Faserstoff.

Nach Andral und Gavarret's Methode berechnet man in 1000:

an Serum:	873,5 Gr.	mit	85,5 Gr.	fester Substanz.
an Fibrin:	23 -	-	5 -	— —
an Blutbläschen:	103,5 -	-	103,5 -	— —

An diesem Blute ist vor Allem auffallend, dafs sich sein spez. Gew. und die Quantität der festen Bestandtheile überhaupt vermehrt haben. Viele Beobachter, z. B. Nasse, haben dies auch öfter bemerkt: die Gründe aber, woher die Erscheinung rührt, sind in jedem einzelnen Falle wohl nicht dieselben. In unserm möchte ich annehmen, dafs, da wir die Gewichtszunahme der festen Bestandtheile im Serum allein als die nächste Ursache für die Gesammtzunahme derselben im Blute vorfinden, durch die Resorption des ergossenen Plasma, die nach dem ersten Aderlasse sehr reichlich erfolgte, das im Serum befindliche Fibrin ins Blut gekommen sei und so dessen feste Bestandtheile wieder vermehrt habe. In 1000 Gr. Serum würde die Menge desselben 10 Gr. betragen, was ungefähr in dem Serum von 20 Pfund Blut, wie hoch ich die Blutmasse dieses Kranken schätzen will, 904 Gr. Fibrin ausmachen würde. Es ist aber kaum glaublich, dafs so viel resorbirt sein sollte, vielmehr müssen hier andre Umstände obgewaltet haben, welche die Wasser-Menge des Serum entweder verminderten oder die festen Bestandtheile dasselben vermehrten. Dabei trank der Kranke sehr viel, schwitzte aber nicht; es mufs daher die Menge der festen Substanzen vermehrt worden sein, theils durch Resorption des ergossenen Plasma, theils durch Resorption anderer Gebilde, so dafs diese Zunahme von 10 Gr. auf 1000 Gr. Serum trotz dessen herauskommt.

IV. Der Füsilier Fordian. S. oben sub Nro. 4.

Das Blut war sehr dünnflüssig, sehr hellroth, schäumte aber eben nicht sehr. Die Temperatur desselben war, soweit ich es subjektiv beurtheilen konnte, sehr hoch; die Gerinnung erfolgte erst in 20—25 Minuten.

Das spez. Gew. = 1041; 1000 Gr. Blut geben 194 Gr. feste Substanz, und 806 Gr. Wasser.

Das folgende Blut liefs ich Behufs eines Versuchs über die Vertheilung der Blutbläschen und des Faserstoffs im Blutkuchen in ein Glas fliefsen, das 12 Unzen Blut fafste. Ich gebe hier die verschiedenen Verhältnisse, wie ich sie aus der Berechnung herausfinde und verweise auf diesen Fall in meinem Aufsatz in Hufeland's Journal (1843, August).

Placenta $8\frac{1}{2}$ Unzen : Serum $3\frac{1}{2}$ Unzen = 2,43 : 1.

Das spez. Gew. des Serum = 1028; 1000 Gr. geben 88 Gr. feste Substanz und 912 Gr. Wasser.

Das spez. Gew. des Cruor = 1074; 1000 Gr. geben 260 Gr. feste Substanz und 740 Gr. Wasser.

1000 Gr. Blut enthalten 32 Gr. feuchten und 9,6 Gr. getrockneten Faserstoff.

Nach Andral-Gavarret's Methode berechnet enthielten 1000 Gr. Blut:

an Serum:	848,1 Gr.	mit	74,5 Gr.	fester	Substanz.
an Fibrin:	32 -	-	9,6 -	—	—
an Blutbläschen:	109,9 -	-	109,9 -	—	—

Den Blutkuchen und die Beschaffenheit der Faserhaut habe ich schon bei der Krankengeschichte beschrieben. Er verdankte offenbar seine Gröfse nur der Menge des eingeschlossenen Serum. Dieses war gelb und klar. — Auffallend ist bei diesem Blute das sehr niedrige spez. Gew., dem die Menge der festen Substanz nicht ganz entspricht. Vergl. den vorigen Fall. — Jedoch hat hierfür H. Nasse (das Blut S. 182) schon genügende Gründe gegen Denis Behauptung, dafs die spezifische Schwere des Bluts mit der Menge der festen Bestandtheile in genauem Verhältnifs stehe, angegeben. In diesem Falle könnte vielleicht die grofse Menge des Faserstoffs einen nicht geringen Antheil an dem niedrigen spez. Gewichte gehabt haben.

V. Füsilier Jacobs (Pleuritis mit Exsudat, s. oben).

Erstes Aderlafs: das Blut ist ziemlich dunkelroth. Die Gerinnung erfolgt schnell: der Blutkuchen fest, grofs, im Blutwasser untergesunken. Er hat keine Faserhaut. Das Serum ist gelb und klar.

Das spez. Gew. des Bluts = 1051; 1000 Gr. geben 226 Gr. feste Substanz und 774 Gr. Wasser.

Plac. 739 Gr. : Serum 261 Gr. = 2,87 : 1.

Das spez. Gew. des Serum = 1028; 1000 Gr. geben 94 Gr. feste Substanz, 906 Gr. Wasser.

Das spez. Gew. des Cruor = 1090; 1000 Gr. geben 320 feste Substanz, 680 Gr. Wasser.

1000 Gr. Blut enthalten 15 Gr. feuchten und 4 Gr. trocknen Faserstoff.

Nach der Andral-Gavarret'schen Methode berechnet enthielten 1000 Gr. Blut:

an Serum:	843 Gr.	mit 80 Gr. fester Substanz.
an Fibrin:	15 -	- 4 - — —
an Blutbläschen:	142 -	- 142 - — —

Bei diesem Blute finden wir ebenfalls eine bedeutende Disharmonie zwischen dem spez. Gew. und der Menge der festen Substanz, was bei den folgenden beiden Aderlässen sich wiederholt. — Sodann weicht dies Blut von dem bei Pleuritis beobachteten enorm ab, wovon ich nach Anführung der beiden folgenden Aderlässe sprechen werde. — Der Blutkuchen verdankte seine Gröfse und Schwere vorzugsweise, wie das hohe spez. Gew. des Cruor vorzeigt, der übermäfsig grofsen Menge von Blutbläschen, die dies Blut enthielt.

Am folgenden Tage wurde das zweite Aderlafs gemacht. Das Blut hatte dieselbe dunkle Farbe. Der Blutkuchen hatte keine Faserhaut, aber oben eine $\frac{1}{8}$ Z. hohe hellrothe Schicht; er ist ziemlich zähe und fest. Das Serum ist gelb und klar, wie gestern.

Spez. Gew. = 1051; 1000 Gr. geben 21 Gr. feste Substanz, 781 Gr. Wasser.

Plac. 785 Gr. : Ser. 415 Gr. = 1,89 : 1.

Spez. Gew. des Serum = 1027; 1000 Gr. geben 92 Gr. feste Substanz und 908 Gr. Wasser.

Spez. Gew. des Cruor = 1086; 1000 Gr. geben 300 Gr. feste Substanz und 700 Gr. Wasser.

1000 Gr. Blut enthalten 12 Gr. feuchten und 4 Gr. trocknen Faserstoff.

Nach der Andral-Gavarret'schen Methode berechnet enthielten 1000 Gr. Blut:

an Serum: 851 Gr. mit 78 Gr. fester Substanz.

an Fibrin:	12 Gr.	mit	4 Gr.	fester Substanz.
an Blutbläschen:	137	- -	137	- — —

Wie ein Vergleich des vorigen Blutkuchens mit diesem, (28,7 : 1 — 1,89 : 1) und das spez. Gew. des ersteren zu diesem (1090 : 1086) beweist, enthielt der Blutkuchen beim zweiten Aderlafs, trotz dem, dafs er kleiner war, weit weniger Blutbläschen und mehr Serum als der erste. — Die Wassermenge in diesem Blute hat in 1000 Gr. um 7 Gr. zugenommen, was, auf 24 Pfund Blut berechnet, 2 Unzen ausmacht.

Zwei Tage darauf wurde die dritte Venäsektion gemacht. Das Blut ist etwas hellrother. Der Blutkuchen nicht sehr fest, im Serum schwimmend. Er hat keine Faserhaut, aber die hellrothe Schicht ist oben noch stärker geworden. — Das Serum ist gelb, ins Grünliche spielend, nicht ganz klar. Es ist, wie ich jetzt finde, fibrinhaltig.

Das spez. Gew. = 1050; 1000 Gr. geben 214 Gr. feste Substanz und 786 Gr. Wasser.

Plac. 845 Gr. : Ser. 455 Gr. = 1,85 : 1.

Das spez. Gew. des Serum = 1027; 1000 Gr. geben 92 Gr. feste Substanz, 908 Gr. Wasser.

Das spez. Gew. des Cruor = 1082; 1000 Gr. geben 280 Gr. feste Substanz, 720 Gr. Wasser.

1000 Gr. enthalten 13 Gr. feuchten und 4 Gr. trocknen Faserstoff.

Nach der Andral-Gavarret'schen Methode berechnet enthielten 1000 Gr. Blut:

an Serum:	855,5 Gr.	mit	78,5 Gr.	fester Substanz.
an Fibrin:	13	- -	4	- — —
an Blutbläschen:	131,5	- -	131,5	- — —

Auch in diesem Blutkuchen, wie in dem vorigen, ist die Menge des eingeschlossenen Serum bedeutend. — Die Menge der festen Bestandtheile im Serum hat nicht ab-, sondern um 0,5 Gr. noch zugenommen, was wir, ebenso wie beim zweiten Aderlafs des Grenadier Buddruss, auf Rechnung des Fibrin-Gehalts zu bringen haben. Wie stark die Resorption gewesen, läfst sich nicht berechnen; wäre aber das Steigen des Wassergehalts ein gleiches gewesen, wie beim 2ten Aderlafs, so müfste die Zunahme der Wassermenge, statt 5 Gr., 7 Gr. betragen haben. Beim zweiten Aderlafs nahm die

Menge der festen Bestandtheile in 1000 um 2 Gr. ab; wäre die Abnahme hier dieselbe gewesen (und sie war gewifs stärker), so würden auf 1000 Gr. Serum 2,5 Gr. Fibrin durch Resorption hinzugekommen sein.

In der Menge der Blutbläschen weicht dies Blut in allen drei Aderlässen auf eine bedeutende Weise sowohl vom gesunden als auch dem, wie es bei Pleuritis gewöhnlich gefunden wird, ab. Denn Andral und Gavarret haben fast immer die Blutbläschen-Menge unter dem Normal (127,0) gefunden: jedoch haben sie dieselben auch einige Mal auf 141,1; 128,8; 135,4 steigen gesehn. Die Faserstoff-Menge hielt sich auch, wie in meinem Falle, zwischen 3,9 und 4,9. Ebenso überschreitet auch die Menge der festen Bestandtheile des Bluts überhaupt sehr oft das Normal, z. B. 225,8; 218,0; 236,7; 216,5 und beim 2ten Aderlafs 219,7; 217,0.

Aus dieser grofsen Menge der Blutbläschen ist es auch erklärlich, wefshalb keine Faserhaut zu Stande kommen konnte. Beim 2ten und 3ten Aderlafs sehen wir hierzu eine Neigung auftauchen: denn die hellrothe Schicht auf dem Blutkuchen, die zwischen $\frac{1}{8}$ bis $\frac{1}{4}$ Zoll tief war, kommt meiner Meinung nach entweder dadurch zu Stande, dafs beim Sinken der Blutbläschen hier oben theils weniger, theils die jüngeren, leichten und hellrothen Blutbläschen schweben bleiben und bei der Gerinnung vom Faserstoff eingeschlossen werden, oder dafs diese jungen Bläschen die Eigenschaft besitzen, stärker vom Sauerstoff geröthet zu werden als die alten. Denn es ist doch sonderbar, dafs der Blutkuchen beim ersten Aderlafs oben keine rothe Schicht hatte. Diese Beobachtung habe ich sehr oft gemacht und kann mich defshalb nicht einverstanden erklären mit der Ansicht derjenigen, welche die Röthung der Oberfläche des Blutkuchens nur der Einwirkung des Sauerstoffs zuschreiben. Daher mag wohl die ganz oberflächliche, nicht die Dicke eines Papierblatts fassende, Röthung, aber nicht die mehrere Linien tief gehende, herrühren.

Jetzt will ich noch einige ähnliche Untersuchungen über das Blut von anderen Kranken, die an einer Entzündung der Brustorgane litten, deren Krankheitsverlauf ich aber nicht näher beobachten konnte, mittheilen, um ein vollständigeres Resultat ziehen zu können.

VI. Pneumonie des untern Lappens der rechten Lunge. (Engouement) Der Kranke ist eben nicht sehr kräftig: das Aderlafs am 2ten Tage der Krankheit. Puls 110 Schläge, klein, unterdrückt. — Der Blutkuchen hatte keine Faserhaut, war ziemlich fest. Das Serum hellgelb, klar.

Spez. Gew. = 1051; 1000 Gr. geben 204 Gr. feste Substanz und 796 Gr. Wasser.

Plac. 676 Gr. : Serum 360 Gr. = 1,87 : 1.

Das spez. Gewicht des Serum = 1027; 1000 Gr. geben 86 Gr. feste Substanz und 914 Gr. Wasser.

Das spez. Gew. des Cruors = 1083; 1000 Gr. geben 290 Gr. feste Substanz und 716 Gr. Wasser.

Nach der Andral-Gavarret'schen Berechnung:

an Serum:	862 Gr.	mit	73 Gr.	fester	Substanz.
an Fibrin:	10 -	-	3 -	—	—
an Blutbläschen:	128 -	-	128 -	—	—

Dieses Blut weicht in der Menge der festen Substanz des Serum um 7 Gr. vom Normal ab: diese 7 Gr. fehlen der festen Substanz des Bluts überhaupt, um die Menge derselben normal (210) zu machen. Fibrin und Blutbläschen normal. Daher keine Crusta pleuritica.

VII. Pneumonia lobularis. Ein schwächliches Subjekt. Der Blutkuchen ist weich und hat keine Faserhaut. Die Farbe dunkel. Das Serum ist rheinweingelb und klar.

Das spez. Gew. des Bluts = 1050; 1000 Gr. geben 206 Gr. feste Substanz, 479 Gr. Wasser.

Plac. 690 Gr. : Ser. 360 Gr. = 1,9 : 1.

Spez. Gew. des Serum = 1027; 1000 Gr. geben 92 Gr. feste Substanz und 908 Gr. Wasser.

Spez. Gew. des Cruors = 1080; 1000 Gr. geben 286 Gr. feste Substanz und 714 Gr. Wasser.

1000 Gr. Blut enthielten 10 Gr. feuchten, 3 Gr. trocknen Faserstoff.

Nach Andral und Gavarret's Berechnung in 1000 Gr. Blut:

an Serum:	866,5 Gr.	mit	79,5 Gr.	fester	Substanz.
an Fibrin:	10 -	-	3 -	—	—
an Blutbläschen:	123,5 -	-	123,5 -	—	—

Dieses Blut weicht unbebedeutend vom Normal ab. Der Blutkuchen verdankte seine Gröfse mehr dem Gehalt an Blutbläschen, als an Serum.

VIII. Pneumonia lobularis, ein Recidiv von einer vor 5 Wochen geheilten Entzündung des unteren Lappens der linken Lunge. Der Kranke ist schwächlich. Das Blut hatte eine dunkle Farbe; der Blutkuchen war fest, klein und hatte eine ganz feine Faserhaut. Das Serum hatte eine grünlichweifse Farbe, war aber sonst klar. — Es enthielt kein Fibrin was ich anfangs vermuthete.

Das spez. Gew. des Bluts = 1052; 1000 Gr. geben 208 Gr. feste Substanz und 792 Gr. Wasser.

Plac. 610 Gr. : Ser. 580 Gr. = 1,05 : 1.

Das spez. Gew. des Seruu = 1029; 1000 Gr. geben 98 feste Substanz und 902 Gr. Wasser.

Das spez. Gew. des Cruors = 1090; 1000 Gr. geben 324 Gr. feste Substanz und 676 Gr. Wasser.

1000 Gr. Blut enthalten 11 Gr. feuchten und 3 Gr. trocknen Faserstoff.

Nach der Andral-Gravarret'schen Methode enthielten 1000 Gr. Blut:

an Serum:	869 Gr. mit 85 Gr.	fester Substanz.
an Fibrin:	11 - - 3 -	— —
an Blutbläschen:	120 - - 120 -	— —

Dieser Blutkuchen hatte sich, wie das hohe spez. Gew. des Cruors angiebt, sehr fest zusammengezogen, so dafs er fast nur Blutbläschen enthielt.

IX. Entzündung des mittleren Lappens der rechten Lunge. Der Blutkuchen sehr fest, ohne Faserhaut. Das Serum weifsgelblich, klar.

Spez. Gew. = 1050; 1000 Gr. geben 200 Gr. feste Substanz und 800 Gr. Wasser.

Plac. 470 Gr. : Serum 486 Gr. = 0,97 : 1.

Spez. Gew. des Serum = 1027; 1000 Gr. geben 88 Gr. festen Rückstand und 912 Gr.

Spez. Gew. des Cruors = 1091; 1000 Gr. geben 320 Gr. festen Rückstand und 680 Gr. Wasser.

1000 Gr. Blut enthalten 10 Gr. feuchten und 4 Gr. trocknen Faserstoff.

Nach der Andral-Gavarret'schen Methode enthielten 1000 Gr. Blut:

an Serum:	870,5 Gr.	mit 76,5 Gr.	festem	Rückstand.
an Fibrin:	10 -	- 4 -	—	—
an Blutbläschen:	119,5 -	- 119,5 -	—	—

Dies ist der einzige Fall, der mir bis jetzt vorgekommen ist, wo der Blutkuchen leichter an Gewicht war, als das Serum. Das hohe spez. Gew. und die grofse Menge fester Substanz, die er enthielt, sprechen dafür, dafs er nur sehr wenig oder gar kein Serum eingeschlossen enthielt.

X. Pleuritis biliosa. Starkes Exsudat im linken Pleura-Sack. Vollkommener Icterus; Schmerzen im linken Leberlappen. Puls 116 Schläge. — Das Blut war ziemlich dunkel; kein Schaum. Der Blutkuchen fest, ohne Faserhaut, nicht kegelförmig. Das Serum dunkelgelb von aufgelöstem Gallenstoff, wie die chemische Reaction mit Salpetersäure ergiebt. —

Spez. Gew. = 1055; 1000 Gr. Blut geben 200 Gr. feste Substanz, 800 Gr. Wasser.

Da ich dieses Blut zu einem Versuche benutzte über die Vertheilung der Blutbläschen und des Faserstoffs im Blutkuchen, so gebe ich hier die einzelnen Verhältnisse, wie ich sie durch Berechnung herausbringe.

Plac. 3576 Gr. : Ser. 2240 Gr. = 1,59 : 1.

Spez. Gew. des Serum = 1030; 1000 Gr. geben 100 Gr. feste Substanz und 900 Gr. Wasser.

Spez. Gew. des Cruors = 1080; 1000 Gr. geben 285 Gr. feste Substanz und 715 Gr. Wasser.

1000 Gr. Blut enthalten 13 Gr. feuchten und 4 Gr. getrockneten Faserstoff.

Nach der Andral-Gavarret'schen Methode berechnet enthielten 1000 Gr. Blut:

an Serum:	879 Gr.	mit 88 Gr.	fester	Substanz.
an Fibrin:	13 -	- 4 -	—	—
an Blutbläschen:	108 -	- 108 -	—	—

Dieses Blut weicht sowohl überhaupt in der Menge seiner festen Substanz vom Normal bedeutend ab, als auch in der Menge der einzelnen festen Bestandtheile. Der Serum-Rückstand ist um 8 Gr. vermehrt, gewifs in Folge des Gallenfarbstoffs. Die Blutbläschen-Menge dagegen um 19 Gr.

vermindert. Dessenungeachtet hat sich keine Faserhaut gebildet, was ich auf Rechnung der gehinderten schnellen Senkung der Blutbläschen bringe. Dies geschah in Folge der Vermischung des Serum mit dem Gallenfarbstoff, wie ich mich durch einen Versuch überzeugte, indem ich in das helle, klare Serum eines anderen Entzündungskranken flüssiges Blut träufeln liefs und in diesg elbe Serum ebenfalls. In jenem hatten sich die Blutbläschen weit eher gesenkt als in diesem.

XI. Entzündung der ganzen rechten Lunge. Aderlafs am 4. Tage der Krankeit. Venaesection von 14 Unzen. Das Blut ziemlich hellroth. Die Gerinnung erfolgte erst in 15 Minuten. Der Blutkuchen hatte eine sehr starke, becherförmige, gelbe Crusta phlog.; sonst war er weich. Das Serum hellgelb und klar.

Das spez. Gew. = 1053; 1000 Gr. geben 202 Gr. feste Substanz und 798 Gr. Wasser.

Plac. 940 Gr.: Ser. 360 Gr. = 2,61 : 1.

Spez. Gew. des Serums = 1026; 1000 Gr. geben 92 Gr. feste Substanz und 908 Gr. Wasser.

Spez. Gew. des Cruors = 1069; 1000 Gr. geben 250 Gr. feste Substanz und 750 Gr. Wasser.

1000 Gr. Blut enthalten 25 Gr. feuchten und 7 Gr. trocknen Faserstoff.

Nach der Andral-Gavarret'schen Berechnung enthielten 1000 Gr. Blut:

an Serum:	859 Gr.	mit	79 Gr.	fester	Substanz.
an Fibrin:	25 -	-	7 -	—	—
an Blutbläschen:	116 -	-	116 -	—	—

Die Gröfse des Blutkuchens, die ziemlich bedeutend ist, hängt in diesem Falle von der Menge des eingeschlossenen Serum ab. Ueberhaupt pflegt, wenn die Blutbläschen sich sehr stark senken, also, wie ich gezeigt habe, der gröfste Theil des Fibrin in der Faserhaut, der kleinere in dem Cruor sich befindet, die Zusammenziehung des Blutkuchens aus eben diesen beiden Gründen sehr mangelhaft vor sich zu gehen. Dieses Blut, noch mehr jedoch das des 2ten Aderlasses, trägt den Charakter der Hyperinosis in bedeutendem Grade an sich.

Dieses wurde 2 Tage nachher angestellt. Der Kranke hatte Nitrum mit Tart. stib. gebraucht. Das Blut war sehr hellroth, dünnflüssig, und schäumte sehr. Die Gerinnung erfolgte erst in Zeit von 25 Minuten, während welcher sich die Blutbläschen so senkten, dafs die Hälfte des Blutes aus Cruor, die andere aus Plasma bestand. An solchen Fällen sieht man am deutlichsten, dafs die langsame Gerinnung und die geringe Menge der Blutbläschen und ihre grofse Neigung sich zu vereinigen die Ursache der Faserhaut bedingen. — Das Serum war hellgelb und klar.

Das spez. Gew. = 1046; 1000 Gr. geben 185 Gr. feste Substanz und 815 Gr. Wasser.

Plac. 820 Gr. : Ser. 330 Gr. = 2,48 : 1.

Das spez. Gew. des Serum = 1025; 1000 Gr. geben 88 Gr. feste Substanz und 912 Gr. Wasser.

Das spez. Gew. des Cruor = 1070; 1000 Gr. geben 260 Gr. feste Substanz und 740 Gr. Wasser.

1000 Gr. Bl. enthalten 27 Gr. feucht. und 8 Gr. trock. Faserst.

Nach der Andral-Gavarret'schen Methode berechnet enthielten 1000 Gr. Blut:

an Serum:	872,5 Gr.	mit 76,5 Gr. fester Substanz.
an Fibrin:	27 -	- 8 - - -
an Blutbläschen:	100,5 -	- 100,5 - - -

Die Wasser-Menge zeigt in 1000 Gr. Blut seit 48 Stunden die enorme Zunahme von 17 Gr., was auf 20 Pfund Blut, wie hoch ich sie bei diesem Kranken taxiren will, 4 Unz. und 1 Drachme beträgt. — Die Blutbläschen-Menge hat sich um 16 Gr., die festen Bestandtheile des Serum um 3 vermindert. Dagegen ist die Fibrine um 1 Gr. gestiegen. — Wie das spez. Gew. des Cruors angiebt, ist in diesem Falle die Zusammenziehung des Blutkuchen etwas stärker vor sich gegangen, als beim vorigen Aderlafs.

XII. Catarrhus inflammatorius. Der Kranke hat früher ein Empyem gehabt, das durch Paracentesis geheilt wurde. — Ziemlich schwächliches Subjekt. Das Blut war ungemein hellroth. Der Blutkuchen war fest, untergesunken unter das Serum; er hatte keine Faserhaut, aber oben eine hellrothe Schicht. — Das Serum ist trübe, weifslich; es enthält Fibrin.

Das spez. Gew. = 1048; 1000 Gr. geben 194 Gr. festen Rückstand, also 806 Gr. Wasser.

Plac. 550 Gr. : Ser. 480 Gr. = 1,14 : 1.

Spez. Gew. des Serum = 1027; 1000 Gr. geben 102 Gr. feste Substanz und 898 Gr. Wasser.

Spez. Gew. des Cruors = 1083; 1000 Gr. geben 295 Gr. feste Substanz und 705 Gr. Wasser.
1000 Gr. Blut enthalten 13 Gr. feuchten und 3,5 Gr. trocknen Faserstoff.

Nach der Andral-Gavarret'schen Methode berechnet enthalten 1000 Gr. Blut:

an Serum: 885,5 Gr. mit 90 Gr. fester Substanz.
an Fibrin: 13 - - 3,5 - - -
an Blutbläschen: 100,5 - - 100,5 - - -

Uebersicht der nach meinem und nach der Andral-Gavarret'schen Methode gefundenen Resultate.

I. Das faserhäutige Blut.

Aderlaſs.	Sp Gw. d. Bluts.	Feste Substanz.	Wasser.	Sp. Gw. des Serum.	Feste Substanz.	Wasser.	Plac. zu Serum.	Sp. Gw. des Cruor.	Feste Substanz.	Wasser.	Feucht. Faserstoff.	Trockner.
I.	1050	210	790	1027,7	94	906	1,13:1	1086,3	310	690	17	5
II. 1.	1055	216	784	1029	100	900	1,63:1	1084	312	688	13	4
II. 2.	1050	204	796	1026	92	908	1,28:1	1078	280	720	21	6
III. 1.	1048	190	810	1026	88	912	2,19:1	1075	260	740	28	7
III. 2.	1048	195	805	1028	98	902	1,36:1	1075	260	740	23	6
IV.	1041,7	194	806	1028	88	902	2,43:1	1074	260	740	32	9,6
V. 1.	1053	202	798	1026	92	908	2,61:1	1069	250	750	25	7
V. 2.	1046	185	815	1025	88	912	2,48:1	1070	260	740	27	8
VI.	1052	208	792	1029	98	902	1,05:1	1090	324	676	11	3
Im Durchschnitt geben also diese 6 Aderlässe folgende Verhältnisse:												
	1049,8	203,3	796,7	1027,5	93,3	906,7	1,84:1	1079,4	286	714	20,6	6,1

II. Das nicht faserhäutige Blut.

VII. 1.	1051	226	774	1028	94	906	2,87:1	1090	320	680	15	4
VII. 2.	1051	219	781	1027	92	908	1,89:1	1086	300	700	12	4
VII. 3.	1050	214	786	1027	92	908	1,85:1	1082	280	820	13	4
VII.	1051	204	796	1027	86	914	1,87:1	1083	290	710	10	3
IX.	1050	206	794	1027	92	908	1,90:1	1080	286	714	10	3
X.	1050	200	800	1027	88	912	0,97:1	1091	320	680	10	4
	1055	200	800	1030	100	900	1,59:1	1080	285	715	13	4
XII.	1048	194	806	1027	102	898	1,14:1	1083	295	705	13	3,5
Im Durchschnitt geben diese 6 Aderlässe folgende Verhältnisse:												
	1050,8	205	795	1027,5	93,6	906,4	1,76:1	1084,5	299,3	700,7	11,8	3,58
Im Durchschnitt geben diese 12 Aderlässe folgende Verhältnisse:												
	1050,3	204,1	795,9	1027,5	93,45	906,55	1,80:1	1081,9	292,6	707,4	16,4	4,84

Aus 80 Fällen (Weiber und Männern) hat H. Nasse das spez. Gewicht 1055,2 gefuuden, was vielleicht daher rührt, dafs er dasselbe am kalten, geschlagenen Blute gemessen hat. — Was das Verhältnifs des Blutkuchens zum Serum anbelangt, als dessen Mittel ich 1,80:1 gefunden habe, so hat Tackrah dasselbe in einem Falle von Lungenentzündung = 28,2:10 oder 2,8:1 gefunden. — Ratier will im entzündlichen Krustenblut sehr viel Serum, zuweilen dreimal so viel, Zander sogar viermal so viel gefunden haben. Nach Lauer soll dasselbe ebenfalls vermehrt sein. Dagegen hat Scudamore zweimal im entzündlichen Blute Plac.: Ser. = 9,3:10 oder 0,93:1 gefunden und Gendrin will sogar 6,6:10 oder 0,66:1 beobachtet haben. Damit stimmt Andral überein. Jennings hat es dem Normal (13:10)

sehr nahe' gefunden. (S. dagegen noch meinen Aufsatz im Hufeland'schen Journal, Juli Heft, 1843, wo sich die Bestimmungen für andere Blutarten und die Beschreibung der angewandten Methode befindet).

Die Resultate der Berechnung nach der Andral-Gavarret'schen Methode.

I. Das faserhäutige Blut.

Aderlafs.	Wasser.	Fester Rückst.	Fibrin.	Blutbläschen.	Fester Rückst. d. Serum.
I.	790	210	5	124,3	80,7
II. 1.	784	216	4	126	86
II. 2.	796	204	6	119	79
III. 1.	810	190	7	106	77
III. 2.	805	195	6	103	85,5
IV.	806	194	9,6	109,9	74,5
V.	792	208	3	120	85
VI. 1.	798	202	7	116	79
VI. 2.	815	185	8	100	76,5

Das erste Aderlafs giebt im Durchschnitt folgendes Verhältnifs:

796,6 | 203,4 | 5,9 | 116,9 | 80,6

Das zweite:

805,3 | 194,7 | 6,7 | 107,5 | 80,5

II. Das nichtfaserhäutige Blut.

VII.	800	200	4	119,5	76,5
VIII.	800	200	4	108	88
IX.	796	204	3	128	73
X.	794	206	3	123,5	79,5
XI. 1.	774	226	4	142	80
XI. 2.	781	219	4	137	78
XI. 3.	786	214	4	131,5	78,5
XII.	806	194	3,5	100,5	90

Im Durchschnitt giebt das erste Aderlafs folgende Verhältnisse:

795,9 | 204,1 | 3,5 | 119,4 | 81,1

Das Mittel aus diesen 12 Fällen von Pleuritis und Pneumonie für das erste Aderlafs ist also:

796,2 | 203,9 | 4,75 | 118,1 | 80,85

Andral und Gavarret haben als Mittel aus 58 Untersuchungen gefunden:

799 | 201 | 7,3 | 114,1 | 81,0

Die Abweichungen in meinem Resultate zeigen sich namentlich im Fibrin, was vielleicht daher kommt, dafs Andral und Gavarret nur faserhäutiges Blut zu ihren Untersuchungen benutzt haben. Ist dies der Fall, so differiren meine Angaben nur sehr unbedeutend von denen dieser Forscher.

Simon's Resultate einer genaueren Untersuchung weichen in Ansehung der Blutkörperchen und des Albumin von der nach der Andral-Gavarret'schen Methode gefundenen bedeutend ab. Das gesunde Venenblut fand er in 2 Fällen folgendermaafsen zusammengesetzt:

Wasser 791,900; Rückst. 208,100; Fibrin 2,011; Fett 1,978; Alb. 75,590; Glob. 105,165; Haem. 7,181; Extr. Mat. und Salz 14,174.

Wasser 798,656; Rückst. 201,344; Fibrin 2,208; Fett 2,713; Alb. 77,610; Glob. 100,891; Haem. 5,237; Extr. Mat. und Salz 9,950.

Das Blut von 4 Pneumonischen hat er folgendermaafsen zusammengesetzt gefunden:

Wasser 839,848; Rückst. 160,152; Fibrin 9,152; Fett 2,265; Alb. 100,415; Glob. 34,730; Haem. 1,800; Extr. Mat. und Salz 8,003.

Wasser 798,500; Rückst. 101,500; Fibrin 6,020; Fett 4,100; Alb. 100,280; Glob. 74,880; Haem. 3,123; Extr. Mat. und Salz 10,500.

Wasser 803,179; Rückst. 196,821; Fibrin 5,632; Fett 4,336; Alb. 121,721; Glob. 52,071; Haem. 2,752; Extr. Mat. und Salz 10,309.

Wasser 803,400; Rückst. 196,600; Fibrin 3,443; Fett 0,697; Alb. 102,100; Glob. 74,948; Haem. 2,446; Extr. Mat. und Salz 11.258.

Unter diesen 4 Fällen sind eigentlich nur der 2te und 3te maafsgebend; denn das Blut des ersten Kranken gehört mehr zu dem unter Tuberculosis pulmonum aufzuführenden, das des 4ten Aderlasses war von einem 60 Jahr alten Manne, dessen Krankheit wohl nicht Pneumonie war.

Ueber das Blut in der Pleuritis hat Simon keine Untersuchungen angestellt.

Das Mittel aus den beiden Untersuchungen des gesunden Bluts würde sein:

Wasser 795,278; Rückst. 204,722; Fibrin 2,109; Fett

2,345; Alb. 76,600; Glob. 103,027; Haem. 0,209; Extr. Mat. und Salz 12,062.

Das Mittel aus den vier Untersuchungen des pneumonischen Bluts:

Wasser 810,732; Rückst. 189,268; Fibrin 6,061; Fett 2,849; Alb. 106,129; Glob. 59,132; Haem. 2,530; Extr. Mat. und Salz 10,017.

Hiernach würde das entzündliche Blut vom gesunden also abweichen:

Die Menge der festen Substanz ist im entzündlichen um 15,454 Gr. vermindert; die des Fibrin um 3,952 Gr. vermehrt; die Menge des Fetts ebenfalls vermehrt, und zwar um 0,504 Gr., die Menge des Albumin ist um die enorme Menge von 29,529 Gr. vermehrt. Dagegen ist die Menge des Globulin um 43,895 und die des Haem. um 3,679 Gr. vermindert; auch die Menge der extraktiven Materien und Salze ist um 2,945 Gr. erniedrigt.

Von dem Resultat, das Andral und Gavarret gefunden haben, weicht das Simon'sche folgendermaafsen ab:

Die Menge der festen Substanz überhaupt ist bei Simon um 12 Gr., die des Fib. um 1,2 Gr., die der Blutbläschen um 52 Gr. vermindert; während der Serum-Rückstand (Albumin, extraktive Materien und Salze) um 75 Gr. vermehrt sind.

Nachdem ich die Resultate der analytischen Untersuchungen über das den an Entzündungen der Brustorgane leidenden Kranken entzogene Blut mitgetheilt habe, die sich, wenn wir Simons vielleicht genaueren Analysen als maafsgebend betrachten, auf Verminderung der festen Substanz überhaupt, der Blutbläschen und der Salze, dagegen auf Vermehrung des Fibrin, des Natron-Albuminat und des Fettes beziehen: ist es zunächst meine Pflicht, durch Erforschung der einwirkenden schädlichen Ursachen diesen abnormen Zustand des Bluts zu erklären; sodann zu zeigen, worin der Grund liegt für die zu beschreibenden abnormen physikalischen Erscheinungen, die dies Blut aufserhalb des Körpers zeigt; endlich zu entwikkeln, was die prädisponirenden Momente und welches die gelegentlichen Momente für die Entstehung des örtlichen Krankheits-Prozesses zu sein pflegen.

Die Verminderung der festen Substanz im entzündlichen

Blute überhaupt, und im faserhäutigen namentlich, kann allein nur auf Rechnung der Blutbläschen gebracht werden, deren Menge nach Simon um 47 Gr. vom Normal abweicht. Es ist ausgemacht, dafs sowohl die Zahl der Blutbläschen selbst verringert ist, als auch mir aus Gründen, die ich bald angeben werden, sehr wahrscheinlich, dafs die einzelnen Blutbläschen positiv weniger feste Substanz, namentlich Haematin, enthalten, als die normalen. — Indem ich nun an die Arbeit gehe, eine Erklärung von der hyperinotischen Beschaffenheit des Blutes zu geben, mufs ich offen gestehen, dafs ich mehr als einmal inne geworden bin, wie schwierig unter den obwaltenden Umständen es mir geworden ist, dieselbe in allen Stücken über die Wahrscheinlichkeit zu erheben: ob mir dies gelungen ist, überlasse ich dem Urtheil derer, die selber sich in der Lage befunden haben, in der ich mich jetzt eben befinde. Nur in Betracht des reichlichen Materials, welches über das entzündliche Blut schon aufgehäuft ist, das in seiner Entstehung früher ganz unerklärlich sein mufste, wage ich es folgende Erklärung zu versuchen, ohne sie als eine objektiv richtige hinzustellen und hoffe, dafs man mich defshalb nicht verdammen, sondern entschuldigen wird.

Es ist bekannt, dafs Entzündungen, namentlich der Lungen, am häufigsten im Winter vorkommen, zu Zeiten, wo die Temperatur niedrig, die Luft kalt, rein und trocken ist, namentlich bei Nord- und Nordost-Winden. Ihr Sauerstoff-Gehalt ist zu dieser Zeit aus zwei Gründen vermehrt: einmal wegen der Kälte, welche die Luft kontrahirt, ein andermal wegen der Reinheit der Atmosphäre. Namentlich fehlen um diese Zeit die Wasserdämpfe, die sich wegen der Kälte schnell in Gestalt von Reif u. s. w. niederschlagen: es fehlen die übrigen Gasarten, welche im Sommer durch stärkere Verdampfung des Wassers und Fäulnifs organischer Substanzen der Luft beigemengt werden, wie z. B. die Kohlensäure, das Kohlenwasserstoffgas u. s. w. Es athmet daher der Mensch in solcher Zeit verhältnifsmäfsig mehr Sauerstoff: von allen den Blutbestandtheilen, die sich mit diesem Elementarstoff verbinden können und so eine Umsetzung in ihren Elementen erleiden, wird daher mehr Sauerstoff absorbirt. Da der Sauerstoff der Luft die Blutzellen nun fortwährend mit der ihm innewohnenden Kraft trifft, so ist klar, dafs die Oxydirung der organischen Eisen-Verbindung, des Haematin, und überhaupt die Entwickelung der Blutzellen selbst weit energischer und schneller vor sich gehen mufs: natürlich auch in eben demselben Grade ihre regressive Metamorphose. Sofern nun die Leber in Abscheidung der abgestorbenen Blutbläschen ihre Schuldigkeit thut, so kann eine Anhäufung und Ueberladung des Bluts mit Blutbläschen gar nicht statt finden. — Nicht wahrscheinlich ist es mir aber, dafs bei der so heftigen Einwirkung des Sauerstoffs, wie sie zu Zeiten statt findet, die jungen, eben erst gebildeten Blutzellen ihre Autonomie nicht behaupten, ihre Entwickelung nicht vollenden können, also von vorn herein der zerstörenden Kraft jenes Elements unterliegen. —

Dies sind vielleicht die Gründe, wefshalb im Winter überhaupt und in manchen Zeiten insbesondere die Menge der Blutbläschen, ich will nicht sagen unter dem Normal steht, so doch geringer als im Blute des Menschen im Sommer zu sein pflegt. Es ist aber die Menge derselben im Winter zur Unterhaltung der regressiven Metamorphose in den Zellen der Gewebe gerade hinreichend, da sie schon hinreichend viel Sauerstoff aufzunehmen im Stande sind: wären ihrer mehr, so würde der Stoffwechsel zu lebhaft vor sich gehen: der Organismus wurde aufgerieben, gleichsam verbrannt werden, wie dies beim Athmen im reinen Sauerstoffgas fast der Fall ist. Jeder weifs an sich selber, dafs die Funktionen des Körpers wie des Geistes im Winter weit lebhafter und andauernder sind, als im Sommer, falls alle Bedingungen erfüllt werden, die ich als Grundlage einer normalen Vegetation aufgestellt habe: und ich glaube nicht Unrecht zu haben, wenn ich diese höhere Energie der Organe namentlich auf die volllkommenere Einwirkung des Sauerstoffs auf die durch die Aktion unbrauchbar gewordenen Bestandtheile in den Zellen beziehe. — Dafs die organische Eisenverbindung, das Haematin, sich in höherem Grade oxydirt hat, ist daraus ersichtlich, dafs das entzündliche, faserhäutige Blut aus den Venen sehr hellroth gefärbt fliefst, fast wie das arterielle, woran jedoch auch zum Theil die geringere Menge der Blutbläschen Schuld sein mag. Dafs aber die Superoxydation des Eisens im Haematin der Hauptgrund der hellrothen Farbe des Bluts ist, beweisen die Fälle, wo wie z. B. in melanotischen Zuständen, das Blut nur sehr wenige Blutbläschen enthalten kann, die demselben aber, weil sie mit nicht sehr oxydirtem Haematin überladen sind, eine sehr dunkle Farbe mittheilen. Aus diesem Grunde glaube ich auch, dafs die Blutbläschen des entzündlichen, hellrothen Bluts leichter sind, als die des normalen, weil in ihnen weniger Farbstoff aufgehäuft ist.

Im Sommer findet im Blute gerade das umgekehrte Verhältnifs statt, wie im Winter: da in dieser Jahreszeit die Luft weniger Sauerstoff in einem bestimmten Volumen enthält, so finden wir die Menge der Blutbläschen gewöhnlich über das Normal erhöht, eben weil die Oxydation ihres Haematin, ihre Entwickelung und Rückbildung nicht so schnell vor sich geht. Sie häufen sich im Blute an, weil die Leber nicht im Stande ist, die auf der Hälfte der Entwickelung stehen gebliebenen Blutbläschen zu Galle zu verarbeiten. Ich glaube nicht, dafs im Sommer mehr Blutbläschen als im Winter aus dem Chylus gebildet werden, ja viele Gründe sprechen für das Gegentheil. Aber trotz ihrer grofsen Menge sind sie, eben wegen der geringeren Menge Sauerstoff, welche die Luft enthält, nicht im Stande, die regressive Metamorphose in den Zellen der Organe vollkommen zu vermitteln: daher im Sommer diese Müdigkeit und Schlaffheit, ein häufiges Darniederliegen aller physischen und geistigen Kräfte. — Sowohl in der Aufhäufung der Blutbläschen im Blute, die ihrer Autonomie fast beraubt, gleich fremden Körpern, mehr den chemischen Gesetzen folgen, als auch durch Einflufs von Miasmen, entsteht im Haemato-Globulin eine, der Fäulnifs sich annähernde chemische Entmischung, als deren Folge wir das ganze Heer der venösen, abdominalen Fieber erblicken, bei welchen der hypinotische Charakter des Blutes vorherrscht. (S. Scharlau im Arch. f. phys. Med. 1843, IV.)

Die Verminderung der Blutbläschen, die wir z. B. im Blute von, an heftiger Lungenentzündung Erkrankten, und mit der Zunahme der Entzündung und ihrem längeren Bestehen immer stärker werden sehen, mufs man zugeben, ist nicht primär da, d. h. vor der Einwirkung der schädlichen Ursachen, sondern eine Folge dieser, des Krankheits-Processes selbst und der Behandlung. Denn einmal befindet sich eine grofse Menge von Blutbläschen in den in Stase befindlichen Gefäfsen der Lunge, sodann wird sowohl durch das Fieber, die Respiration und Leber-Funktion ein anderer grofser Theil verbraucht, und endlich wird durch die antiphlogistische Behandlung, das Aderlafs, Schröpfen, Nitrum, Tart. stib. etc. eine gute Quantität entfernt, die sich nicht so leicht ersetzen läfst; als z. B. das Natron-Albuminat oder der Faserstoff. Wenn ich den Fall vom Füs. Jacobs (S. 190) bedenke, so hat der erstere Grund manchmal viel Gewicht: denn hier war in das Cav. pleur. wahrscheinlich blofs Plasma exsudirt und selbst das dritte Aderlafs zeigte noch fast die normale Menge von Blutbläschen. Allein eben so oft findet man gerade in der Pleuritis den hyperinotischen Charakter des Bluts im hohen Grade. Die übrigen Gründe können jedoch nicht für diese Annahme sprechen, wo gleich das erste Aderlafs eine bedeutende Verminderung der Blutbläschen zeigt. — Auch spricht gegen den ersten Grund für die Verminderung der Blutbläschen die hyperinotische Beschaffenheit des Bluts im Erysip. und dem akuten Rheumatismus: hier ist das Exsudat meist nur gering und besteht nur aus Plasma; auch möchten sich, z. B. im Erysip. fac., in den in Stase befindlichen Gefäfsen nicht so viel Blutbläschen aufgehäuft haben, dafs dadurch ihr Mangel im Blute erklärt werden könnte. Ich halte es vielmehr für sehr wahrscheinlich, dafs das Blut des Kranken, bevor ihn die schädlichen, (Gelegenheits-) Ursachen trafen, entweder die ganz normale Menge von Blutbläschen besafs, oder, da wir namentlich in solchen Individuen wahre, ächte Entzündungen sehen, die eine sogenannte Plethora sanguinis besitzen, die Menge der Blutbläschen durch luxuriöse Erzeugung derselben sogar über dem Normal war. Ich glaube daher und werde es später zu beweisen suchen, dafs die Blutbläschen-Menge oft nur scheinbar geringer ist, und ihre relative Verminderung der Coeffekt einer andern Ursache ist; denn es ist gewifs rathsamer, den Grund ihrer Verminderung nicht in einem, sondern in mehr Umständen zu suchen.

In ihren Eigenschaften zeigen die Blutbläschen des entzündlichen, faserhäutigen Bluts eine merkwürdige Abweichung von denen aus anderem Blute, nämlich die grofse Neigung, sich zu vereinigen und zu verkleben. (S. H. Nasse in den Untersuchungen zur Physiologie und Pathologie, I. S. 77). Diese Vereinigung soll durch eine verschliefsende Substanz zu Stande kommen, die man am Rande der Blutbläschen als eine feste durchsichtige, feinhöckrige Masse erkennt, in der einige Kügelchen liegen. Ganz ebenso sollen sich die Lymphkügelchen bei der Gerinnung der Lymphe verhalten. Es ist nicht wahrscheinlich, dafs dies Phänomen auf Rechnung andrer im entzündlichen Blute vorhandener Bestandtheile zu bringen ist, wie etwa auf die Vermehrung des Eiweifses oder einer qualitativen Veränderung desselben oder auf den gröfseren Faserstoffgehalt des Bluts, wofür man nur anführen könnte, dafs auch die Lymphe, in der sich dasselbe Phänomen zeigt, mehr Faserstoff enthält. Denn erstens thun dies die Blutbläschen in dem Serum, nicht in dem Plasma des faserhäutigen Bluts, und dann auch in dem Serum, von solchem Blute, dessen Blutbläschen durchaus nicht jene Tendenz zur Vereinigung zeigten. Es mufs daher der Grund dafür in ihnen selber liegen, entweder in einer eigenthümlichen Beschaffenheit des Globulin, oder ihres flüssigen Inhalts oder in einem eigenthümlichen Anziehungs-Verhältnifs, das die Blutbläschen zu einander haben. Für den zweiten und dritten Grund möchte das Meiste sprechen: sind sie mit dem Plasma des faserhäutigen Bluts getränkt, so läfst sich aus dessen gröfserer Klebrigkeit, ihre Neigung, zusammenzukleben, wohl erklären; ist die höhere Oxydation des Haematin der Grund, so ist vielleicht, und damit hat dies Phänomen die gröfste Aehnlichkeit, die Aeufserung polarer, elektrischer oder magnetischer Thätigkeit der Grund für ihre Vereinigung. Wie z. B. vom Magneten Feilspähne angezogen werden und von diesen durch die Differenzirung ihrer magnetischen Kraft andere Feilspähne und zwar in infinitum, so verhält sich die Sache auch vielleicht bei den, Eisen - Oxyd enthaltenden, Blutbläschen.

Der andere, im faserhäutigen Blute namentlich verminderte Bestandtheil, sind die Salze. Wie man sich diesen Umstand zu erklären hat, scheint mir das Allerschwierigste zu sein. Gewifs mufs man auch hier die Frage aufwerfen, ob ihre Verminderung, wie die der Blutbläschen, nur scheinbar und relativ ist, was bei der gröfseren Leichtigkeit dieses Blutes überhaupt, die durch die Verminderung der Blutbläschen-Menge hervorgebracht sein mufs, nicht so leicht einzusehen ist. Denn da sich die Salze im Plasma gelöst finden, so müfste z. B. das normale Blut, dessen Blutbläschen-Menge gröfser, die Plasma-Menge geringer ist, weniger Salze gelöst enthalten, als das sehr viel Plasma enthaltende Blut der Entzündungs-Kranken. Ich werde bald, wo ich auch die

Gründe für die scheinbare Verminderung der Blutbläschen anführen werde, ebenfalls Gelegenheit haben, dies für die Salze zu thun. — Es wäre übrigens sehr wünschenswerth, wenn die Chemiker genau ermitteln möchten, welches von den Salzen selber am meisten sich vermindert zeigt, ob es namentlich das kohlensaure Natron ist, wie zu vermuthen steht. Ueber die Folgen dieser Salz-Verminderung im faserhäutigen Blute werde ich später sprechen und die Widersprüche aufdecken, die sich hierbei finden. — Uebrigens beträgt die Verminderung der extraktiven Materien und Salze nach Fr. Simon nur etwas über 2 Gr. in 1000 Gr. Blut.

Ich komme jetzt zu denjenigen Blutbestandtheilen, die sich im entzündlichen Blute im Durchschnitt in gröfserer Menge vorfinden. Zuerst das Natron-Albuminat. Simons Analyse giebt eine Vermehrung desselben von 30 Gr. in 1000 Theilen Blut über das Normal; in 1000 Theilen Serum habe ich 93 Gr. feste Substanz gefunden, während das normale Serum nur 81 Gr. zu geben pflegt; im gesunden Blute befinden sich nach der Methode von Andral und Gavarret 80 Gr. fester Serum-Rückstand; ich und ebendieselben Untersucher haben aber im entzündlichen Blute ebenfalls überhaupt nur 80,8 — 81,0 gefunden, also keine so auffallende Vermehrung des Eiweifses, wenn ich auch zugebe, dafs, da das Serum weniger Salze enthält, auch die Menge des Natron-Albuminat gröfser sein mufs in diesem als im gesunden Blute. Wie diese offenbaren und zwar sehr bedeutenden Widersprüche in den Resultaten dieser 3. verschiedenen Untersuchungs-Methoden zu lösen oder zu vereinbaren sein mögen, ist schwer einzusehen. Hat Simon in den beiden Fällen, wo er gesundes Blut analysirte, gerade Subjekte vor sich gehabt, die überhaupt ein an Natron-Albuminat armes Blut hatten? Oder, liegt in der Andral-Gavarret'schen Methode hier ein Fehler? Letzteres scheint mir das Wahrscheinlichste zu sein, da meine und vieler Anderer Beobachtungen dafür sprechen, dafs das Eiweifs im entzündlichen Blut-Serum vermehrt ist: ob es aber in dem Grade der Fall ist, wie es Fr. Simon gefunden hat, ist eine andere Frage.

Diese Vermehrung des Natron-Albuminat läfst sich meiner Meinung nach am ungezwungensten aus der quantitativ gesteigerten progressiven Metamorphose erklären. Wenn wir daran denken, dafs die wahren, echten Entzündungen namentlich in dem Alter und in solchen Individuen vorzukommen pflegen, bei denen, wie das blühende, wohlgenährte Aussehen bezeugt, die Blutbildung, Ernährung und die Lebenskraft überhaupt ihren höchsten Gipfel erreicht hat, auf dem sie sich nicht lange behaupten kann, ohne von dieser Seite her den Gang des gesunden Lebensprocesses zu stören, so werden wir hiermit eine Vermehrung des hauptsächlich für die progressive Metamorphose bestimmten Blutbestandtheils ganz übereinstimmend finden. Gerade im Winter aber, wo die meisten Fälle von wahren, echten Entzündungen vorzukommen pflegen, sind eine Menge Gründe vorhanden, wefshalb der Mensch gezwungen ist, zur Bethätigung der progressiven Blut-Metamorphose mehr und nahrhaftere Nahrungsmittel zu sich zu nehmen, als z. B. im Sommer. Vor Allem mufs eine Bedingung des gesunden Lebens-Processes, nämlich die Bildung der normalen Eigenwärme, erfüllt werden. Wie die Kälte der umgebenden Medien alle Lebens-Processe, sowohl die pro- als regressive Metamorphose und die normale Funktion, vollkommen aufheben würde, so hat sie in sich selber wiederum den ganz natürlichen Grund, dafs dies nicht erfolgt. Denn gerade durch die gröfsere Menge von Sauerstoff, welche der Mensch im Winter mit jedem Athemzuge aufnimmt, werden eben diejenigen Processe, welche die natürliche Eigenwärme des Menschen erzeugen, rascher und energischer von Statten gehen, nämlich die regressive Metamorphose in den durch die Aktion der Organe entbundenen Formelementen der Zellen. Wir wissen z. B. dafs Nichts so schnell und lebhaft die Eigenwärme des thierischen Organismus producirt, als starke körperliche Bewegung, wobei sowohl viel Sauerstoff vom Blute aufgenommen als auch eine grofse Masse von zersetzbarer Materie gebildet wird. Es mufs aber, wenn dabei der gesunde Lebens-Procefs nicht gestört werden soll, die progressive Metamorphose in den Zellen mit der regressiven gleichen Schritt halten, sowohl im Blute, wie in den Muskeln, Nerven u. s. w. Hierzu mufs aber wiederum ein hinreichendes Bildungs-Material durch die Zufuhr von Nahrungs-Mitteln geliefert werden und das ist der Grund, wefshalb wir vielleicht im Winter die Menge des Natron-Albuminat vermehrt finden. Ich sage „im Winter", was bis jetzt ganz hypothetisch da steht, da meines Erachtens darüber noch keine Untersuchungen angestellt sind, ob im Sommer sowohl eine bestimmte Quantität Serum als das ganze Blut weniger Eiweifs enthält. In Folge der schnelleren und vollkommneren Vollendung der Metamorphose der Blutbläschen erhält die Leber kontinuirlich vielleicht gerade diejenige Menge von organischen Materien, die zur Gallenbereitung nothwendig sind; diese mufs, da mehr Chymus gebildet wird, ebenfalls reichlicher gebildet werden und kann es auch aus den angegebenen Gründen. So sehen wir, wie die verschiedenen organischen Processe als Ursache und Folge und Folge und Ursache harmonisch in einander greifen.

Ich weifs in der That keine andere Erklärung von dem gröfseren Eiweifs-Gehalte des Bluts zu geben, als diese: jedenfalls steht derselbe aber mit der Blutbläschen-Menge in direktem Verhältnifs, so dafs also die gröfsere Quantität Serum durchaus nichts dazu beiträgt, diese z. B. im faserhäutigen Blute kleiner erscheinen zu lassen.

Wenn Prout's Behauptung richtig ist, die ich schon Seite 20 angeführt habe, dafs nämlich das Natron-Albuminat erst durch die Einwirkung des Sauerstoffs seine Vollendung, seine plastische Kraft, erhält, was man jedoch nur so verstehen kann, dafs eine solche organisch-chemische Veränderung in demselben hervorgebracht wird, dafs z. B. überflüssige Elemente, wie der Kohlenstoff u. s. w., ausgeschieden werden, dafs also, wie das edle Metall durch das Feuer von den Schlacken befreit wird, so das Natron-Albuminat durch den Sauerstoff erst die Qualität erhält, die es zur Erzeugung der Zellen im menschlichen Organismus haben mufs, oder, was auch möglich ist, dafs durch den Sauerstoff der Luft erst seine Verbindung mit dem Natron fester wird. — Nicht unwahrscheinlich ist es mir aufserdem, dafs das Eiweifs bei seinem Durchgang durch die sogenannten serösen, plastischen Gefäfsen der serösen Häute eine chemische Veränderung erleidet, die es zur Ernährung tauglicher macht, wie wir wissen, dafs alle Häute, durch die metabolische Kraft ihrer Zellen, eine auf organische Substanzen einwirkende Kraft besitzen. So haben z. B. Fremy und Pelouze gefunden, dafs sich Mannit, Milchzucker u. s. w. in Berührung mit thierischen Membranen bei einer höheren Temperatur in Milchsäure, dafs die pflanzensauren Salze in kohlensaure umgewandelt werden. Noch gröfser, aber in umgekehrter Richtung, mag dieser Einflufs der plastischen und Lymph-Gefäfse auf den Faserstoff sein, den sie zugleich mit dem Natron-Albuminat führen.

Ob das Eiweifs durch die stärkere Einwirkung des Sauerstoffs zugleich eine qualitative Veränderung erleidet, die ihm eine reizende Eigenschaft ertheilt und also die progressive Metamorphose qualitativ abweichen macht, läfst sich weder bejahen noch verneinen, da wir darüber nichts wissen.

Die geringe Vermehrung des Fettes im entzündlichen, faserhäutigen Blute hat wohl nicht viel auf sich, zum wenigsten glaube ich, dafs sie weder ein prädisponirendes noch ein occasionelles Moment für die Entstehung der örtlichen Krankheit abgeben kann: sie hat vielleicht denselben Grund, wie die des Natron-Albuminat, mit welchem das Fett zugleich bei der Verdauung gebildet wird.

Ich gelange jetzt aber zu demjenigen Blutbestandtheil, dessen gröfsere Menge sowohl in dem nicht faserhäutigen als dem mit einer Faserhaut bedeckten Blute immer zu den räthselhaftesten Erscheinungen gehört hat, nämlich zum Faserstoff. Ich habe im allgemeinen Theile dieser Abhandlungen die Widersprüche aufzudecken gesucht, die in der Ansicht der Physiologen, dafsdieser Stoff die Ernährung bewirke, eingeschlossen liegen und mich zu der Vermuthung hingezogen gefühlt, denselben als durch die regressive Metamorphose des Muskelgewebes entstehend zu betrachten. Ich lege diese Theorie den nachfolgenden Betrachtungen zu Grunde, und hoffe, dafs durch die grofse Uebereinstimmung, die in den aufzuführenden Thatsachen herrscht, dieselbe über die Wahrscheinlichkeit erhoben werden wird.

Dafs bei der lebhaft vor sich gehenden regressiven Metamorphose in den Muskelzellen im Winter die Menge des ins Blut gelangenden Faserstoffs bedeutender ist, als im Sommer, scheint mir nicht unwahrscheinlich: wir finden ihn aber im Blute der Gesunden um diese Jahreszeit in nicht gröfserer Quantität vor, weil er verhältnifsmäfsig mehr Sauerstoff in den Lungen absorbirt, also zur Zersetzung und Abscheidung durch die Hautdrüsen und die Nieren schneller geschickt wird. Es ist bekannt, dafs im Winter die Thätigkeit der Haut nicht so stark ist, als im Sommer, und es läfst sich gar nicht verkennen, dafs die Kälte der umgebenden Medien es ist, welche in Folge der durch sie in den Hautgeweben hervorgerufenen Reaktionen dies bewirkt. Denn einmal befinden sich die Capillargefäfse im Zustande gröfserer Contraktion: sie führen weniger Blut; der Sauerstoff der Luft einerseits kann nur auf eine geringere Blut-Menge einwirken und die Schweifsdrüsen finden daher in dem in ihren Gefäfsen cirkulirenden Blute nicht so vorbereitete Stoffe vor, die sie abzuscheiden im Stande wären. Ebenso werden die Zellen der Schweifsdrüsen-Kanälchen und der Nerven, welche diesen Absonderungen vorstehen, durch die Kälte in ihrer pro- und regressiven Metamorphose gehemmt, also ist deren Funktion, die metabolisirende Kraft, quantitativ gemindert. Der Mensch ist nun zwar durch seine Vernunft in den Stand gesetzt, diesem Uebelstande durch wärmere Kleidung und andere Erwärmungs-Mittel abzuhelfen: allein die Gewöhnung der Haut an dieses Surrogat der äufseren, natürlichen Wärme ist wiederum die Quelle so mancher Nachtheile: Erkältungen wirken weit stärker auf künstlich erwärmte Hautstellen als auf die, die immer der freien Luft aufgesetzt sind.

Die Lungen nehmen unter diesen Umständen den gröfseren Theil des Sauerstoffs, der zur Unterhaltung der regressiven Metamorphose nothwendig ist, allein auf und die Nieren sind in Abscheidung der exkrementiellen Produkte thätiger als die Haut: man pflegt zu sagen, beide vikariiren für einander, was nur so zu denken ist, dafs die Bestandtheile des natürlichen Schweifses, sei es die entfernteren oder näheren auch einen integrirenden Reiz auf die Zellen der Nierenkanälchen ausüben, dafs sie also durch deren metabolisirende Kraft umgewandelt und ausgeschieden werden können.

Wir finden nun fast in der That keinen einzigen Kranken, der eine Entzündung irgend eines wichtigen Organs, namentlich der Lungen, hätte, ohne dafs derselbe nicht mit Bestimmtheit als hauptsächlichsten Grund eine oder sich öfter wiederholende Erkältung des ganzen Körpers, oder nur einzelner Körpertheile, z. B. der Füfse, der Brust, des Halses, des Kopfes, des Bauches u. s. w. angeben könnte, und meist trat diese Erkältung bei warmem oder gar erhitztem Körper, z. B. durch einen plötzlichen, kalten Luftzug, plötzlich und überraschend und nur einmal ein, oder die Erkältung dauerte intensiv längere Zeit an, z. B. Erkältung der Füfse in der Kirche, bei Begräbnissen, beim Exerciren u. s. w. In allen diesen Krankheiten finden wir das Fibrin vermehrt, und wenn ein quia hoc, ergo propter hoc an seiner Stelle ist, so ist es hier der Fall. Am stärksten wird sich die Wirkung der Erkältung dann zeigen, wenn gerade zu der Zeit, wo sie die Haut traf, sich sehr viel Fibrin im Blute vorfand, wie z. B. nach starken körperlichen Anstrengungen, wo auch, wie Beobachtungen lehren, das Blut meist eine Faserhaut auf dem gelassenen Blute zeigt, was jedenfalls auf positive Vermehrung des Fibrin hindeutet.

Es könnten hier diejenigen, welche den Faserstoff durch Einwirkung des Sauerstoffs auf das Eiweifs oder die Blutbläschenkerne entstehen lassen, einwerfen, dafs gerade bei den Entzündungen der Brustorgane der augenscheinlichste Beweis gegeben werde, dafs dem so sei. Allein einmal stehen dagegen andere Thatsachen und zweitens mufs man fragen, woher kommt es denn, dafs, je in- und extensiver z. B. die Pneumonie ist, mit jeder Stunde die Menge des Fibrin, selbst nach Aderlässen u. s. w. gröfser wird? — Bei Hepatisation einer ganzen Lunge, deren gröfsere Bronchen nur mit Luft angefüllt werden, kann die kurze, oberflächliche Respiration der anderen Lunge, sie mag auch noch so schnell sein, als sie will, nicht die Quantität Sauerstoff ersetzen, die zur Bildung einer so enormen Menge von Faserstoff hinreichend wäre. — Dagegen steht ferner der Rheumatismus und das Erysipel, die z. B. im Sommer auf Erkältung, oder wie bei letzterem, blofs durch eine Gemüthsbewegung, entstehen. Hier ist das Fibrin meist in demselben Maafse vermehrt, als in der Pneumonie oder Pleuritis, es ging keine vermehrte Sauerstoff-Aufnahme vorher und während der Krankheit zeigte sich die Respiration nicht stärker oder schneller. Wozu soll ich aber alle die Widersprüche noch einmal wiederholen, die ich in den physiologischen Corollarien hinreichend beleuchtet und gewürdigt habe! — Das mufs ich jedoch noch erwähnen, dafs wir da, namentlich in der Pleuritis oder Pneumonie, die Zunahme des Faserstoffs bemerken, wo die Haut heifs und trocken ist; und wenn die vermehrte Sauerstoff-Aufnahme die Fibrine bewirken soll, warum sehen wir nach Freimachung der ergriffenen Lunge von der Stase und dem Exsudat, also so wie sie wieder funktioniren kann, die Faserstoff-Menge im Blute abnehmen und zuletzt, im Stad. reconval., auf ihr Normal herabsinken?

Nehmen wir an, dafs in 1000 Gr. Blut die Menge des geronnenen, ungetrockneten Faserstoffs im Durchschnitt um 10 Gr. vermehrt ist, so würde dies auf eine Blutmenge, die ich zu 30 medizinischen Pfunden annehmen will, über 3½ Unz. flüssigen Faserstoffs mehr, als das gesunde Blut enthält, geben.

Was die Qualität des Fibrin im entzündlichen Blute anbetrifft, so herrschen über die physikalische Beschaffenheit desselben noch viele Widersprüche. Nach Scudamore ist das spezifische Gewicht des gewöhnlichen Faserstoffs = 1040, das des faserhäutigen Bluts = 1060; nach H. Nasse soll der Faserstoff aus diesem Blute weicher und mürber sein, als aus gesundem Blute; auch soll der Faserstoff, der aus der Crusta phlog. genommen wird, weicher und mürber sein, als der aus der Placenta. Dagegen soll nach Fr. Simon der Faserstoff des entzündlichen Bluts beim Schlagen in derberen und festeren Massen gerinnen: auch mir hat es so geschienen, auch dann, wenn ich ihn durch Auspressen des Blutkuchen gewann. Auch soll, wenn ich nicht irre, der Faserstoff aus der Faserhaut schneller faulen. — Eine andere Art, wie man Unterschiede in dem qualitativen Verhalten der verschiedenen Faserstoffarten ermitteln könnte, wäre etwa die, zuzusehen, in wie kurzer Zeit oder in wie grofser Menge von Salzen sich bestimmte Quantitäten von verschiedenem Faserstoff lösen. Bei einigen Versuchen, die ich anstellte, habe ich gefunden, dafs sich eine gleiche Quantität des Fibrin aus faserhäutigem Blute schneller oder auch in geringerer Menge von Nitrum löste, als Faserstoff von einem Kranken, der an Congestionen litt. So wie ich wieder Mufse und Gelegenheit habe, werde ich über diesen interessanten Punkt ausführlichere Versuche anstellen. Noch erwähnen mufs ich, dafs die später zu erörternde langsamere Gerinnbarkeit des Faserstoffs im faserhäutigen Blute auch auf einen qualitativen Unterschied vom normalen hindeutet.

Meine Hoffnung, die ich schon S. 53. aussprach, dafs es nämlich den Chemikern gelingen werde, auch durch Elementar-Analysen Unterschiede in den Blutbestandtheilen zu entdecken, scheint sich schon jetzt zu verwirklichen. Ich finde nämlich in Caspers Wochenschrift, Nro. 42 (1843), eine

Mittheilung des Prof. Mulder an den Dr. Miquel in Neuenhaus über den Faserstoff, die also lautet: „Ich habe in dem Blute einen Stoff gefunden, der sich aus dem Faserstoff bildet und als oxydirter Faserstoff angesehen werden kann. Dieser findet sich in grofser Menge in dem Blute bei Entzündungsfiebern, und in der That zeichnet sich Entzündung durch eine gröfsere Quantität oxydirten Faserstoffs, eigentlich Proteine, aus. Die alte Vorstellung von Entzündung ist also bestätigt worden. Dieser Stoff läfst sich künstlich auf verschiedene Weise darstellen, am gemächlichsten durch viele Stunden langes Kochen des Faserstoffs oder des Eiweifses unter dem Einflusse der Luft. Im gesunden Blute ist nur wenig von diesem Stoff enthalten. Er wird in der Lunge bereitet. Der rothe Farbestoff des Bluts ist also nicht allein der Träger des Sauerstoffs, sondern auch der Faserstoff."

Ich kann jedoch auf diese Mittheilung hier um so weniger Rücksicht nehmen, als die näheren Angaben fehlen, welche diese Entdeckung in das klare Licht setzen, zumal da dieselbe so nackt, wie sie dasteht, manche Widersprüche in sich enthält.

Nachdem ich die Abweichungen der einzelnen Blutbestandtheile vom Normal, soweit es bis jetzt möglich war, zu erklären gesucht habe, mufs ich die physikalischen Erscheinungen, welche das ganze Blut aufserhalb des Körpers zeigt, erörtern.

Das entzündliche und namentlich das faserhäutige Blut, ist dünnflüssiger, heller gefärbt und macht mehr Schaum beim Einfliefsen in das Gefäfs, als das normale Blut. Was die gröfsere Dünnflüssigkeit anbelangt, so wird diese offenbar durch die gröfsere Menge Serum und Faserstoff hervorgerufen, die es enthält. Um das Natron-Albuminat und den Faserstoff löslich zu erhalten, bedarf das Blut mehr Wasser. Nehmen wir an, dafs vor der Einwirkung der Erkältung das Blut ganz normale Verhältnisse zwischen Fibrin, Blutbläschen und Serum zeigte, so folgt nothwendig, dafs, wenn z. B. die ganze Blutmenge um $3\frac{1}{2}$ Unzen flüssigen Faserstoff mehr enthält, das Blut dünnflüssiger erscheinen, und weil nun die Blutbläschen in mehr Plasma vertheilt sind, so scheinen sie defshalb in geringerer Menge vorhanden zu sein. Ebenso ist es mit den Salzen des Bluts. Diese scheinbare Verminderung der Blutbläschen wird da am stärksten sein, wo das

Blut die normale Menge von Blutbläschen enthielt, weniger da, wo die Beschaffenheit des Bluts die hypinotische war, wie es bei dem Füs. Jacobs (S. S. 190) der Fall gewesen zu sein scheint. — Das Schäumen des faserhäutigen Bluts erklärt sich zum Theil aus der gröfseren Dünnflüssigkeit als auch aus der Beschaffenheit des Plasma, welches die Blasen durch Gerinnen des Faserstoffs bildet. — Ueber die hellere Farbe habe ich schon oben, S. 204, gepsrochen.

Die langsamere Gerinnung, welche namentlich das faserhäutige Blut zeigt, mufs sowohl in der Vermehrung des Fibrin in demselben, in der geringeren Menge der Blutbläschen und in den Lebenseigenschaften des Faserstoffs selbst liegen. Es ist bekannt, dafs reines Plasma sehr langsam gerinnt; es scheint daher die Wechselwirkung mit den Blutbläschen, wenn sie an sehr viel Punkten statt findet, die Gerinnung zu beschleunigen, ähnlich, wie man dadurch, dafs man z. B. Stroh in Wasser wirft, das Gefrieren desselben befördert; ebenso verhält sich die Sache beim Krystall-Anschiefsen aus Salz- oder Zuckerlösungen: die Blutbläschen sind gleichsam als die festen Punkte zu betrachten, die als Krystallisations-Kerne des Faserstoffs erscheinen. Ob übrigens aufser der verhältnifsmäfsig geringen Menge an Blutbläschen, die der grofsen Menge des Faserstoffs nicht die hinlänglichen Berührungs-Punkte zum Festwerden darbieten, auch noch die Qualität der Blutkörperchen, namentlich der hohe Grad der Oxydation des Haematin, etwas zur Verzögerung der Gerinnung beiträgt, das möchte schwer zu ermitteln sein. Was die Qualität des Fibrin anbelangt, die vom Normal abzuweichen scheint, so läfst sich eben so wenig entziffern worin der Grund liegt, dafs es langsamer gerinnt. Wie die Versuche zeigen, gerinnt das Blut derjenigen Thiere, die man reinen Sauerstoff hat athmen lassen, schneller als sonst; auch das arterielle Blut soll schneller gerinnen. Jeder wird zugeben müssen, dafs dieser Faserstoff jedenfalls die Einwirkung des Sauerstoffs am schwächsten erfahren hat, weil einestheils die Lungen unwegsam für die Luft sind, anderntheils auf die gröfsere Menge des Faserstoffs weniger Sauerstoff kommt. — Oder ob im faserhäutigen venösen Blute, um aus Nasse's Vermuthung die nächste Consequenz zu ziehen (S. 22), mehr Kohlensäure diffundirt sein sollte, die

die Gerinnung des Faserstoffs langsamer und unvollkommener erfolgen läfst? vielleicht weil die eine Lunge nicht exspirirt? Uebrigens sollte der geringere Gehalt des Bluts an Salzen eine stärkere Gerinnbarkeit des Bluts erwarten lassen.

Jedenfalls spricht die geringere Gerinnbarkeit des entzündlichen faserhäutigen Bluts, die dasselbe aufserhalb des Körpers zeigt, durchaus gegen die Annahme derer, die das Wesen der Entzündung in gröfsere Gerinnbarkeit des Blutes setzen und defshalb Neutralsalze reichen, um ihm diese Eigenschaft zu nehmen. Wenn dies die einzige Wirkung dieser Mittel wäre und die einzige Indikation, die man zu erfüllen hätte, um eine Entzündung zum Rückzuge zu bringen, so müfste man wer weifs wie viel Salz dem Kranken reichen: denn wir wissen, dafs 40 — 60 Gr. Kali nitr. dem Blute aufserhalb der Ader zugesetzt erst die Gerinnung desselben verhüten. Jedoch, ich komme auf diesen Punkt noch einmal zurück.

Die langsamere Gerinnung, die gröfsere Neigung der Blutbläschen, sich übereinander zu legen und Röllchen zu bilden, die geringere Menge von Blutbläschen und die Vermehrung des Faserstoffs sind die Gründe, welche das Erscheinen einer Faserhaut auf dem Blute bedingen. Während der Zeit nämlich, ehe der Faserstoff fest zu werden anfängt, senken sich die spezifisch schwereren Blutbläschen am schnellsten auf den Boden des Gefäfses und so weiter, so dafs oben die ganz leichten, des Farbstoffs fast noch ganz entbehrenden Blutbläschen schweben. Sowohl durch den Druck, den die Blutbläschen unter einander von oben nach unten auf sich ausüben, lagern sie sich unten dichter, sowohl über- als nebeneinander, denn oben. Sowohl hieraus, als auch aus der dunkleren Färbung der schwereren, mit Farbstoff überhäuften Blutbläschen entsteht die dunklere Farbe der untersten Schichten des Blutkuchens; aus den entgegengesetzten Gründen die hellere Farbe der obersten Schichten, die namentlich beim zweiten Aderlasse bedeutender ist, als beim ersten, was klar auf die Entstehungsweise derselben hindeutet. — Mit dieser dichteren Lagerung der Blutbläschen auf dem Boden des Gefäfses wird aber zugleich der Liquor sanguinis nach oben gedrängt und es folgt daraus, dafs auch in dem nicht faserhäutigen Blute in der oberen Hälfte des Blutkuchens sowohl weniger und leichtere Blutbläschen und mehr Faserstoff, in der unteren mehr und schwerere Blutbläschen, aber weniger Faserstoff vorhanden sind. Ich habe in Hufelands Journ. (August Heft, 1843) die Resultate meiner Versuche über diesen Punkt ausführlich mitgetheilt und will daraus hier nur Einiges hervorheben.

Dafs die untere Hälfte des Blutkuchens mehr und schwerere Blutbläschen enthält, erkennt man daraus, dafs das spez. Gew. des aus ihm ausgedrückten Cruor gröfser ist und eine gleiche Quantität mehr feste Theile enthält: mit der oberen Hälfte verhält es sich aus den entgegengesetzten Gründen umgekehrt. In einem Falle, wo ich mit dem Blute eines Gesunden diesen Versuch anstellte, ergab der Cruor der obern Hälfte ein spez. Gew. von 1090 und 1000 Gr. gaben 320 Gr. feste Substanz, die untere ein spezifisch. Gew. von 1104 und 1000 Gr. gaben 368 Gr. feste Substanz. In jener waren 7 Gr. trocknen Faserstoffs, in dieser 3 Gr. In den übrigen Fällen verhielt sich die Sache ähnlich. Die Vertheilung des Faserstoffs zeigte sich in folgenden 5 Fällen also:

In 1000 Gr. der oberen und in 1000 Gr. der unteren Hälfte des Blutkuchens befanden sich:

1) Bei einem Gesunden:	oben	7,3;	unten	2,7	Gr.
2) Bei Congest. ad caput:	-	6,5;	-	2,3	-
3) Bei Pleurit. biliosa:	-	9,2;	-	3,5	-
4) Bei Pneumonie:	-	14,8;	-	3,3	-
5) Bei Nephritis:	-	13,7;	-	6,3	-

Es ist klar, dafs da, wo die Blutbläschen sehr grofse Neigung haben, sich zu vereinigen, wo ihnen viel Zeit zum Sich-Senken gelassen wird, und wo der Faserstoffgehalt des Bluts vermehrt, die Blutbläschen-Menge vermindert ist, dafs da, sage ich, die Erscheinung der Faserhaut am häufigsten beobachtet wird.

Es ist jedoch die Crusta phlog. kein charakteristisches Zeichen der Entzündung der Lungen; unter den 12 Fällen, die ich angeführt habe, fehlte sie beim ersten Aderlasse gerade sechsmal. Nasse (das Blut, 1836) hat in der Pleuritis unter 35 Fällen 26 Mal eine Faserhaut und 9 Mal keine gefunden; in 11 Fällen von Pneumonie 8 Mal eine Faserhaut und 3 Mal nicht. — Die beiden Fälle von echter Pleuritis, die ich bis jetzt beobachtet habe, (Pleuritis biliosa und die Pleuritis des Füsilier Jacobs, Seite 190 und 195) zeigten beim ersten Aderlafs keine Faserhaut; im ersten Falle wurde das Aderlafs nicht wiederholt, im zweiten geschah dies aber noch zweimal: dessenungeachtet zeigte sich die Faserhaut nicht. Dabei waren sowohl das Fieber wie die Respirations-Beschwerden sehr stark. — Wenn in H. Nasse's Fällen von Pleuritis kein Fehler in der Diagnose statt gefunden hat, so weifs ich mir diese Thatsache nicht zu erklären; ein so häufiges Vorkommen von einer reinen, echten Pleuritis, wie es H. Nasse beobachtet zu haben scheint (35 Fälle), ist wohl sehr problematisch. Ich vermuthe daher nicht mit Unrecht, dafs der gröfsere Theil davon Pleuro-Pneumonien gewesen sind und zwar sehr intensiver Natur: denn bei diesen kommt die Faserhaut am häufigsten vor. Heut zu Tage sind wir, unterstützt durch die Auskultation und Percussion, eher im Stande, die Diagnose genau zu stellen.

Die Gründe, woher es kommt, dafs wir beim ersten Aderlafs, zumal wenn die Entzündung frisch ist, keine Faserhaut bemerken, sind folgende: vor Allem kommt es auf die Beschaffenheit des Bluts vor der Erkältung an; ob es viel oder wenig Blutbläschen enthielt. Sodann auf die Menge des aufgehäuften Faserstoffs; endlich ob in Folge der Stase viel oder wenig Plasma exsudirte und ob in den in Stase befindlichen Blutgefäfsen wenig oder viel Blutbläschen stagniren. Je nach Verbindung dieser Umstände ist das Erscheinen der Faserhaut bedingt. Beim Füs. Jacobs z. B., müssen wir annehmen, enthielt das Blut vor der Erkältung sehr viel Blutbläschen; in Folge der Stase in der Pleura wurde wahrscheinlich nur Plasma transudirt, das Blut behielt seine Blutbläschen. Daher selbst beim dritten Aderlasse noch keine Faserhaut.

Fehlte die Faserhaut beim ersten Aderlasse, so zeigt sie sich häufig beim zweiten, namentlich dann, wenn die Entzündung sehr ex- und intensiv ist und die Haut trocken bleibt. Hier sind die Vermehrung des Faserstoffs durch die Beeinträchtigung der Haut- und Lungenfunktion, der Verbrauch der Blutbläschen und die gröfsere Flüssigkeit des Plasma die Gründe für die Faserhautbildung. Denn ich habe an einigen Beispielen, S. 88 u. ff., entwickelt, wie stark die Zunahme von Wasser nach dem ersten Aderlasse in der ganzen Blutmasse ist. Ich erinnere übrigens noch an den Fall, den Harless mittheilt, (S. 101), wo beim letzten Aderlafs in einer

Bronchitis das Blut ganz weifs war und fast nur aus Serum und Faserstoff bestand, so dafs es zu einer kleisterähnlichen Masse gerann. Hier war sowohl durch die früheren Aderlässe als durch den Verlauf der Blutbläschen die Menge derselben fast auf Null reducirt.

Es soll oft, wenn man das Blut eines und desselben Aderlasses in verschiedene Gläser fliefsen läfst, vorkommen, dafs sich auf einigen Portionen Blut eine Faserhaut bildet und auf manchen nicht, namentlich sollen die letzteren dies am häufigsten thun. Mir ist dieser Fall noch nie vorgekommen, wiewohl ich stets zu einem Aderlafs von 10 — 12 Unz. oft 4 — 5 Gläser anwendete. Es bildete sich entweder auf allen eine Faserhaut, wenn es auf der ersten Portion Blut geschah, oder wo dies nicht, so auch nicht auf der letzten. A priori läfst sich auch gar nicht einsehen, wie dies geschehen kann, da doch im Anfange des Aderlasses nicht mehr Blutbläschen und weniger Plasma ausfliefsen kann, als später, und in der kurzen Zeit, während welcher das Blut ausfliefst, kann nicht soviel Faserstoff oder Wasser resorbirt werden, wodurch die Faserhaut entstehen könnte. Auch das habe ich nicht beobachten können, dafs Ohnmachten die Faserhautbildung beschränken: in vielen Fällen, es machte nach dem Ausflufs von 3 oder 12 Unzen die Lipothymie eintreten, habe ich sowohl auf der ersten wie auf der letzten Portion eine Faserhaut beobachtet. — Was die ungünstigen Umstände anbetrifft, die die Entstehung einer Faserhaut überhaupt verhindern sollen, so hat man, glaube ich, davon zu viel gefabelt. Wo einmal alle die Umstände da sind, welche die Faserhaut bedingen, da bildet sie sich auch unter den ungünstigsten Verhältnissen. Ich habe dies einmal gesehen, wo ich einem Kranken, der an heftiger Peripneumonie und Lungen-Abscessen litt, in einer kalten Stube zur Ader liefs und das Blut in einer flachen Schüssel auffing. Es bildete sich trotzdem eine sehr starke Faserhaut und zwar die berühmte Piorry'sche. — Es wäre gewifs sehr wünschenswerth, sowohl wegen der Belehrung des Arztes als auch zur Förderung der Wissenschaft, wenn in allen Krankenanstalten statt der zinnernen Blutmesser starke, oben abgeschliffene Gläser von 2 — 4 Unzen Gehalt angeschafft würden, um die verschiedenen Portionen Blut eines und desselben Aderlasses beobachten zu können. Auch würde man auf die Blut-Beschaffenheit, namentlich die Farbe des Serum, dadurch von selbst aufmerksam werden.

Es ist in der That äufserst betrübend, wenn man noch immer, trotz aller Aufklärung über diesen Punkt, das Erscheinen der Faserhaut auf dem Blutkuchen als eine Indikation zu folgenden Aderlässen betrachtet; dann kann es Einem freilich so gehen, dafs man mit dem 5ten Aderlafs, anstatt Blut, ein zu kleisterähnlicher Masse gerinnendes Plasma entleert. Wenn trotz aller Aderlässe die örtlichen Symptome nicht ab-, sondern zunehmen, so mufs man doch auf den Gedanken kommen, andere Mittel und Wege zu versuchen, um diese zu beseitigen. — —

Was den Puls anbetrifft, der eine Faserhaut verkündet, so steht über dessen Qualität noch nichts Sicheres fest: meist habe ich in der Pneumonie, wo das Blut eine Faserhaut gleich beim ersten Aderlafs zeigte, einen frequenten, schnellen, weichen und unterdrückten, in der Pleuritis, wo keine Faserhaut, einen frequenten, schnellen, etwas grofsen, aber härtlichen, im Erysipel, wo eine Faserhaut, einen kräftigen, frequenten, grofsen und normalen Puls gesehen. (S. dagegen H. Nasse, das Blut, S. 57.) Nicht so sehr die Beschaffenheit des Bluts, als vielmehr die auf die Cirkulation überhaupt einwirkenden Reaktions-Erscheinungen vom Krankheitsheerde aus, bedingen die Qualität des Pulses. Jedoch hiervon weiter unten mehr. —

Der Blutkuchen ist bei dem nicht faserhäutigen Blute in der Pneumonie oder Pleuritis meist cylindrisch, nach oben nur ein sehr wenig spitzer werdend; seine sonstige Beschaffenheit hängt von der stärkeren oder schwächeren Zusammenziehung des Faserstoffs und der Menge der Blutbläschen ab. Bei den oben angeführten Beispielen habe ich hinreichend auf diesen Punkt aufmerksam gemacht uud gezeigt, dafs die Untersuchung des Cruor auf sein spezifisches Gewicht und die Menge der festen Substanz, die er in 1000 Gr. enthält, die sichersten Aufschlüsse giebt. — Bei dem faserhäutigen Blute, wenn die Zusammenziehung des Faserstoffs nicht gehemmt wurde, ist der Blutkuchen kegelförmig, die Faserhaut becherförmig, und zuweilen, wenn sich der Faserstoff in ihr sehr energisch zusammenzog, ist sie vom Cruor wie abgeschnürt. Die Gründe hierfür liegen darin, dafs oben mehr Faserstoff und weniger Blutbläschen, unten weniger Faserstoff, aber mehr Blutbläschen sich befinden. Daher beginnt auch oben zuerst die Ausscheidung des Serum. — Merkwürdig sind die Fälle, deren Hewson gedenkt, die aber sehr selten sein müssen, wo nämlich die Blntbläschen nach oben steigen und die Faserhaut sich unten bildet. Diejenigen, welche die Faserhaut durch ein spezifisches Wechselverhältnifs zwischen den Blutbläschen und dem Plasma erklären, müfsten bei Erklärung dieses Phänomens ihre Zuflucht dazu nehmen, dafs sie sagen, das Wechselverhältnifs sei in diesem Blute ein umgekehrtes gewesen. Mir scheint es, dafs man auch vollkommen damit ausreicht, wenn man sagt, dafs diese Art von Faserhaut dnrch eine gröfsere spezifische Leichtigkeit der Blutbläschen im Verhältnifs zum Liquor sanguinis entsteht. Worin der Grund liegt, ob in gröfserer spez. Schwere des letzteren, oder in absoluter gröfserer Leichtigkeit der Blutbläschen, z. B. durch Verminderung des Farbestoff-Gehalts, das wäre, wenn ein solcher Fall einmal wieder beobachtet würde, zu ermitteln. Nicht unwahrscheinlich ist es mir auch, dafs die Blutbläschen eines solchen Bluts vielleicht einen gröfseren Umfang haben, wodurch sie relativ spezifisch leichter werden.

Die hellere, klare Farbe, die gewöhnlich das Serum des faserhäutigen Bluts zeigt, erklärt sich vielleicht am einfachsten aus der Vermehrung des Natron-Albuminat, da auch Vogeleiweifs, welches dessen mehr als normales Serum enthält, auch sehr klar zu sein pflegt. Gewöhnlich hat das Serum eine hellgelbe Farbe, die offenbar vom aufgelösten Haemaphaein (ein Produkt der Metamorphose des Haematin) herrührt. Dieses Haemaphaein scheint mir dadurch in gröfserer Menge im Serum aufgehäuft zu sein, weil der gröfsere Wassergehalt des Plasma mehr Haematin der Blutkörperchen aufzunehmen und gelöst zu erhalten im Stande ist, worüber C. H. Schultz äufserst scharfsinnige Versuche angestellt und in seiner Verjüngung des menschlichen Lebens u. s. w. mitgetheilt hat.

Nachdem ich nun die pathologische Beschaffenheit des Bluts, wie sie in Entzündungen der Brustorgane vorkommt, so weit es mir möglich war, aus den ursächlichen Momenten erklärt habe, mufs ich nachweisen, wie dieses Blut den aktiven Faktor für das örtliche Leiden, die Entzündung selbst, werden konnte.

Wir müssen in jeder Krankheit die prädisponirenden und die gelegentlichen Momente unterscheiden; es kann z. B., da wir hier es mit Lungenentzündungen zu thun haben, das erstere blofs im Blute und das letztere in den Lungen liegen. So verhält sich die Sache bei den traumatischen Entzündungen. Oder es kann das prädisponirende und gelegentliche Moment im Blute und in den Lungen zugleich liegen; oder endlich es liegt das prädisponirende Moment in dem Blute und in den Lungen, das gelegentliche aber blofs im Blute. Diese drei Fälle sind möglich und wir müssen daher nachweisen, welches die prädisponirenden Momente im Blute und in den Lungen und welches die gelegentlichen im Blute allein sind. Denn von den traumatischen Entzündungen abstrahire ich hier. Diejenigen Pneumonien, die ihre prädisponirenden und gelegentlichen Momente im Blute und in den Lungen haben, werde ich wahre entzündliche Stasen der Lunge nennen; bei den übrigen, wo nur das prädisponirende Moment im Blute, das gelegentliche in den Lungen liegt, werde ich die Stase nach dem letzteren nennen, z. B. traumatische Stase, u. s. w.

Als prädisponirendes Moment haben wir jedenfalls den Ueberreichthum an Blut zu betrachten, den wir in denjenigen Individuen, die wir von wahrhaft entzündlichen Stasen der Lungen befallen sehen, bemerken. Es sind meist blühende, wohlgenährte, kräftige Subjekte, deren progressive Metamorphose im Blute quantitativ erhöht ist. Sowohl die gröfsere Menge der Blutzellen, als auch des Natron-Albuminat, welches der Zellenbildung in den übrigen Geweben vorsteht, bezeugt dies, wogegen die Menge des Faserstoffs, eben weil seine regressive Metamorphose und die Abscheidung der Produkte, in die er zerfiel, kontinuirlich und regelmäfsig geschah, geringer ist. Es findet in diesen Subjekten eine wahre Plethora statt, d. h. soviel Blut das Gefäfssystem nur fassen kann, ist vorhanden. Es giebt noch eine andere Plethora, die wir von dieser zu unterscheiden haben. In der Plethora nämlich, die das prädisponirende Moment der wahrhaft entzündlichen Stasen in der Lunge ist, sind die Blutbläschen des Bluts sämmtlich lebenskräftige, ihrer Autonomie noch nicht beraubte, sondern funktionirende Zellen; in der anderen Plethora dagegen sind den in ihrer progressiven Metamorphose begriffenen Blutbläschen noch solche beigemischt, die längst nicht mehr funktioniren, ihrer Autonomie beraubt sind und aus Unthätigkeit der Leber oder weil in ihnen selber der Grund liegt, nicht aus dem Blute ausgeschieden werden sondern als ein todter Ballast mit zirkuliren. Diese verleihen dem Blute den sogenannten hypinotischen Charakter und diese Plethora ist nie ein prädisponirendes Moment zu wahrhaft entzündlichen Stasen.

Da die gesammte Lebenskraft des Individuums auf der Lebenskraft (Autonomie) der Zellen in den einzelnen Geweben und Organen des ganzen Organismus beruht und diese wiederum auf der normalen pro- und regressiven Metamorphose, deren Mittelglied die Funktion ist, und die erstere durch das Natron-Albuminat, die letztere durch die Blutbläschen unterhalten wird, so mufs da die Lebenskraft des Individuums einen hohen Grad erreicht haben, wo dasjenige Gewebe, welches die Grundlage der übrigen bildet, nämlich das Blut, quantitativ seine höchste Ausbildung erreicht hat. Ein bestimmtes Quantum von Lebenskraft in allen Menschen giebt es nicht: jeder hat seine eigene, deren höchsten und niedrigsten Grad er nicht überschreiten kann, ohne nicht die Disposition zu bestimmten Krankheitsprocessen zu legen. Es hat in der That nichts mehr geschadet, als die Entzündungen der Brustorgane überhaupt als auf erhöhter Lebenskraft beruhend anzunehmen: in einzelnen Fällen, nämlich da, wo die oben beschriebene Plethora obwaltet, wo das Subjekt kräftig, blühend ist, ist dies der Fall und die Gelegenheitsursache (Erkältung) bewirkt den Ausbruch der Krankheit; in vielen anderen ist diese Plethora nicht vorhanden, vielmehr die Lebenskraft des Bluts wie des ganzen Organismus gesunken: aber die Gelegenheitsursache ist so stark, dafs eine ähnliche Krankheit entsteht. In beiden Fällen mufs die Behandlung eine ganz andere sein; in jenem erträgt der Kranke starke Blutentziehungen mit Leichtigkeit, in diesem schaden sie, indem sie die Menge der Blutzellen, die die Träger der Lebenskraft des Bluts wie die Unterhalter der progressiven und regressiven Metamorphose der Zellen in den übrigen Organen sind, positiv vermindern. In diesem letzteren Falle kann nur die unmittelbare Unschädlichmachung oder Entleerung der durch die Gelegenheitsursache gebildeten Mater. pecc. den örtlichen Krankheitsprocefs vernichten. Gegen die Ansicht derer, welche die Entzündungen überhaupt als Krankheitsprocesse, die mit erhöhter Lebenskraft einher gehen, betrachten, hat J. Müller vollkommen Recht, was er darüber Phys. I. S. 63 sagt. —

Die Lebenskraft des Organismus beruht nicht allein auf der Funktion seiner Organe, sondern auf der normalen Zellenentwicklung überhaupt und deren normalen Funktion. Soll daher die Lebenskraft des ganzen Organismus erhöht sein, so müfste die progressive Zellenentwicklung der regressiven überlegen sein. Eine solche Steigerung der Lebenskraft sehen wir in Folge des Wachsthums: mit der quantitativen Zunahme der Zellen u. s. w. steht die Energie der einzelnen Organe und die Lebenskraft des ganzen Organismus in direktem Verhältnifs. Es kann zwar durch vermehrten Widerstand, den ein Organ in seinen Aktionen erfährt, gleichsam wie durch Uebung, die Zellenentwicklung in ihm stärker vor sich gehen, wie z. B. in der Hypertrophie der Muskelsubstanz des Herzens: allein damit ist die Lebenskraft des ganzen Organismus nicht verstärkt. Und umgekehrt, sind in Folge eines Reizes die Funktionen einiger Organe verstärkt, wie z. B. in manchen Fiebern die Energie des Rückenmarks und des Gefäfssystems, so kann gerade dadurch die Lebenskraft des Organismus sinken, weil in Folge der verstärkten regressiven Metamorphose die Zellen-Bildung und Entwickelung nicht gleichen Schritt hält. Der Zustand des Nerven- und Blutsystems repräsentirt namentlich der Grad der vorhandenen Lebenskraft und wir sehen besonders in Entzündungen, dafs wohl deren Funktion im Anfange verstärkt sein kann, dafs sie aber hierauf, weil dieselbe die regressive Metamorphose beschleunigt, wieder sinkt. Das läfst sich aber nicht leugnen, je besser der Stand der Lebenskraft vor der Krankheit, um so länger ertragen die zur Reaktion angetriebenen Organe die verstärkte Funktion.

Betrachten wir also die Plethora des Gefäfssystems als ein prädisponirendes Moment, so mufs die Erkältung, in Folge deren sich ein Theil des auszuscheidenden Faserstoffs im Blute aufhäuft, als das gelegentliche Moment zu den wahrhaft entzündlichen Stasen angesehen werden. Denn einmal wird dadurch der plethorische Zustand des Bluts, dessen einzelne Bestandtheile vorher in bester Harmonie waren, verstärkt und zwar auf eine höchst einseitige Weise, indem nun die Quantität des flüssigen Plasma vermehrt wird. Dieses Mifsverhältnifs des Plasma zu den Blutbläschen ist geringer, wenn die letzteren jenes an Quantität übertrafen, gröfser, wenn beide in normalem Verhältnifs standen, am stärksten, wenn das Plasma schon von selbst vorherrschte. — Die Wirkung dieser Gelegenheitsursache hängt sowohl hiervon ab, als auch davon, ob ihre Einwirkung allmählich geschah, ob wiederholt, ob überraschend und plötzlich. Sodann kommt es an auf die Menge des im Blute sich aufhäufenden Faserstoffs. Nach allen diesen Momenten ist der Eindruck, welchen sowohl die Vermehrung der Plethora als auch das Mifsverhältnifs zwischen Plasma und Blutbläschen und endlich die abnorme Qnantität und Qualität des Faserstoffs auf das organische und animalische Nervensystem machen, verschieden. Wo sich dieser Eindruck am stärksten zeigt, das hängt von anderen Unständen ab, von denen ich sprechen werde, sobald ich einen Punkt, den ich hier nicht übergehen darf, erörtert habe.

Ich komme nämlich jetzt ganz natürlich auf das berüchtigte Kapitel von den Schärfen, die den Humoral-Pathologen so sehr viel zu schaffen gemacht haben, über deren Begriff und Natur so viel Widersprüche und so viel Dunkel herrscht. Manchmal gelang es denselben, eine Schärfe nachzuweisen, wie z. B. wenn durch Unterdrückung der Harnexkretion der Harnstoff irgend wo anders zum Vorschein kam. (Urodialysis senum u. s. w.) Aber diese sogenannten groben Schärfen haben ihnen nie so viel Kummer und Sorge gemacht, als die sogenannten „feinen Schärfen", wogegen Jahn z. B. namentlich Blasenpflaster empfiehlt. (Mater. med. I. S. 263). Diese feinen Schärfen, welche die Humoralpathologen, wie namentlich Ritter, durch Resorption des Schweifses bei Erkältungen ins Blut gelangen lassen, sind sie je in diesem nachgewiesen worden? Hat man je in dem Exsudat, das ein Blasenpflaster, welches wegen rheumatischer Schmerzen mit Erfolg gelegt war, irgend etwas Anderes gefunden, als Faserstoff, Eiweifs und Salze? Oder falls die Humoralpathologen keine Analyse davon gemacht haben, wäre dies nicht ihre Pflicht gewesen, um das Dasein ihrer Schärfen zu beweisen?

Nein, nicht die nächsten Bestandtheile des Schweifses, wie die Milchsäure, das milchsaure Ammoniak u. s. w. werden durch Erkältung ins Blut zurückgetrieben, sondern es bleiben vielmehr die Blutbestandtheile, die in den Schweifsdrüsenkanälchen in diese Produkte zerfallen würden, im Blute zurück und werden zur Schärfe, zur Gelegenheitsursache der örtlichen Affektion. Als solchen Stoff betrachte ich nun den Faserstoff, den wir nach Erkältungen immer im Blute in gröfserer Menge vorfinden, von dessen Qualität es zum Theil abzuhängen scheint, welches Gewebe oder Organ zum Krankheitsheerde gemacht wird. Denn anders, glaube ich, ist seine Qualität im Rheumatismus, anders im Katarrh, anders im Erysipel, anders im Croup. — Namentlich haben wir, was auch die Humoralpathologen meist anerkannt haben, diejenigen Stoffe als Schärfen zu betrachten, die exkrementieller Natur sind, und schon auf der Stufe zum anorganischen stehen, wie z. B. den Harnstoff u. s. w. Von den organischen Blutbestandtheilen, wie dem Fibrin, Albumin und Haemato-Globulin, wenn sie ihre Qualität verändert zeigen, pafst dieser Name nicht: sie heifsen besser Pseudoplasmen.

Nachdem ich gezeigt habe, welches das prädisponirende und welches das gelegentliche Moment im Blute zu den wahren, echten entzündlichen Stasen ist, liegt es mir nun ob, in unserem Falle zu zeigen, wefshalb die Lokalisirung des Krankheits-Processes in den Lungen oder ihrem serösen Sacke zu Stande kommt, wefshalb sie der Locus minoris restistentiae sind, und zwar unter der Voraussetzung, dafs sie sowohl normal entwickelt sind, noch dafs irgend eine schädliche Ursache sie direkt trifft.

Lungenentzündungen kommen am häufigsten in einem Alter vor, wo dies Organ gerade diejenige Ausbildung erlangt oder eben erlangt hat, die dazu nöthig ist, der Einwirkung der Luft auf das Blut den nöthigen Raum zu gestatten. Alle das Lungen-Organ konstituirenden Gewebe zeigen eine gleichmäfsige Verstärkung der Zellenbildung, und wo diese statt findet, müssen wir ein innigeres Wechsel-Verhältnifs zwischen Blut und Lungen annehmen. Wenn der Sauerstoff der Luft in den funktionirenden Zellen aller Gewebe diejenigen chemischen Veränderungen hervorruft, die zur Erneuerung ihrer Thätigkeit vonnöthen sind, so müssen wir zugeben, dafs zu der Zeit, wo die Lungen positiv mehr Sauerstoff athmen, die Zellen der verschiedenen Gewebe in der Lunge in ihrer Funktion am vollkommensten sind. So werden die organischen Nerven des Gefäfssystems in den Lungen vorzugsweise die qualitative Veränderung des Blutes percipiren und durch dessen Reiz zu abnormen Funktionen bestimmt werden.

Der andere Grund, wodurch die Lungen zum Locus minoris resistentiae werden, liegt in dem Faserstoff. Wenn es richtig ist, dafs der Faserstoff durch den Sauerstoff in allen den Theilen des Gefäfssystems, zu welchen die Luft treten kann, eine chemische Umsetzung seiner Atome erleidet, die ihn entweder schon im Blute selbst, noch mehr aber unter dem Einflusse der Nieren und Schweifsdrüsen in die fast anorganischen Bestandtheile des Harns und Schweifses zerfallen macht, so liegt darin ein Grund, wefshalb gerade die Lungen bei Unterdrückung der Hautfunktion vikariirend auftreten. Erleidet er gar, wie ich angenommen habe, auch bei seinem Durchgange durch die plastischen Gefäfse der Lunge eine chemische Veränderung, so ist dies noch ein Grund mehr, eine Wahlverwandtschaft zwischen Faserstoff und den serösen und Schleimhaut-Geweben der Lunge anzunehmen.

Durch diese Umstände werden nun die Lungen zum Loc. minor. resistentiae und zum Anziehungspunkte für das Pseudoplasma. Namentlich sehen wir aber, dafs der untere Lappen der rechten Lunge öfter der Sitz des Krankheits-Processes wird und es müssen folglich Gründe obwalten, die ihn speziell zum Loc. min. resist. machen. Ob diese blofs physikalischer Natur sind, wie z. B. dafs wegen des gröfseren Queer-Durchmessers sich hier mehr Blut vorfindet, welches schwerer durch die Lungen-Venen zurückfliefst, weil es von der Basis zum Hilus aufwärts steigen mufs, das kann nicht so leicht entschieden werden. Das Gewicht der rechten Lunge beträgt beim Mann im Durchschnitt 23½ Unze, das der linken 21⅙ Unze; daraus folgt wohl von selbst, das die letztere weniger Blut enthält, als jene. Vielleicht ist auch hierin ein Moment zu suchen, wefshalb häufiger die rechte als die linke Lunge ergriffen wird.

Nachdem ich also gezeigt habe, dafs wir den Faserstoff namentlich als denjenigen Blutbestandtheil zu betrachten haben welcher die eigentliche Mater. pecc. für die wahren entzündlichen Lungen-Stasen bildet, will ich in der Kürze zeigen, worin der ganz natürliche Grund liegt, dafs der durch das Pseudoplasma in dem Organ, welches wir als Loc. min. resist. erkannt haben, und durch dieses in andern Organen des Organismus erregte kranke Lebensprocefs von selbst in den gesunden wieder übergehen kann. — Zuförderst mufs ich jedoch noch von den sogenannnten plastischen Gefäfsen sprechen, welche namentlich zur Erklärung der Stase in den serösen Häuten der Lunge, den Pleura-Säcken, angenommen werden müssen. Diese Gefäfse, welche von den feinsten, nur ein Blutbläschen führenden Capillar-Gefäfsen und zwar der arteriellen Seite derselben entspringen, durchlaufen die einzelnen Gewebe des Organismus, enden nicht mit freien Mündungen, sondern kehren in das geschlossene Netz des peripherischen Gefäfssystems zurück, von dem sie einen integrirenden Theil ausmachen. In der Regel dringen in sie keine Blutbläschen hinein: die es doch thun, sind die zarten, wenig mit Farbstoff imprägnirten, die sich noch leicht comprimiren lassen. Sie bewegen sich aber sehr langsam. Oefter aber findet man in ihnen die kleinen runden Lymphkügelchen; denn diese gehen leicht in sie über, weil sie sich am Rande der Gefäfse entlang bewegen und dann durch den Strom des Plasma mit herüber gerissen werden. Da sie farblos sind, werden sie leicht übersehen.

Diese plastischen Gefäfse finden sich namentlich im Gehirn und Rückenmark, in den serösen und fibrösen Häuten, z. B. den durchsichtigen Geweben des Auges. Aus ihnen geschieht in diesen Organen die Ernährung. (S. C. H. Schultz, System der Cirkulation, S. 168). Ebenso finden sie sich in der innersten Epidermis-Schicht, wo sie Schultze durch Einspritzung mit Terpenthin-Oel anfüllte. — Rasori, in seiner Theorie der Entzündung, nimmt sie ebenfalls an; die nicht sichtbaren Entzündungen des Peritonaeum, die Bichat aufgestellt hat, liefsen sich vielleicht besser, als es Rasori gethan hat, durch die plastischen Gefäfse erklären. Es fand nur eine Ausschwitzung von Plasma statt, keine Stase der Blutbläschen. S. Rasori, Theorie der Entzündung, I. S. 130—144.

Je nach der Art, wie die schädlichen äufseren Einflüsse, namentlich die Erkältung, einwirkten, nach der Menge und der Qualität des im Blute zurückgehaltenen Fibrin und der gröfseren oder geringeren Leichtigkeit, mit der die organischen Nerven des Gefäfssystems überhaupt und die des locus min. resist. insbesondere durch einen fremden Reiz sich zu abnormen Funktionen bestimmen lassen, werden die Folgen der hyperinotischen Beschaffenheit des Bluts sich schneller und intensiver oder langsamer und schwächer zeigen. Durch den Reiz, welchen das Pseudoplasma auf den Vasomotorius und das Capillar- und plastische Gefäfssystem in einem Theile der Lungen ausübt, entsteht in demselben zuerst eine aktive Contraktion in den Capillargefäfsen, eine Verengerung derselben, mit beschleunigter Cirkulation. Auf diese entsteht, gemäfs dem Gesetze, dafs jeder Aktion die Reaktion nachfolgt, eine verlangsamte, oscillirende Strömung, endlich Stockung des Blutes und Erweiterung der Blutgefäfse. Diese Erweiterung der Gefäfse ist eine aktive, d. h. die Expansibilität ist vermehrt, ohne dafs die Contraktibilität ganz vernichtet wäre; letztere ist nur unterdrückt und kann sich sofort wieder erheben, so wie die Expansibilität nachläfst. Nicht blofs in den feinen, sonst nur ein Blutbläschen führenden Capillargefäfsen, sondern auch in den plastischen Gefäfsen, welche sich erweitern, häuft sich das im Ueberflufs vorhandene Blut an und stockt. Hierbei findet nun der von Weber beobachtete Vorgang statt, dafs sich die Blutbläschen, die gleichsam von der Wechselwirkung mit dem übrigen Gefäfssystem und Organismus abgesperrt sind, wie Geldstücke mit ihren platten Flächen aneinanderlegen, also ein Vorgang, wie er in dem faserhäutigen Blute auch aufserhalb des Körpers noch statt findet.

Es ist ein ganz unnützer Streit, ob die Stase des Bluts von dem arteriellen oder venösen Ende der Capillar-Gefäfse ausgehe; wie überall liegt die Wahrheit hier in der Mitte und vielleicht im eigentlichsten Sinne des Wortes. Die Stase und Expansion beginnt in der Mitte des Capillargefäfses, namentlich an der Stelle, wo die plastischen Gefäfse ausgehen und sie verbreitet sich von hier aus, je nach der Stärke, nach dem arteriellen und venösen Ende hin.

Mit dieser Stase des Bluts gehen nun in den Blutzellen eigenthümliche Veränderungen vor sich: sie werden kugelrund, höckerig, den sogenannten Lymphkörperchen im Blute ähnlich und kleben, wie diese, an den Wänden der Gefäfse an, so dafs sie sich nur rollend und mit Schwierigkeit weiter bewegen, wenn sie etwa wieder flott werden. Hierdurch müssen sie zu einem neuen Hindernisse der freien Blutbewegung und ein stärkeres Moment für die Blutstase werden. Nach Gluge lösen sich allmählich die Hüllen der Blutbläschen auf und ihre Kerne (?) sollen sich zu eigenthümlichen Kugeln, den von ihm sogenannten Entzündungskugeln, vereinigen. Henle (Müllers Archiv, 1839) und Valentin (Repertor. 1839), sind dagegen geneigt, die Entstehung der Entzündungskugeln durch die Lymphkugeln des Blutes zu erklären. — Wenn ich hier an das Vermögen des Fibrin denke, schon im Blute zu ganz kleinen Molekülen zu gerinnen, wie ich beim fibrinhaltigen Serum wahrscheinlich zu machen gesucht habe, so könnten diese Lymph- oder zusammengesetzten Entzündungskugeln beim Menschen mit grofser Leichtigkeit aus dem in Molekular-Form gerinnenden Fibrin erklärt werden, und ebenso die Flocken, welche in den expandirten Blutgefäfsen an den Wänden derselben ankleben.

In Folge dieser aktiven Expansion der Capillar- und plastischen Gefäfse wird ein grofser Theil des Plasma, in welchem sich der Farbestoff der Blutbläschen gelöst hat, von den Zellen der Capillargefäfse abgeschieden, oder, wo die Expansion einen so hohen Grad erreicht hat, dafs eine Zerreifsung der Gefäfse statt findet, treten die ganzen Blutbestandtheile in das umgebende Parenchym, oder das Exsudat schafft sich, wenn die Stase blofs in den Gefäfsen der Pleura statt fand, Platz dadurch, dafs sie die Lungen aus ihrer natürlichen Lage verdrängt, sie also komprimirt. Mit dieser Exsudation des Pseudoplasma in die Luftzellen der Lungen oder in die Pleurasäcke ist die eigentliche Entzündung geschlossen und es beginnen nun, je nach der Beschaffenheit desselben, bestimmte Metamorphosen in den exsudirten Blutbestandtheilen, die, sie mochten vorher prädisponirende oder gelegentliche Momente zur Stase in den Lungengefäfsen sein, jetzt für die Gewebe der Lunge überhaupt zum Pseudoplasma werden.

•Diese Ausschwitzung von Plasma in die Pleura-Säcke oder in die Lungenzellen und die durch die Stase und die Einwirkung des mit Faserstoff überladenen Plasma bewirkte Auflösung der Blutbläschen, die in den Capillargefäfsen stockten, ist zu beobachten als Metastase ersten Grades; denn durch sie wird das Blut selber zum Theil oder ganz von den durch die prädisponirenden und gelegentlichen Schädlichkeiten erzeugten Bestandtheilen, die es im Uebermaafs enthielt und die im Verhältnifs zum Blutgefäfssystem die Plethora unerträglich machten, befreit. Sie ist als die erste kritische Entscheidung für das Blutleiden zu betrachten. So sonderbar und paradox dies auch klingen mag, so verhält sich die Sache doch so und einige Beispiele werden diese Sache klar machen. Angenommen eben dasselbe Individuum, bei dem in diesem Falle durch das Pseudoplasma die Stase in den Lungengefäfsen hervorgerufen wurde, hätte durch dasselbe Pseudoplasma eine Stase in den Gefäfsen der Schleimhaut der Nase bekommen, wodurch die Plethora des Gefäfssystems gehoben und ein grofser Theil des Pseudo-Fibrin herausgeschafft wurde: so würde Jeder, wenn nach diesem Nasenbluten die vollkommene Gesundheit zurückkehrte, gesagt haben, dies Nasenbluten wäre kritisch, d. h. es hat die Mater. pecc. direkt nach aufsen entleert. Ebenso verhält sich die Sache z. B. bei den Pocken: durch die Exanthembildung, die Ablagerung des im Blute befindlichen Pseudoplasma in die äufsere Haut, wird das Blutleiden selber entschieden, falls alles Pseudoplasma in den Exanthem-Bläschen abgelagert wird. Falls dies geschieht, so sehen wir, dafs das Fieber, welches im Anfange durch die Einwirkung der Mater. pecc. auf den Vasomotorins und die Central-Organe des Nervensystems hervorgerufen wurde, also, wenn ich mich so ausdrücken darf, ein centrales Fieber war, aufhört, eben weil das Pseudoplasma aus dem Blute entfernt ist. Das spätere Fieber, welches beim Beginn der Umwandlung des Pseudoplasma in Eiter sich erhebt, wird durch Reizung der peripherischen Nerven der Haut und Reflex auf das Rückenmark hervorgerufen, ist also ein peripherisches Fieber. — Das Blut ist der Mater. pecc. entledigt worden und zwar durch die Processe, die diese selber durch ihren Reiz hervorrief was aus dem exsudirten Pseudoplasma wird, ob dies nun durch seine Einwirkung auf die Lunge und deren Nervensystem noch andere Reaktionen hervorruft, das ist eine andere Sache. Hier beginnt die zweite Phase des ganzen

Krankheits-Processes und zwar für den Kranken und uns die wichtigste. Da es aber selten zu geschehen pflegt, dafs sich das Blut alles Pseudoplasma's mit einem Male entledigt, ja durch die Affektion der Lunge selbst und die durch diese hervorgerufene Reaktionserscheinungen Umstände eintreten, welche neues Pseudoplasma im Blute schaffen, so kann nach der ersten Stase bis dahin unversehrtes Lungengewebe ebenfalls in den Krankheits-Procefs hineingezogen werden u. s. w.

Der Schmerz ist in Entzündungen der Brustorgane als subjektives Symptom gewöhnlich dasjenige, welches den Kranken am meisten belästigt. Was die Art desselben anlangt, so sind es mehrere äufsere Momente, welche die Verschiedenheit desselben bedingen. Denn in den sensiblen Nerven selber kann der Grund nicht liegen. Ob zu der Zeit, wo wir keinen Schmerz empfinden, also für uns die sensiblen Nerven nicht funktioniren, in den Zellen derselben die Processe der regressiven und progressiven Metamorphose dennoch vor sich gehn, läfst sich wohl nicht annehmen: nur in dem Momente, wo durch äufsere Einflüsse, seien sie mechanischer, chemischer oder dynamischer Natur, die Nervenzellen so affizirt werden, dafs Umsetzungen in ihren Formelementen vor gehen, beginnt ihre Funktion: der Zustand, in den sie durch das äufsere Moment versetzt wurden, tritt im Sensorium commune, je nach der Art derselben, verschieden ins Bewufstsein. — Wenn der Mensch im gesunden Zustande so tief athmet, als er kann, empfindet er gerade keinen Schmerz, sondern ein Gefühl, das ihn nöthigt, die Ausdehnung des Thorax nicht weiter fortzusetzen. Offenbar mufs dieses durch die räumliche Ausdehnung der sensiblen Nervenfasern entstehen.

Der Druck, den die in Stase befindlichen Gefäfse in dem ersten Stadium der Lungenentzündung auf die sensiblen Nerven ausüben, wird als ein dumpfes, zusammenschnürendes Gefühl empfunden, welches dem Kranken verbietet tief zu inspiriren: die Lungenzellen sind verengt, die Luft ist aus ihnen zum Theil verdrängt, und daher der Druck, den der Kranke an dieser Stelle der Brust empfindet, weil die innere Luft der äufseren nicht das Gleichgewicht hält. Versucht der Kranke tief zu inspiriren, so empfindet er noch keinen Schmerz,

Sowie aber die Stase in Exsudation übergegangen ist, so wie die Lungenzellen, die kleineren Bronchien und die die Lungenläppchen verbindende Zellstoffschicht mit Pseudoplasma angefüllt sind, welches zum Theil gerinnt, so entsteht ein permanentes Schmerzgefühl, das durch tiefe Inspirationen vermehrt und verstärkt wird und durch Reflex-Aktion Husten bewirkt. — Dieser Schmerz mufs nun sowohl durch den Druck, den die sensiblen Nerven erdulden als auch durch die Einwirkung des Pseudoplasma selber bewirkt und modifizirt werden. Denn wir sehen, dafs dann, wenn die Stase zu weichen und das ergossene Exsudat in Eiter überzugehen anfängt, auch der Schmerz ein anderer wird: der früher reifsende, stechende, brennende Schmerz, der dem Kranken einen Angstschrei herausprefste, wird klopfend, bohrend, und manchmal selbst kitzelnd, so dafs der Kranke zu einem sardonischen Lächeln gezwungen wird. Wer selber z. B. ein Panaritium gehabt hat, wird dies wissen. Sowohl das bei der Umwandlung des Exsudats in Eiter sich modifizirende Schmerzgefühl als auch andere Umstände machen es sehr wahrscheinlich, dafs die Beschaffenheit des Exsudats einen grofsen Einflufs auf die Art desselben hat. So z. B. wird man selten bemerken, dafs bei Blut-Extravasaten, sei es in Höhlen oder unter Häuten, ein Schmerz empfunden wird, während eine Ausschwitzung von Plasma durch einen Mükkenstich mit lebhaftem Schmerzgefühl einhergeht.

Wenn die Schmerzen in der Pleuritis mehr stechend und reifsend sind, so erklärt sich dies zum Theil durch die Zerrung und Dehnung der vom Pseudoplasma gedrückten Nerven, zum Theil aber auch aus der Beschaffenheit des Pseudoplasma selbst, da in der Pleuritis mehr der rheumatische Charakter mit spielt. — Anders ist der Schmerz z. B. im Rheumatismus, anders im Erysipel; und in der hypostatischen Hepatisation der Lunge, z. B. im Typhus, auch da, wo die Kranken andere Schmerzen sehr wohl empfinden, fehlt der Schmerz fast ganz, selbst beim tiefen Athmen, weil hier das Pseudoplasma ein anderes ist als in echten, wahren Pneumonien.

Sowohl durch Reizung der organischen Nerven, welche die Gefäfse begleiten, als auch der sensiblen, durch Reflex vom Rückenmark aus, entsteht das Fieber, ein Symptom der Entzündungen der Brustorgane, das wohl nie fehlt, wenn sie einigermaafsen intensiv und extensiv sind. Es wäre thöricht und gegen alle Theorie, wenn man annehmen wollte, dafs das Fieber das Primäre und die Entzündung erst das Sekundäre sei: das jedoch scheint mir unzweifelhaft zu sein, dafs wir das Fieber in Entzündungen nie als ein gutes, sondern als ein böses Symptom zu betrachten haben. Denn offenbar mufs durch dasselbe die Stase in der Lunge und das Exsudat vermehrt werden. Dies sehen wir deutlich zur Zeit, wo die Exacerbation desselben eintritt: alle örtlichen Symptome nehmen an Intensität und Extensität bedeutend zu. Es ist daher unsere Pflicht, das Fieber soviel als möglich zu dämpfen; und das können wir nur dann, wenn wir den Faktor, der es bewirkt, vernichtet haben. Dies ist die Reizung der Nerven durch das Pseudoplasma. Tilgen wir diese, so schwindet das Fieber von selbst, welches zur günstigen Entscheidung, wie die von mir angeführten Beispiele (Füs. Schäfer, Puhlmann, Jacobs) beweisen, gar nicht nothwendig ist.

Die Kopfschmerzen, welche mit Entzündungen der Brustorgane immer verbunden sind, werden am allereinfachsten durch Congestion des Bluts in den Gefäfsen des Gehirns und durch Druck derselben auf die sensiblen Hirnnerven erklärt. Jene entsteht, weil durch die Blutstase in den Lungen der Abflufs des Bluts aus der oberen Hohlvene gehemmt ist. — Es ist wirklich merkwürdig, wefshalb bis jetzt keinem einzigen Pathologen der Gedanke eingekommen ist, auch die Schmerzen als ein Heilbestreben der Natur zu erklären: ich möchte dies weit lieber thun, da sie den Menschen am stärksten dazu auffordern, bei der Kunst Hülfe zu suchen. — Häufig erreichen diese Congestionen nach dem Kopfe eine solche Höhe, dafs Blutung aus der Nase eintritt und diese ist, weil sie die Plethora und Pseudoplasma beseitigt, kritischer Natur. In vernachlässigten Pneumonien pflegt dies ein Hauptmoment zu sein, wodurch die Stase in den Lungen aufgehoben wird.

Die Zahl der Inspirationen in einer Minute zeigt sich um so gröfser, je intensiver und extensiver die Entzündung ist; sie sind jedoch nur oberflächlich und kurz. Dafs der Grund davon nicht das Fieber ist, sehen wir daran, dafs in anderen akuten Krankheiten, z. B. Febr. rheumat., gastrica u. s. w. die Respiration nicht vermehrt ist. Er liegt vielmehr in der

Blutstase und der Unwegsamkeit der Lunge; der Mensch athmet nicht willkührlich so schnell, sondern unwillkührlich; ein Pneumonischer kann vielmehr gar nicht den Athem an sich halten. Er fühlt die innere Nothwendigkeit, sehr oft, wenn auch nicht tief, zu athmen. Jedenfalls ist die Reizung des Nerv. vagus, der der Empfindung vorsteht, durch Uebertragung auf die Medulla oblongat. der nächste Grund der Athem-Frequenz. Wie die Versuche von Emmert und Müller zeigen, wird die Respiration nach Durchschneidung der beiden Nervi vagi zwar tiefer, aber langsamer. — Die Tiefe der Athembewegungen kann der Mensch willkührlich regeln, wie er will: der Lungenkranke vermeidet das tiefe Athmen, weil dabei mehr Blut in den Lungengefäfsen sich ansammelt und die feinen Bronchen stärker ausgedehnt werden, also durch Druck und Zerrung der Nerven Schmerz entsteht. Ebenso ist es in der Pleuritis, wo durch Ausdehnung der Lungen und des Thorax Zerrung der sensiblen Nerven entsteht. —

Diese innere Nöthigung zum häufigen Athmen hat nicht den Zweck, sondern die einfache Folge, dafs die Menge von Sauerstoff, die durch Unwegsamkeit eines Theils der Lunge vom Blute nicht aufgenommen werden kann, zum Theil ersetzt wird; auch kommt durch die schnellere Cirkulation des Bluts verhältnifsmäfsig das Blut öfter mit dem Sauerstoff in Berührung. Dessenungeachtet aber sehen wir bei längerem Bestehen der Stase die Menge des Faserstoffs im Blute vermehrt und die Umwandlung desselben in Harnstoff u. s. w. nicht vollkommen erfolgen. (Sediment. lateric.) (S. S. 135). Ganz ähnlich verhält sich das schnelle Athmen nach starken körperlichen Anstrengungen, z. B. dem Laufen; die gröfsere Menge von zersetzbaren Stoffen, die sich im Blute vorfinden, erfordert mehr Sauerstoff; hier ist es ebenfalls der Nerv. vag., der dieses Bedürfnifs, den Sauerstoff-Hunger, zur Med. oblongata leitet, von wo die Athemmuskeln durch excito-motorische Reizung zu gröfserer Thätigkeit angespornt werden. — Wenn man eine Thätigkeit als ein Heilbestreben der Natur anerkennen wollte, so müfste es die Vermehrung der Respiration sein: denn je mehr Sauerstoff aufgenommen wird, um so schneller erfolgt die Zersetzung der Mater. peccans.

Im ersten Stadium der Pneumonie und im Uebergange

desselben zum zweiten finden wir den Puls, wenn die Stase in dem Gefäfssystem der Lungen extensiv ist, meist unterdrückt, weich, zuweilen etwas härtlich, sehr frequent und schnell. Es ist vielleicht der Zusammenflufs mehrer Umstände, die ihm diese Beschaffenheit verleihen. Einmal mag die Beschaffenheit des Bluts auf die Thätigkeit des Herzens wie des ganzen Gefäfssystems den Einflufs haben, dafs die Systole des linken Ventrikels nicht so energisch erfolgt, also die Blutmasse mit geringerer Kraft fortgestofsen wird; sodann mufs aber die Aufhäufung des Blutes in den Lungengefäfsen und die Unwegsamkeit der Lungen-Arterien auf eine gewisse Strecke hin als das andere Moment angesehen werden. Indem nämlich das Blut aus dem rechten Ventrikel in die Lungenarterien gestofsen wird, gelangt es bald in der ergriffenenen Lunge auf einen Widerstand, es kann nicht weiter und bildet so also bis an die Stelle, von wo die Aeste für den erkrankten Theil der Lunge von der Art. pulmon. abgehen, eine stillstehende Säule. Dafür aber drängt sich das Blut mit um so gröfserer Gewalt in die freien Aeste der Art. pulmon. in der kranken und in die der gesunden Lunge. Da diese aber auch nur bis auf einen gewissen Grad die Cirkulation in dem Theile der affizirten Lunge ersetzen können, so nimmt der rechte Ventrikel weniger Blut aus dem rechten Atrium auf und somit kommt auch mit jeder Systole des linken Atrium weniger Blut in den linken Ventrikel, also auch weniger Blut in die Aorta. Demnach ist die Fortbewegung der Blutwelle nicht so kräftig und die Arterien ziehen sich, weil sie relativ weniger Blut enthalten, etwas zusammen. Dagegen stockt der Blutabflufs aus den grofsen Venenstämmen, weil eben der rechte Ventrikel weniger Blut aufzunehmen im Stande ist: daher die Congestionen zum Kopf u. s. w. Nach einem Aderlafs, wenn dadurch die Stase in den Lungen etwas beseitigt wird, sehen wir auch, dafs sich der Puls gleich hebt, weil der rechte Ventrikel jetzt mehr Blut aufnehmen kann. — In dem Falle des Füs. Ferdian, wo fast die ganze linke Lunge hepatisirt war und zu gleicher Zeit eine Stase in einem grofsen Theile der Dünndarmschleimhaut und somit auch der Rückflufs des Bluts durch die untere Hohl-Vene gehemmt war, ist aus diesen beiden Momenten die dort beschriebene Beschaffenheit des Pulses zu erklären.

— Eine Folge dieser gehemmten und unterdrückten Cirkulation ist nun das Darniederliegen der Hautthätigkeit; indem sich nämlich der gröfste Theil des Bluts in den in Stase befindlichen und in den grofsen venösen Gefäfsen befindet, gelangt sehr wenig Blut in die peripherischen Gefäfse der Haut: weder der Sauerstoff der Luft kann auf dasselbe gehörig einwirken, noch finden die Schweifsdrüsen das zur Abscheidung gehörig vorbereitete Material vor. Dies ist nun ein Moment, welches die Beschaffenheit des Bluts immer fehlerhafter macht und meist den Tod zur Folge hat. — In Fällen, wo die Blutbewegung beim Fieber (das erethische) von der Art ist, dafs das peripherische Gefäfs-Netz der Haut viel Blut führt, kann das Fieber als gute Reaktion bezeichnet werden, weil dadurch die Zersetzung und Ausführung der Mat. pecc. (Schweifs) befördert wird. —

Der Husten, der bei Entzündungen der Brustorgane sich einfindet, und den auch viele Bewunderer der Naturheilkraft auf deren Rechnung bringen, ist nur durch excito-motorische Reizung der Bewegungsnerven zu erklären.

Oft kommen die Fälle vor, dafs eine Pleuritis und Pneumonie entweder von Hause aus oder im Verlaufe sich mit Affektion der Leber combinirt und es zeigen sich dann aufser den örtlichen Reaktions-Symptomen noch biliöse Erscheinungen, wie ikterische Farbe der Haut, mit mehr Gallenstoff tingirter Harn, lettige Fäces und gelbe Sputa. Das Blut der an Pleuritis biliosa leidenden Kranken enthält Gallenfarbstoff im Plasma aufgelöst, wie die chemische Reaktion des Serum nachweist. — Nicht uninteressant ist mir folgende Beobachtung, die ich gemacht habe, dafs sich nämlich die braunen Stücke des eingetrockneten Serum, die sich in verdünnter Salpetersäure, wie zu erwarten, grün färbten, darin gekocht plötzlich eine rothgelbe Farbe annahmen und diese auch beim Erkalten behielten. — Die Beantwortung der Frage, wodurch die gallenähnlichen Stoffe ins Blut gelangen, ist schwierig und leicht. Leicht ist sie, wenn man annimmt, dafs durch sympathische Reizung des serösen Ueberzuges der Leber und entzündliche Stase in den arteriellen Capillargefäfsen die Fortführung der Galle nach dem Darmkanal gestört, folglich ihre Assimilation von den Gefäfs-Zellen und somit ihre Resorption ins Blut zu Stande kam. Dann würde der Icterus die Folge der Leberaffektion sein.

Mir scheint aber diese Erklärung von der Entstehung des Icterus überhaupt und namentlich in diesem Falle äufserst problematisch zu sein: denn ich sehe gar nicht ein, wenn einmal die Leberzellen die Galle bereitet haben und sich sonst kein mechanisches Hindernifs der Ausführung derselben in den Darmkanal entgegestellt, wefshalb sie nicht ausgeschieden werden sollte.

Weit wahrscheinlicher ist es mir, dafs durch die entzündliche Reizung, in die die arteriellen Gefäfse der Leber sympathisch versetzt werden, die Leberzellen ihre auf die in der Pfortader vorbereiteten Bestandtheile metabolisirende Kraft einblüfsen, dafs diese also durch die Venae hepaticae ins Blut zurückgelangen, und demselben die ikterische Beschaffenheit verleihen. Denn dafs sich der Blutbläschen-Farbstoff, der das Material zur Gallenbereitung hergiebt, auch ohne Zuthun der Leberzellen unter dem Einflusse der Zellen anderer Gewebe und nach ihm inne wohnenden Gesetzen zu der Galle ähnlichen Bestandtheilen metamorphosiren kann, das sehen wir z. B. an den Farben-Veränderungen, welche durch mechanische Einwirkungen entstandene Ecchymosen durchlaufen.

Uebrigens ist diese Complikation in keinem Falle von sehr ungünstiger Bedeutung, da ein paar gute Dosen Kalomel sie sehr leicht und gründlich zu heben im Stande sind. Die Furcht derer, welche glauben, dafs hierdurch die entzündliche Stase in dem serösen Ueberzuge der Leber vermehrt werden könnte, halte ich nicht für begründet, da das Kalomel nicht auf die artieriellen Gefäfse der Leber einwirkt, sondern auf das Blut in der Vena portae, das bekanntlich des Faserstoffs, des einen Faktors der meisten Entzündungen, in hohem Grade entbehrt. Es mufs aber das Kalomel namentlich so auf das Pfortaderblut und die Leberzellen einwirken, dafs deren metabolisirende Kraft sich wieder wirksam zeigen kann. Meist finden wir das Serum des Bluts nach grofsen Kalomel-Gaben schwach grünlich gefärbt, nach C. H. Schultz eine Folge jenes Mittels auf den Blutfarbstoff. — Es wird vielmehr durch diese Bethätigung der Cirkulation in den Leber-Venen und durch die Saugkraft derselben die Stase in den Capillargefäfsen der arteriellen Gefäfse beseitigt werden.

An diesen wenigen Beispielen, wie man die Entstehung der Symptome in der Entzündung der Brustorgane zu erklären habe, 'glaube ich gezeigt zu haben, dafs der Pathologe ein grofses Unrecht begeht, wenn er indolent genug ist, zur Vis naturae medicatrix seine Zuflucht zu nehmen; so mangelhaft auch die Erklärungsweisen sind, die ich in der Kürze und ohne viel Wortkram gegeben habe, so geben sie doch den Beweis, dafs unsere Kenntnisse schon so weit ausreichen, eine physiologische Deutung der Krankheits-Erscheinungen zu versuchen; möge es für Andere, die es besser können, eine Aufforderung sein, dies ebenfalls zu versuchen. Dann wird die allgemeine Pathologie und Symptomatologie viel von der Unklarheit, Trockenheit und Wortkrämerei verlieren; sie wird, anstatt, dafs sie bis jetzt nur als ein überflüssiges Studium erscheint, dann erst recht segensreiche Folgen auf die spezielle Pathologie äufsern. — —

Allmählich geht in dem in Stase befindlichen Blut und dem in die Lungenzellen, die Bronchen oder die Pleurae-Säcke ergossenen Pseudo-Plasma eine Veränderung vor sich. Das ergossene Plasma geht im günstigen Falle der Entscheidung vermöge der ihm inwohnenden Möglickeit, durch Wechselwirkung seiner Bestandtheile unter sich und dem Einflusse der umgebenden Gewebe des ergriffenen Organs Metamorphosen zu erleiden, in Eiter über, wozu auch noch, durch die schmelzende (ansteckende) Kraft desselben die feinen Capillar-Gefäfse, Nerven, Lungenzellen, Häute u. s. w. des Lungen-Organs verwandelt werden können. — Im ungünstigen Falle geschieht dies nicht, sondern das ergossene Plasma bildet zum Theil neue Häute, die später selber Blutgefäfse enthalten; der Uebergang in Eiterung ist jetzt sehr schwer, wo nicht unmöglich und meist erliegt der Organismus der Heftigkeit des örtlichen Leidens. (Lungenbrand u. s. w.)

Theils durch die Gewöhnung an den Reiz, den die in Stase befindlichen Blutgefäfse und das ergossene Pseudo-Plasma auf die Nerven ausüben, theils durch den passiven Widerstand, den die einzelnen Gewebe der Lunge jenen beiden Momenten entgegensetzen, der noch dadurch verstärkt wirkt, dafs die in ihrem Volumen so sehr vergröfserte Lunge von den Thorax-Wänden eine Compression erleidet, namentlich aber durch die Umwandlungen, welche in dem in Stase befindlichen Blute, dem ergossenen Pseudo-Plasma und den Zellen des Lungen-Organs selbst vor sich gehen, tritt, nachdem alle Erscheinungen den höchsten Grad erreicht haben, von selbst die Abnahme ein. Die bis dahin unterdrückte Contraktion der Blutgefäfse erwacht in Folge dessen und die normale Oscillation stellt sich wieder her, wenn nicht in Folge der geschehenen Metamorphosen die Gefäfse selbst zerstört sind. Die Eiter- und Schleimbildung geht um diese Zeit am bedeutendsten vor sich: die den Nerven von neuem abnorme Qualität des Pseudoplasma erregt Reizung in ihnen und excitomotorische Bewegungen, (Husten) wodurch ein grofser Theil durch die Luftwege nach aufsen entleert wird. (Sputa cocta.) Ein anderer grofser Theil des metamorphosirten Pseudoplasma wird jedoch wieder resorbirt: es ist aber in seiner Qualität so verändert, dafs es, als schon zur Zersetzung hinneigend, im Blute durch die Einwirkung des Sauerstoffs in die anorganischen Verbindungen des harnsauren Ammoniak, der Tripelphosphate, des milchsauren Ammoniak u. s. w. zerfällt. Häufig wird aber auch der ins Blut aufgenommene Eiter direkt durch die Nieren mit dem Harn entleert. Ist alles Pseudoplasma und Krankheits-Produkt aus den Lungen und den übrigen Excretions-Organen ausgeführt, so hört das Fieber auf: das ergriffen gewesene und in seiner Integrität höchst verletzte Organ restituirt darnach die verloren gegangenen Theile durch Neubildung der Zellen der respektiven Gewebe, jedes derselben nach der ihm inwohnenden Idee. Diese Neubildung geschieht von den noch unverletzten Zellen aus, die auf das Bildungs-Material des Bluts (Natron-Albuminat) so einwirken, dafs das ihnen spezifisch nöthige Plasma gebildet wird. Auch solche Neubildung der Zellen sieht einer Contagion sehr ähnlich. — Meist pflegt die Genesung nach Entzündungen der Brustorgane sehr rasch und vollständig vor sich zu gehen: ein neuer Beweis, dafs die Lebenskraft in den erkrankten Subjekten nicht so gesunken gewesen war, wie z. B. im Typhus oder anderen, zum Chemismus hinneigenden Krankeits-Processen. Die Entzündungen stehen mit diesen in geradem Gegensatz, wie die Lebenskraft mit dem Chemismus selber: daher schliefsen sie sich gegenseitig aus. — Es kann aber auch die Genesung (Blutbildung) nach Entzündungen um so schneller vor sich gehen, als der Darmkanal, wenn nicht eine heftig einwirkende Medikation ihn schwächte, nicht erkrankt war, u. s. w.

Der normale Verlauf einer Pneumonie oder Pleuritis geschieht, wenn die Kunst nicht eingreift, wohl nicht unter 28 Tagen: 14 Tage ist die Entzündung im Steigen, 14 Tage im Abnehmen begriffen. Und dann erst folgt das eigentliche Stadium der Rekonvalescenz. Ob dies so der Fall ist, möchte schwer zu beweisen sein, da wohl noch Niemand unter uns eine einigermaafsen vehemente Entzündung der Brustorgane beobachtet hat, ohne nicht in den Gang des Krankheits-Processes zum Vortheil des Kranken eingegriffen zu haben. Ich glaube auch, dafs es ohnedies selten vorkommt, dafs eine intensive Pneumonie durch die natürlichen Vorgänge, wie wir sie kennen gelernt haben, von selbst sich günstig entscheidet: denn sowohl das Fieber als die nicht erfolgende Entkohlung des Bluts (Faserstoff-Zersetzung u. s. w.) geben ein neues Moment für das Weiterschreiten des Krankheits-Processes ab. Das Lungenorgan ist ein zu wichtiges für die Oekonomie des Organismus und ein mit den Central-Theilen des Nerven-Systems zu mannigfach verflochtenes, als dafs intensive Affektionen, die die Gewebe desselben zerstören, auf längere Zeit bestehen könnten, ohne das Leben zu gefährden. — Wir wissen alle, wie leicht es ist, frische Pneumonien glücklich zu behandeln, ja der Arzt kann da Wunder verrichten: aber die sogenannten Pneumon. neglectae führen meist den Tod herbei.

Wir haben als die kritischen Erscheinungen, 1) für das Blutleiden: Blutungen oder die Ablagerung des Pseudo-Plasma in die Lungen oder die Pleurae-Säcke und Schweifs und Harn zu betrachten; 2) für die des Exsudats aber die sputa cocta, Schweifs und Harn. Diese sind das Zeichen, dafs die Mater. pecc. und das Krankheits-Produkt (Theile des Lungen-Gewebes) diejenigen Veränderungen durchgemacht haben, die denjenigen ähnlich sind, welche das Fibrin auch im gesunden Organismus durchläuft. Was die im Harn vorkommenden kritischen Bestandtheile anbelangt, so haben wir in den 5 angeführten Beispielen keine anderen gesehen, als das harnsaure Ammoniak, die reine Harnsäure, die Tripelphosphat-Krystalle, das Uroerythrin oder das Fibrin allein: oft alle diese in Verbindung mit einander, oder zu zweien oder dreien. Die Zeit jedoch, in welcher diese Entzündungen beendigt waren, ist sehr verschieden: jede jedoch hält den 7tägigen Typus genau inne. Der Grund, wefshalb sie eher als mit dem 28ten Tage sich entschieden, haben wir einzig und allein in der angewendeten Behandlung zu suchen.

Ich habe im allgemeinen Theil dieser Abhandlungen für den 3½tägigen Typus in den akuten Krankheiten eine Erklärung zu geben versucht, und den Harn der Kranken namentlich als einen Beweis dafür angesehen. Denn es gelang mir nicht, nach dem 7ten, 14ten oder 21ten Tage in demselben durch die Kälte noch ein Sediment zu bewirken und seine pathologischen Veränderungen, die er bei einer genaueren chemischen Analyse gezeigt haben würde, waren gewifs mehr negativer als positiver Natur. Denn meist war der Harn dieser Kranken, der ziemlich reichlich gelassen wurde, sehr wäfsrig, (anämisch); die Menge des Harnstoffs, des Uroerythrin u. s. w. war vermindert. In einem Falle, wo ich den Harn eines dieser Kranken eintrocknete, erhielt ich von 1000 Gr. Harn nicht mehr als 20 Gr. feste Substanz, die zum allergröfsten Theil aus grofsen octaëdrischen Krystallen von Kochsalz bestand. Jeder, der den Harn von Rekonvalescenten, die eine langwierige Pneumonie, Erysipel, Typhus u. s. w., durchgemacht haben, beobachtet hat, wird mir hierin übereinstimmen. Die alten Praktiker pflegen zu sagen: der Harn sehe nervös aus. —

Aus diesem Grunde macht nun der Harn im Anfange des Stad. reconsvalescentiae, wenn nicht zufällige Umstände dazu treten, kein Sediment von harnsaurem Ammoniak oder reinen Harnsäure-Krystallen mehr. Die Ursache davon ist nicht schwer einzusehen. Nachdem sowohl durch die Krankheit selbst, die Behandlung und das Regimen die Menge des Bluts, des sich durch Resorption aller resorbirbaren Materien mit Noth eine geringe Zufuhr unterhalten hatte, sehr vermindert worden ist, so ist nach überstandener Krankheit wenig da, was als exkrementielle Stoffe zersetzt werden könnte. Die progressive Metamorphose ist es, die jetzt vorherrscht: Natron-Albuminat und Blutbläschen müssen neu gebildet werden, damit die Restauration des Körpers wieder Platz greifen kann. Der Rekonvalescent ist schwach: die Funktionen seines Organismns gehen schwach und ohnmächtig von Statten: die geringe Blutbläschenmenge, die die Krankheit übrig liefs, kann die Zellen des Nerven-

und Muskelsystems nicht so mit Sauerstoff versorgen, als zu einer kräftigen Funktion nöthig wäre. Auch hier hat also die progressive vor der regressiven Metamorphose die Oberhand.

Warum aber die positiven pathologischen Veränderungen des Harns gerade mit dem $3\frac{1}{2}$, 7ten, $10\frac{1}{2}$ Tage u. s. w. aufhören, diese Frage kann genügend noch nicht beantwortet werden; um so schwieriger ist sie hier, wo wir in Folge der Behandlung den Krankheits-Procefs coupirt, ihn aber doch mit diesen Tagen aufhören sehen. Vor allen Dingen ist es nothwendig, dafs alle diejenigen, welche Gelegenheit haben, Beobachtungen in ähnlicher Weise anzustellen, wie ich es gethan, auf diesen Punkt Obacht geben, damit es sich herausstelle, ob das angeführte Gesetz sich bestätigt oder nicht. Ich glaube wohl, dafs mannigfache Umstände eine Abänderung erzeugen können, wie überhaupt keine Regel ohne Ausnahme dasteht: allein die Mehrzahl der Fälle würde entscheiden.

Gewifs aber haben wir diesen typischen Verlauf in der Metamorphose des Pseudoplasma und der Zellen im Blut- und Nervensystem zu suchen; nicht blofs das ursprünglich im Blute vorhandene Pseudoplasma, sondern auch die durch den Krankheits-Procefs selber erzeugten anormalen organischen Materien (der Autonomie beraubte Zellen) konnten durch den Einflufs des Sauerstoffs und der excernirenden Organe nur innerhalb dieser 7, 14, 21 Tage zur Ausführung geschickt gemacht werden. — Im erysipelatösen Krankheits-Procefs habe ich dasselbe beobachtet, wo aber meist der Typus mit ungleichen Tagen, z. B. $3\frac{1}{2}$, $10\frac{1}{2}$ u. s. w., correspondirt.

Wefshalb in den letzten Tagen meist die Harnsäure-Krystalle allein auftreten, dies zu beantworten, liegt nicht in meiner Kraft: hierüber müssen genaue chemische Untersuchungen des Schweifses und Harnes Aufschlufs geben.

Ich will jetzt mit wenigen Worten noch die Wirkungsweisen der verschiedenen Behandlungen durchgehen, um zu zeigen, wie dieselben alle den einen Zweck haben, das Blut von der Mater. pecc. und das ergriffene Organ von der Stase und dem schon ergossenen Pseudoplasma eher zu befreien, als Eiterung eintritt. So verschieden auch die nächsten Wirkungen der Mittel sind, so kommen sie doch in ihrem Endresultat alle darin überein, dafs sie die regressive

Metamorphose beschleunigen, also den Chemismus über die organische Verwandtschafts-Kraft (Lebenskraft) zu erheben vermögen.

Die urälteste, allereinfachste Behandlung der Lungenentzündung ist die mit allgemeinen und örtlichen Blutentleerungen, wozu unzweifelhaft die Beobachtung geführt hatte, dafs eine glückliche Entscheidung der Krankheit nur dann herbeigeführt wurde, wenn um die Zeit der Höhe Blutungen, z. B. aus der Nase, eintraten. — Die Wirkung des Aderlasses ist sehr verschieden: sie richtet sich darnach, in welchem Stadium der Entzündung das Blut entzogen wurde, nach der räumlichen Ausbreitung und Heftigkeit derselben, nach dêm Kräfte-Zustande des Kranken, nach der Art und Weise, wie es und dann in welcher Menge es auf einmal entleert wird. Es ist dies Alles zu bekannt, als dafs ich darüber noch einige Worte verlieren dürfte. — Ich will meine Betrachtungen über die Wirkungen des Aderlasses nur auf die Fälle beschränken, wo wir eine wahre Plethora als prädisponirendes Moment zur entzündlichen Stase in den Lungen erkannt haben. Wenn das Blut zum Theil durch die pathologischen Processe, die durch seine Quantität und Qualität selber hervorgerufen wurden, von der Plethora befreit worden war, so ist es die Sache der Kunst, jetzt die Lungen von den exsudirten Blutbestandtheilen zu befreien, weil die Erfahrung lehrt, dafs im Kranken, wenn er anders in Folge der natürlichen Vorgänge, die das Exsudat erleidet oder durch dieses ferner hervorgerufen werden, zu genesen Hoffnung hat, doch meist Residuen des Krankheits-Processes zurückbleiben, die für sein künftiges Leben von grofsem Nachtheil sind.

Der Blutverlust selber, den das Aderlafs in diesen Fällen bewirkt, ist seine Hauptwirkung: denn es wird durch denselben im Blutgefäfssystem ein Vacuum erzeugt, in Folge dessen die Resorption des ergossenen Pseudoplasma vor sich gehen kann. Es ist geradezu als eine kritische Entleerung zu betrachten, die durch gewaltige Vorgänge im Organismus selber nur sehr schwer zu Stande kommt, das kritische Nasenbluten nämlich; und zu gleicher Zeit wird mit dem Aderlafs noch ein grofser Theil der Mater. pecc. entfernt. —

In Folge des Anstichs einer Vene wird der Zug des

strömenden Blutes aus den Capillar-Gefäfsen stärker, weil, wie wir gesehen haben, das Blut in den gröfsern Venenstämmen stockt. Diese stärkere Strömung theilt sich den arteriellen Gefäfsen mit und indem hier zuerst das Vacuum fühlbar wird, vermag der linke Ventrikel mehr Blut aufzunehmen. Dieses Bedürfnifs theilt sich dem linken Atrium mit; es können die venae pulmon. mehr Blut in denselben mit jeder Diastole ergiefsen und folglich wird auch in ihnen die Strömung und der Zug des Bluts stärker. In Folge dessen übt die Saugkraft des linken Atrium einen gewaltigen Einflufs auf die in Stase befindlichen Gefäfse der Lungen-Arterien und Venen aus und es beginnt hier die Cirkulation des Bluts, anfangs langsamer, dann stärker. Jetzt ist auch dem rechten Ventrikel das Hindernifs entzogen, wefshalb er nur weniger Blut aufzunehmen im Stande war und daher können die Hohlvenen mehr Blut in das rechte Atrium einfliefsen lassen. Die bis dahin in ihnen dagewesene, durch Anhäufung des venösen Bluts entstandene Expansion und Verminderung ihrer eigenthümlichen pulsirenden Bewegung hört auf und der Zug des Bluts theilt sich den kleineren Venen mit, wodurch denn die saugende Kraft nach dem Capillargefäfssystem des ganzen Organismus verstärkt wird. Dafs diese revulsorische Wirkung des Aderlasses in diesen complicirten Vorgängen beruht, sieht man sehr deutlich an der Art und Weise, wie das Blut aus der angestochenen Vene ausfliefst: zuerst nämlich bemerkt man, dafs das in den Venen unterhalb der Aderlafsbinde angesammelte Blut in mächtigem Strome ausfliefst; ist dies geschehen, so wird der Blutflufs schwächer, ja er stockt manchmal ganz; dann aber wird er nach einiger Zeit wieder stärker und wenn einige 12 Unzen entleert sind, manchmal so stark, dafs man Mühe hat, dem Andrange des Bluts zu begegnen. Offenbar ist dies ein Beweis, dafs die Cirkulation hergestellt ist und dafs der Zug des Bluts namentlich nach den peripherischen Theilen des Gefäfssystems hingeleitet worden ist. Am stärksten sieht man dies Phänomen da, wo wirklich die ganze Blutbewegung stockte, wie z. B. im ersten Stadium der Apoplexia cerebralis sanguinea. Hier hat man anfangs die gröfste Mühe, aus den angestochenen Venen einige Tropfen Blut zu entleeren, da sich fast alles Blut in den grofsen Venenstämmen aufgehäuft hat und die Thätigkeit des Herzens durch Druck des Bluts auf das Gehirn und mangelnden Zuflufs zu dem rechten Atrium fast ganz darniederliegt. — Solche Aderlässe, wo sich die revulsorische Wirkung sehr stark offenbart, haben meiner Beobachtung zu Folge den günstigsten Eiuflufs.

Was die Ohnmachten anbelangt, die wir beim Aderlasse zuweilen beobachten, so sind dieselben doppelter Art. Einmal kann nämlich die Thätigkeit des Herzens nach Ausflufs von 2—3 Unzen Blut, das andere Mal erst nach 12—18 Unz. aufhören. Im erstern Falle ist sie nur zu erklären aus dem gewaltigen Eindruck, den der erste Blutverlust auf den linken Ventrikel macht; das andere Mal durch Anämie, die im Gehirn durch direkte Ableitung des Bluts nach dem peripherischen Theile des Gefäfssystems entstehen mufs. Erstere ist ein nicht gutes Zeichen, weil sie den Beweis liefert, dafs trotz der stärkeren Entleerung des linken Ventrikels der Zuflufs des Bluts aus den Lungen-Venen nicht gehörig erfolgt, dafs also die Stase in den Lungen nicht aufhören und die Strömung des Bluts aus den grofsen Venen in das rechte Atrium und den rechten Ventrikel nicht vor sich geht. — Die letztere ist dagegen ein günstiges Zeichen.

In dem Maafse, wie das in den in Stase befindlichen Gefäfsen angesammelte Blut wieder zu cirkuliren beginnt, erwacht die bis dahin unterdrückte Contraktilität der Capillargefäfse und die von dem Pseudoplasma gedrückten und in ihrer Funktion gehemmten Nerven der Lunge beginnen wieder normal zu wirken. Die durch die in Stase befindlichen Blutgefäfse verkleinerten Lungenzellen vermögen wieder Luft zu fassen, wodurch die Sauerstoff-Absorption das normale Quantum erreichen kann. War schon Exsudation eingetreten, und ist das Exsudat noch flüssig, sind in ihm noch keine sehr bedeutenden Metamorphosen vor sich gegangen, so kann dasselbe durch die assimilirende Kraft der Blutgefäfs-Zellen wieder resorbirt werden, da durch das Aderlafs ein Vacuum in Gefäfssystem entstanden ist. Das Natron-Albuminat, welches nur durch seine Quantität ein prädisponirendes Moment zur entzündlichen Stase war, kann, wenn es nicht bedeutende Qualitäts-Veränderungen erlitten hat, noch zur progressiven Metamorphose fähig sein: ist es dies nicht, so wird es als exkrementieller Stoff durch die Einwirkung des Sauerstoffs, der Nieren und Schweifsdrüsen in die Produkte der regressiven Metamorphose überhaupt zerfallen. Der Faserstoff dagegen wird unter allen Umständen durch die Exkretions-Organe ausgeschieden. Wie die beiden Beobachtungen an dem Blute des Füsilier Buddrufs und Jacobs zeigen, finden wir den resorbirten Faserstoff nach dem Aderlafs nicht wieder als Massen-, sondern als Molekular-Fibrin im Blute vor, aus welchem er durch die Nieren in seiner wahren Gestalt ausgeschieden wurde. Die Gründe dafür habe ich schon oben angegeben. Oder er erleidet, sammt dem Massenfibrin, wenn dies in gröfserer Menge noch vorhanden ist, die Zersetzung in Harnstoff, in harnsaures Ammoniak u. s. w., wozu sowohl die hergestellte Funktion der Lungen als auch die verstärkte peripherische Cirkulation beiträgt (Schweifs- und Nieren-Krisen). Ebenso wird der aus den zerstörten Blutbläschen im Plasma gelöste Farbestoff ein exkrementieller Stoff: die Menge des Uroerythrin (Sed. lateric.) vermehrt sich, vielleicht auch die Menge der Galle.

War die Plethora vor der Entzündung sehr bedeutend, so wird das Aderlafs, und überhaupt der ganze Krankheits-Procefs das Blut auf einen Punkt zurückführen, wo es die Prädisposition zu entzündlichen Stasen einbüfst, da es sowohl an Blutbläschen als an Natron-Albuminat verliert. Im Stadium der Genesung finden wir daher meist einen sehr blassen, an integrirenden Bestandtheilen armen Harn: die Stoffe fehlen, die der regressiven Metamorphose verfallen.

In den Fällen, wo Plethora kein prädisponirendes Moment war, wo vielmehr allein durch die Mächtigkeit der gelegentlichen Ursachen, die Quantität und Qualität des aufgehäuften Fibrin die Stase zu Stande kam, da wirkt das Aderlafs nicht so günstig, zumal dann, wenn die Stase längere Zeit gedauert hat. Wir werden zwar versuchen, ob wir die Cirkulation durch dasselbe frei machen können; allein wenn dies nach dem ersten Aderlasse nicht gelingt, davon abstehen und zu anderen Mitteln unsere Zuflucht greifen müssen. Hier mufs die Untersuchung des Bluts die entscheidenden Momente abgeben, ob das Aderlafs fortgesetzt werden kann, oder nicht. Wir müssen nämlich zugeben, dafs das Blut, um seine, die pro- und regressive Metamorphose befördernde und die Funktion vermittelnde Eigenschaft zu behalten, nothwendigerweise ein bestimmtes Quantum von Blutbläschen haben mufs. Es wird sich gewifs durch Versuche herausbringen lassen, wie weit man die Verminderung der Blutbläschen treiben kann, ohne dafs die Lebensprocesse des Organismus so gefährdet werden, dafs sie aufhören. Hier würden z. B. genaue statistische Tabellen über das Blut nöthig werden von den Fällen, wo Pneumoniker oder Pleuritiker trotz der Aderlässe sterben, um zu sehen, wie weit die Blutbläschenmenge beim letzten Aderlafs gesunken war. Ergab z. B. das erste Aderlafs 100 Gr. Blutbläschen in 1000 Gr. Blut, das zweite 80 Gr. und das dritte 50 Gr. und starb der Kranke, so würde man die Wiederholung des Aderlasses bei dem Befunde von 80 Gr. nicht wiederholen dürfen. Der obige Fall von Harlefs, wo beim letzten Aderlafs fast keine Blutbläschen entleert wurden, steht als warnendes Beispiel; im Falle vom Füsilier Ferdian gab das erste Aderlafs noch 109,9 Gr. Blutbläschen; ein zweites wurde nicht angestellt; im Fall vom Füsilier Buddrufs gab das Blut beim zweiten Aderlafs noch 103 Gr. Blutbläschen und der Kranke genas. Es würde jedenfalls ein grofser Gewinn sein und ein wahrhaft praktisches Resultat, aus den Blutuntersuchungen zu bestimmen, wo die Grenze zu Blutentleerungen aufhört, zumal da die meisten Praktiker der Ansicht sind, da die Blutentziehungen zu wiederholen, wo die Crusta phlog. an Gröfse zunimmt. Diejenigen, die in der Pneumonie oder Pleuritis gar nicht zur Ader lassen mögen, gehen freilich dieser Frage aus dem Wege. —

Wenn wir das Fibrin als die eigentliche Mater. pecc. betrachten, so liegt in der Stockung des Bluts in den grofsen venösen Gefäfsen auch vielleicht noch ein Moment, wie der Vermehrung desselben, da er durch die Sauerstoff-Absorption nicht ausscheidbar gemacht werden kann, von selbst vorgebeugt wird. Nach einigen Versuchen von Simon nämlich wird die Menge des Faserstoffs in venösen Gefäfsen, die so unterbunden sind, dafs das in ihnen enthaltene Blut vom übrigen Kreislauf abgeschnitten wird, geringer und verschwindet zuletzt ganz. Wenn Simon diese Thatsache so erklärt, dafs der Faserstoff durch die jetzt fehlende aktive Metamorphose der Blutbläschen nicht mehr gebildet werde, so hat er damit doch noch nicht nachgewiesen, was denn aus dem in dem

Blute früher enthaltenen Faserstoff wird. Es scheint mir aber, dafs dieses Moment zur Verminderung der Faserstoff-Menge in den Lungenentzündungen nur sehr wenig beiträgt, da wir diesen Stoff, je länger die Stase dauert, um so stärker vermehrt finden.

In Fällen, wo der ganze Krankheits-Procefs nur noch in der Stase besteht oder nur erst wenig Exsudat und dieses noch flüssig ist, reicht man mit einem kräftigen Aderlasse aus, das Blut und die Lungen vom Krankheitskeim zu befreien: in diesem Zeitraum ist es möglich, das Weiterschreiten des Krankheits-Processes zu coupiren. Der Fall des Füs. Schäfer ist ein solcher: hier war mit dem 7ten Tage die Gesundheit vollkommen hergestellt, nachdem das Fieber schon eher aufgehört hatte. Denn cessante causa cessat effectus. Ich bin überzeugt, dafs das Aderlafs und örtliche Blutentleerungen in solchen Fällen vollkommen zur Beseitigung der Krankheit hinreichen. — Gerade die Art und Weise, wie Lungenentzündungs-Kranke kopiöse und öftere Aderlässe ertragen, giebt den besten Beweis, dafs in denselben die Lebenskraft vor der Krankheit über das Normal erhöht war: denn sehr selten ist es, dafs sie während der Blutentleerung oder gegen Ende derselben in Ohnmacht fallen, während dies doch in Fällen, wo die Lebenskraft gesunken oder normal ist, so leicht geschieht.

Als eine Hauptwirkung des Aderlasses auf das Blut selbst ist die Verminderung seiner festen Substanz und Vermehrung des Wassergehaltes sehr bedeutend. Ich habe in einigen der oben angeführten Fällen gezeigt, (S. 186), dafs das beim zweiten Aderlasse entzogene Blut 3½ Unzen Wasser mehr enthielt, als das des ersten; meist hatten die Kranken auch noch Nitrum gebraucht. Magendie hat nun durch Versuche beweisen wollen, dafs die Vermehrung des Wassergehaltes des Blutes, die er durch Einspritzen von Wasser in die Venen bewirkte, oder die Verflüssigung des Bluts durch kalische Salze wahre Entzündungen hervorbringen könne. Das Blut trat in seinen Versuchen zuerst über die Gefäfswandungen der Capillargefäfse in den Lungen heraus und es bildeten sich die Zustände aus, die man Engouement, Hepatisation und Splenisation genannt hat. Sodann wurde die Schleimhaut der Conj. ocul. angegriffen: es entstand starke Schleimabsonderung: die Conjunct. wurde roth und wulstig, die Hornhaut trübe, weich, geschwürig u. s. w. In derselben Art litt die Schleimhaut des Darmkanals: es erfolgten schleimige, blutige Ausleerungen, wie in der Ruhr. Da nun das entzündliche, faserhäutige Blut ebenfalls meist sehr flüssig und arm an festen Substanzen zu sein pflegt, so ist Magendie so genial, ebenfalls in der zu grofsen Flüssigkeit des entzündlichen Bluts den nächsten und alleinigen Grund der Lungenentzündungen u. s. w. zu suchen.

Wenn dies der Fall wäre, so müfsten wir durch Behandlung der Entzündungen mit Aderlafs und Salzen gerade Oel ins Feuer schütten; und dennoch sehen wir, dafs dies unsere Hauptmittel sind, dieselben glücklich zu bekämpfen. Die Flüssigkeit des Bluts mag zur leichteren Exsudation allerdings beitragen: allein darin liegt der Grund zur Entzündung nicht. Auch hat noch Niemand beobachtet, dafs Lungenentzündungskranke durch Fortschreiten des Krankheits-Processes eine Augen- oder Mastdarmblennorrhöe bekommen hätten: nicht eine Entzündung also, sondern höchstens einen Morbus sui generis kann sich Magendie rühmen, durch seine Experimente hervorgebracht zu haben. Eher könnte man ihm Recht geben, wenn er die sogenannten hypostatischen Entzündungen, passiven Stasen und Exsudationen, wie sie im Typhus in den Lungen und andern Organen vorzukommen pflegen, rein nach physikalischen Gesetzen erklären will: wie wohl sich auch hier die Sache noch anders verhält.

Die örtlichen Blutentleerungen, die wir namentlich durch blutige Schröpfköpfe in den Entzündungen der Brustorgane in Anwendung ziehen, bewirken erstens auch eine Verminderung der Blutmasse, somit Ausleerung der Mater. pecc. Dann aber locken sie, wenn sie in der Nähe des entzündeten Organs gehörig geschehen, da alle Gefäfse durch Anastomosen in Zusammenhang stehen, das Blut von demselben fort: sie unterstützen also die revulsorische Wirkung des Aderlasses. Endlich bewirken sie aber, durch die mechanische Verletzung der Blutgefäfse, eine entzündliche Stase in den äufseren Theilen, wodurch die im Lungengewebe durch den Antagonismus theilweise aufgehoben wird. Zu gleicher Zeit aber wird die Zersetzung der Mater. pecc. dadurch beschleunigt, indem wir den Krankheits-Heerd vergröfsern.

Hat aber die Stase in den Lungen schon längere Zeit bestanden, ist bedeutende Exsudation eingetreten und das ergossene Plasma geronnen, sind in dem Blute, den Gefäfsen und dem Organe selbst bedeutende Metamorphosen eingetreten, so reichen wir mit blofsen Blutentleerungen nicht mehr aus, wiewohl sie noch immer indizirt sind. Wir verlassen uns auch sonst, selbst wenn der ganze Krankheits-Procefs noch im ersten Stadium sich befindet, nicht auf sie allein, sondern wenden meist sofort andere Mittel zugleich an: hier ist es aber unsere Pflicht, es sogleich zu thun. Denn wir können durch das Aderlafs nicht mehr die Stase, noch viel weniger das Krankheits-Produkt entfernen, da dieses nicht mehr flüssig ist. Der Ausgang in Eiterung aber oder in Verhärtung mufs auch jetzt noch verhütet werden und wir müssen daher solche Mittel anwenden, die sowohl gegen die Stase des Bluts direkt angehen, das geronnene Plasma auflösen und dessen Zersetzung befördern. Es sind nur wenige Mittel, die wir in diesen Fällen anwenden.

Das hauptsächlichste ist das Nitrum. Ueber die Einwirkung desselben auf das flüssige Blut aufserhalb des Körpers sind zahlreiche Versuche angestellt: in grofsen Dosen verhindert es die Gerinnung desselben und vernichtet die Neigung der Blutbläschen, sich zu Rollen zu verbinden. Es übt eine bedeutende Kontraktion in denselben aus: möglich auch, dafs es die Contraktibilität der Capillar-Gefäfse erhöht. Dann aber löst es den geronnenen Faserstoff vollkommen auf und bewirkt, wie ich oben gezeigt habe (S. 147) an der Luft sehr schnell die Fäulnifs desselben. — Das Nitrum wird vom Magen aus resorbirt und gelangt ins Blut: ist durch das Aderlafs die Cirkulation im Krankheitsheerde wieder frei geworden, so wirkt es sowohl auf die Gefäfse wie auf die Blutbläschen kontrahirend ein: die aktive Expansion der Gefäfse, die etwa noch bestand, wird durch das Erwachen der Contraktibilität zum Normal zurückgeführt. Die Neigung des Faserstoffs im Blute, zu gerinnen, wird durch Anwesenheit des Nitrum verhindert: das ergossene geronnene Plasma hingegen gelöst und zur Resorption geeignet gemacht. So wird der Eiterung vorgebeugt, wie der Verhärtung. Hat einmal die Resorption begonnen, so erleidet der Krankheits-Keim wie das Krankheits-Produkt, indem es mit dem Sauerstoff der Luft beim

Athmen in denLungen und im peripherischen Gefäfssystem die nöthigen Metamorphosen, um in die anorganischen Verbindungen des harnsauren Ammoniak u. s. w. zu zerfallen. Durch die Gegenwart des Nitrum im Blute jedoch wird die Absorption des Sauerstoffs und dessen Einwirkung auf die zersetzbaren organischen Verbindung verstärkt, also deren Zersetzung beschleunigt. Die Folgen davon zeigen sich im Harn und Schweifs. Denn es erfolgen die Absonderungen, die als kritisch erkannt werden, d. h. mit der Mater. pecc. im Zusammenhange stehen, reichlicher und schneller. — Gewöhnlich hört man dies so ausdrücken, dafs gesagt wird, man wolle die Schweifs- und Harn-Sekretion durch das Nitrum erregen: man bedenkt aber nicht, dafs dies nicht direkt, durch blofse Antreibnng der secernirenden Organe, sondern durch Schaffung der zu excernirenden Stoffe geschehen mufs. — Indem also das Nitrum durch seine Anwesenheit im Blute einmal die Lebenskraft desselben herabsetzt, mufs es auf der andern Seite, indem es das Band der organischen Verwandtschaftskraft, welches die Protein-Verbindungen zusammenhält, lockert, dem Chemismus gröfseren Spielraum gewähren: und das ist es, wodurch der Lebensprocefs zum Normal zurückkehrt.

Duvernoy, (über den menschlichen Urin S. 37) ausgehend von der Idee, dafs sich das Fieber als ein verstärkter Oxydations-Procefs des Blutes betrachten lasse, ist der Meinung, dafs in entzündlichen Krankheiten, die sich durch Harnkrise entscheiden, durch vermehrte Aufnahme von Sauerstoff die durch den Fieber-Procefsauszustofsenden Stoffe in einen Zustand höherer Oxydation versetzt werden und so leichter durch die Exkretions-Organe entfernt werden können. Eben durch ihren gröfseren Sauerstoffgehalt, den sie an den auszustofsenden thierischen Stoff absetzen, sollen nach ihm der Salpeter und die Sauerstoff-Säuren in Entzündungen so günstig wirken: jedoch will er damit nicht gesagt haben, dafs hiervon allein die antiphlogistische Wirkung dieser Mittel abhänge, da sie noch verschiedene Nebenwirkungen zu haben scheinen.

So wahr nun auch im Grunde die Ansicht von der Einwirkung des Sauerstoffs auf die Mater. pecc. in Entzündungen meiner Meinung nach ist, so spricht doch gegen jene Hypothese von der Wirkung des Salpeters die bestimmte

Erfahrung, dafs wir denselben unverändert im Blute und im Harne wieder finden: dies beweist hinlänglich, dafs er bei seiner Anwesenheit im thierischen Organismus keiner Zersetzung unterworfen wurde, noch dafs, wenn er etwa chemische Verbindungen mit den Protein-Verbindungen einging, diese von so fester Art waren, dafs sie nicht wieder durch die Lebensthätigkeit aufgehoben wurden. Es scheint daher, als ob die hauptsächlichste Wirkung des Nitrum darin besteht, katalytisch auf die organischen Verbindungen einzuwirken und die Zersetzung derselben zu befördern.

Eine andere Behandlung der Pneumonie oder Pleuritis ist die mit Tart. stibiat. in grofsen Dosen. Wie man sich die Reihenfolge der Wirkungen desselben zu erklären habe, ist weniger deutlich einzusehen, als beim Nitrum. Aus den Endwirkungen jedoch, die denen des Nitrum ziemlich gleich kommen (Harn- und Schweifs-Krisen) läfst sich einigermaafsen ein Blick in die Reaktions-Erscheinungen, die er hervorbringt, werfen. Ich habe mich bemüht durch einige Versuche auf empirisch-rationellem Wege darüber zu einiger Klarheit zu gelangen und theile dieselben, wie ich sie mit diesem Mittel am Blute angestellt habe, mit, ohne jedoch auf dieselben einiges Gewicht zu legen, da sie in ihrer grofsen Unvollständigkeit nur wenig Licht auf die Wirkung im Organismus selbst zu verbreiten im Stande sind.

I. Einwirkung des Tart. stib. auf die Gerinnung des Bluts:

1. Blut von einem Kranken, der an häufigen Congestionen zum Kopf litt.

a) Das unvermischte Blut: sehr dünne Faserhaut. Plac. 500 Gr.: Serum 500 Gr. = 1 : 1.

b) Zu einer gleichen Portion Blut wurden 2 Gr. tart. stib. zugesetzt. Placent. 840 Gr.: Serum 160 Gr. = 5,3 : 1. Der Blutkuchen hatte äufserlich eine bläulich-ziegelrothe Farbe; die auch auf diesem Blutkuchen befindliche dünne Faserhaut war bläulich-roth; leicht gedrückt flofs aus ihm röthliches Serum. Das ausgeschiedene Serum war ebenfalls röthlich gefärbt.

2. a) 1000 Gr. Blut von einem Typhus-Kranken im 1. Stadium, welcher Natr. nitr. erhalten hatte, geben: Plac. 615 Gr.: Ser. 385 Gr. = 1,65 : 1. Das Serum war etwas röth-

lich gefärbt; die oberste Schicht des Blutkuchens war hell geröthet; sonst war er weich und mürbe; dunkelroth. —

b) Zu den folgenden 1000 Gr. Blut wurden wiederum 2 Gr. Tart. stib. gesetzt: Plac. 793 Gr. : Ser. 217 Gr. = 3,6:1. — Der Blutkuchen war äufserlich hellroth und hatte oben ebenfalls eine dünne, noch mehr hellrothe Schicht. Er war sehr weich und sehr leicht zerdrückbar. Das Serum war röthlich gefärbt, aber klar.

3. a) 1000 Gr. Blut von einem andern Typhus-Kranken im ersten Stadium. Plac. 621 Gr. : Ser. 379 Gr. = 1,64 : 1. Der Blutkuchen hatte eine weifse, oben zusammengeschnürte Faserhaut; sonst war er weich; das Serum gelblich und klar. —

b) Die folgenden 1000 Gr. Blut wurden mit 6 Gr. Tart. stib. versetzt; es war Plac. 960 Gr. : Ser. 40 Gr. = 24 : 1. Der Blutkuchen hatte keine Faserhaut gebildet, sondern nur oben eine unbedeutende hellrothe Schicht. Die Beschaffenheit desselben war gélée-artig; die Farbe dunkelroth. Das Serum roth gefärbt.

Die Unvollständigkeit in der Gerinnung, die durch mangelhafte Zusammenziehung des Faserstoffs bedingt sein mufs, ist ungemein auffallend, wenn man die geringe Menge des angewandten Mittels in Anschlag bringt. Sie ist so konstant und bei Verstärkung der Dosis von 2 Gr. auf 6 Gr. so enorm, dafs man eigentlich von einer Gerinnung gar nicht sprechen kann. Ich habe leider bei diesen Versuchen nicht auf die Faserstoff-Menge Rücksicht genommen, die der mit Tart. stib. versetzte Blutkuchen enthielt: so viel ist mir aber klar, dafs er in geringerer Menge daraus gewonnen werden müsse, als aus dem anderem Blute. — Uebrigens scheint es mir, als ob der Tart. stib. in ganz anderer Art auf den flüssigen Faserstoff des Bluts einwirkt, als das Nitrum, das erst, in sehr grofsen Dosen dem Blute zugesetzt, dessen Gerinnung verhindert, indem es den Faserstoff gelöst erhält. Es scheint mir, als ob zwar der Faserstoff bei Zusatz von Tart. stib. gerinne, wie die Bildung des Blutkuchens anzeigt, dafs aber die Zusammenziehung desselben gehemmt werde. Es würde demnach der Tart. stib. direkt gegen die Contraktion angehen, sie vernichten, also die vorhandene aktive Expansion in eine passive, wahre Lähmung der organischen Faser verändern. So bildet also der Tart. stib. den geraden Gegensatz vom Nitrum. —

2. Während das Nitrum den schon geronnenen Faserstoff aufserhalb des Körpers vollkommen auflöst, thut dies der Tart. stib. nicht im mindesten, vielmehr scheint er mit demselben eine unlösliche chemische Verbindung einzugehen, welche der freien Luft ausgesetzt, lange der Fäulnifs widersteht. Also auch hierin stehen beide Salze in geradem Widerspruch; und dieser Umstand ist es, der in die Ansicht von der eigentlichen Wirkungsweise desselben mehr Dunkel als Licht verbreitet.

3. Auf die Blutbläschen scheint der Tart. stib. äufserst lähmend einzuwirken: sie werden, wie die mikroskopische Untersuchung zeigt, grofs, sehr expandirt, die Hüllen erschlaffen, so dafs der Farbestoff der Blutbläschen aus ihnen heraustritt. Werden sie dann etwa wieder mit anderen Salzen in Berührung gebracht, die sonst die Blutbläschen kontrahiren, wie z. B. mit Nitrum, so geschieht dies fast gar nicht mehr; ein Beweis, dafs die Zusammenziehungs-Fähigkeit in ihnen erloschen ist. Ebenso werden dagegen die durch solche Salze vorher kontrahirten Blutbläschen wieder gröfser und sie kollabiren.

Da der Tart. stib. sehr löslich ist, so ist wohl anzunehmen, dafs er vom Magen aus schnell resorbirt wird und im Blute sich vorfindet. Welche Verbindnngen er dort eingeht, ob das Doppelsalz zerfällt u. s. w., ist bis jetzt wohl noch nicht ermittelt. Dagegen bringt er im Magen und Darmkanal eine passive Stase hervor, welche vielleicht in antagonistischem Verhältnifs mit der aktiven in den Lungen stehen mag. Durch die Affektion des Vagus und Sympathicus wirkt er, bei der grofsen Dosis, in der er verabreicht wird, meist gleich lähmend auf die Medulla oblongata, das Rückenmark und das ganze organische Nervensystem ein. Es verwandelt sich, indem er in dem Blute kreisend mit dem Krankheitsheerde in Berührung kommt, die aktive Expansion, in der sich die Blutbläschen und Blutgefäfse befanden, indirekt in eine passive, so zwar, dafs er die Contraktibilität total vernichtet. Hiermit hört denn die Entzündung von selbst auf: die Blutbläschen, der Faserstoff und das durch die Metamorphose gebildete Krankheits-Produkt, das resorbirt wird, verfallen der regressiven Metamorphose um so schneller, als auch durch die Anwesenheit des Tartar. stib. selbst im Blute diese befördert wird. — Nach alle dem und namentlich nach der Endwirkung dieses Mittels ist es klar, dafs er in den Zellen des organischen Nervensystems eine solche chemische Umwandlung erregt, dafs dessen Energie und Funktionen sehr unterdrückt werden; ebenso wirkt er auf das Blut, dessen Zellen er lähmt und respektive tödtet: den Stoff, der schon zur regressiven Metamorphose bestimmt ist, das Fibrin, bringt er durch Lockerung der organischen Verwandtschaftskraft sehr schnell zum Verfallen und das Natron-Albuminat depotenzirt er auf dieselbe Weise so, dafs es die progressive Metamorphose sehr schwach zu unterhalten im Stande ist. — So bringt er also den geraden Gegensatz in seiner Wirkung zu der vorher so hoch gesteigerten Lebenskraft hervor und liefert den besten Beweis, dafs diejenigen Unrecht haben, welche alle Entzündungen nicht als auf erhöhter Vitalität beruhend gelten lassen wollen. Nicht a priori sind wir oft im Stande, die Wahrheit zu finden: sondern durch die Combination vieler Thatsachen gelangen wir erst zu einer richtigen Ansicht. Wäre es in der Ordnung, dafs wir in Lungenentzündungen von vorn herein nur stärkende und aufregende Mittel anwendeten, so würden wir sagen, sie seien ein Krankheits-Procefs mit gesunkener Lebenskraft u. s. w.

Da alle pflanzensauren Salze, wenn wir die Excretionen untersuchen, in kohlensaure umgewandelt vorgefunden werden, so müssen wir auch annehmen, dafs dies mit dem weinsteinsauren Antimonoxydkali ebenfalls geschieht. Indem es sowohl in den Lungen als dem peripherischen Gefäfssystem der Haut mit dem Sauerstoff der Luft in Berührung kommt, nimmt es, wie Liebig sich ausdrückt, an dem eigenthümlichen Verwesungsprocesse, der dort vor sich geht, Antheil. Eben aber durch die Bildung des kohlensauren Kali, die im Blute zu Stande kommt, wird die Zersetzung der zu excernirenden Stoffe so beschleunigt und so vollständig bewirkt, dafs sich statt der mehr organischen Verbindungen, wie z. B. des Harnstoffs, harnsauren Ammoniaks mehr die anorganischen bilden, wie das koblensaure Ammoniak, u. s. w.: ein Beweis wie sehr die chemische Seite der regressiven Metamorphose dadurch hervortritt. Allein auf Rechnung dieses Umstandes bringe ich das Erscheinen der Tripelphosphat-Krystalle im Harn bei dem Füsilier Schäfer (S. 167) und glaube nicht, dafs die Zersetzung des Harnstoffs erst in der Blase durch das kohlensaure Kali vor sich gegangen ist, worüber ich mich auch schon oben S. 142 ausgesprochen habe. In welcher chemischen Verbindung sich das Antimon-Oxyd im Harn oder Schweifs befindet, ist mir bis jetzt noch unbekannt: in einer löslichen Gestalt mufs es jedoch in demselben vorhanden sein. — Meist erbrechen die Kranken nach dem ersten Löffel der Tartar. stib.-Lösung gallige Stoffe, die gelb gefärbt sind; stehen diese längere Zeit an der Luft, so werden sie grün, wie ich bemerkt habe, offenbar durch eine chemische Einwirkung des Sauerstoffs auf dieselben.

Die Schweifs-Krise ist meist beim Gebrauch des Tartar. stib. am ausgezeichnetsten, indem durch die passive Expansion der Blutgefäfse in der Peripherie der Haut diese verhältnifsmäfsig sehr viel Blut enthalten und somit auch viel Mater. pecc. Ebenso verhältnifsmäfsig stark ist daher auch die Einwirkung des Sauerstoffs auf dieselbe und daher die enorme Thätigkeit der Schweifsdrüsen. — Verursacht der Tart. stib. starken Durchfall, so erregt er zwar Aussonderung, allein keine kritische, worauf es doch ankommt: denn der normale Ausscheidungs-Ort des Faserstoffs ist nicht der Darmkanal. Das Mittel kommt mit dem Krankheits-Heerde nicht in direkte Berührung: es ist dies gerade so, als wollte die Armee eines Staates, anstatt die gegenüberstehende feindliche Armee zu schlagen, gegen einige kleine Festungen des Feindes vorgehen, um sie zu erobern.

Eine sehr gute Verbindung, in der der Tart. stib. gegeben werden kann, ist die mit dem Nitrum, indem er der kontrahirenden Wirkung, die letzteres auf die Hautgefäfse ausübt, aufhält, sie im Gegentheil befördert: die Schweifskrise wird dadurch angefacht. —

Ohne Aderlafs, blofs mit Tart. stib. eine tüchtige Pneumonie oder Pleuritis zu behandeln, halte ich für schädlich: nur wenn durch jenes die Cirkulation freier gewordenund ein Theil der Mater. pecc. entfernt ist, kann dieser seine Wirkungen entfalten. Es ist möglich, dafs die Heilung auch allein durch den Tart. stib. erfolgt: dann aber gewifs so langsam und nach dem Gebrauch einer so grofsen Menge dieses dem Organismus so sehr feindlichen Salzes, dafs die Rekonvalescenz sehr schwer und unvollkommen erfolgt. Dagegen liefert die Krankengeschichte des Füs. Schäfer, dessen Pneumonie in 7 Tagen vollkommen beendigt und der wenig oder gar nicht herunter gekommen war, den schlagenden Beweis, wie schnell und glücklich beide Mittel vereinigt diesen Krankheits-Procefs zu bekämpfen im Stande sind.

Eine dritte Art, die Pneumonie zu behandeln, ist die (ohne Aderlafs) mit Plumb. acet. und Opium, eine von so vielen und auch gewichtigen Auktoritäten erprobte und angepriesene Methode, dafs man wohl nicht an dem heilsamen Erfolge derselben zweifeln darf. Wie das Blei innerlich gegeben die Entzündung bekämpft, welche chemische Verbindnngen es eingeht, welche Reaktions-Erscheinungen es hervorruft, welche Seite des Lebens-Processes es herabstimmt und welche es anfacht, das Alles zu ermitteln, wäre nun die Sache derjenigen, welche, wie es leider scheint, nur ganz empirisch dieses Mittel angewendet haben. Wir wissen zwar, dafs das essigsaure Blei ein der Lebenskraft höchst feindliches Salz ist, dafs es die progressive Metamorphose direkt herabsetzt, dafs es die Contraktibilität der Faser aufs Aeufserste steigert: aber wir wissen auch, dafs es eben defshalb die Ausleerungen sämmtlich anhält, dafs es also nicht, wie das Nitrum oder der Tartar. stib. die Krisen durch Schweifs und Harn befördern kann. Diese sollen auch nach den Versicherungen derer, die das Mittel angewendet haben, durchaus nicht bemerkt werden, eine Behauptung, die mir jedoch äufserst problematisch vorkommt. Es wäre daher, wenn diese Methode wissenschaftlich begründet werden soll, sehr wünschenswerth, dafs diejenigen, welche in dem Plumb. acet. mit Opium das Specificum gegen Pneumonien erblicken und mit Verachtung Aderlafs, Nitrum, Tart. stib. und Kalomel bei Seite setzen, auf einem empirisch-rationellen Wege die Reaktions-Erscheinungen ermitteln, welche dies Mittel in Lungen-Entzündungs-Kranken hervorruft. Vorarbeiten dazu finden sich hinlänglich und die Methode, die eingeschlagen werden mufs, ist auch bekannt genug. Namentlich wünschte ich zu wissen, ob sich im Harn pathologische Veränderuugen vorfinden, von welcher Art sie sind und wie lange sie andauern. Auch daraus würden wir gewifs im Stande sein, Blicke in das Wesen der Wirkung jenes Mittels zu thun: und dann würden auch Andere den Muth bekommen, dasselbe in Anwendung zu ziehen.

Was nun den Verlauf der Pneumonie oder Pleuritis anbetrifft, so währt derselbe, wie die 5 Krankengeschichten ergeben, stets gerade 7, 14 oder 21 Tage, wiewohl vor dieser Zeit die stärksten örtlichen Erscheinungen bedeutend nachgelassen haben. Die pathologischen Veränderungen aber, die sich dessen ungeachtet im Harn konstant vorfinden und zwar so, dafs zuletzt meist die reinen Harnsäure-Krystalle erscheinen, zeigen an, dafs die Zersetzung und Ausführung der Materia pecc. noch von Statten geht. Ich glaube, dafs die Beobachtung des Harns dieser Kranken eben defshalb von der äufsersten Wichtigkeit ist und dafs sie die praktische Regel an die Hand giebt, nicht eher den ganzen, allgemeinen und örtlichen Krankheits-Procefs als beendigt zu betrachten, bevor nicht der Harn ganz normal geworden ist. Dann ist man vor Rezidiven sicher und kann den Genesenden getrost entlassen. Zwar ist die Auskultation auch ein sehr gutes Mittel, den Zustand des ergriffen gewesenen Organs zu beurtheilen: allein beide vereinigt geben den sichersten Maafsstab für die Beurtheilung desselben ab.

Ich glaube hiermit gezeigt zu haben, dafs die chemische Untersuchung des Harns, die Mancher als Spielerei und Ueberflüssiges betrachten mag, uns tiefere Blicke in das Wesen der Krankheiten thun läfst uud auch eine sehr praktische Bedeutung für den behandelnden Arzt hat.

Ich verweise übrigens noch auf meinen Aufsatz in Fr. Simon Beiträgen, 4tes Heft, über Blut- und Eiterresorption, die ich für die complicirteren Verhältnisse, wie sie in der Pneumonie oder Pleuritis gegeben sind, als Scholien aufgestellt habe.

Dafs ich der physikalischen, objektiven Symptome hier nicht Erwähnung gethan habe, noch der anderen Ausgänge als in Genesung, wird man mir nicht zum Vorwurf machen. Ebenso sind manche andere Symptome ebenfalls übergangen worden, die theils aufserwesentlich erscheinen oder in ihrer Erklärung leicht sind. Es lag nicht in meiner Absicht, eine vollständige Monographie der akuten Lungenentzündungen zu liefern.

Drei Augenkranke.

(Blepharo-Blennorrhoea et Ophthalmia catarrhalis- [rheumat.] gastrica).

So bedeutend die Augenheilkunde sowohl in der Diagnose als auch in der Therapie in neuester Zeit anderen Zweigen der Medizin vorangeeilt ist, so wenig hat sie jetzt, man kann es dreist behaupten, für die Kenntnifs von dem Wesen der den örtlichen pathologischen Processen in den Geweben des Auges zu Grunde liegenden nächsten und entfernten Ursachen zu leisten sich bemüht. Sie hat sich begnügt, nachdem sie sich aus einem Schlendrian und Charlatanismus sonder Gleichen zu einer einigermafsen rationellen Anschauungsweise endlich emporgearbeitet, die meisten der in dem Auge auftretenden Krankheits-Processe, ebenso wie es die Medizin schon für die vielen im übrigen Organismus vorkommenden gethan hatte, als aus einem Gesammtleiden hervorgehend zu betrachten, welches aus irgend einer lokalen Ursache hier seinen Heerd aufgeschlagen und seinen Verlauf durchmacht.

Es konnte aber, im Vergleich zur übrigen Medizin, den Ophthalmologen nur defshalb so leicht werden, die Symptomatologie und die Diagnose der Augenkrankheiten so genau und exakt aufzustellen und zu bearbeiten, weil sie das erkrankte Organ in jeder Beziehung anatomisch sehr genau kennen lernen und die pathologischen Veränderungen nirgend besser verfolgt werden können, als hier. Wenn sie daher, wie auch die Chirurgie, die in mancher Beziehung der Ophthalmologie nicht nachsteht, durch genaue Erforschung mancher Krankheits-Processe im Auge, namentlich der Entzündungen und Blennorrhöen, auch auf ähnliche Vorgänge in andern, dem Auge nicht zugänglichen Geweben des Organismus, viel Licht verbreitet haben: so gebührt ihnen hierfür aller Dank. Eine schwere Anklage haben sie sich aber zugezogen, dafs sie es der übrigen, mit Fragen und Untersuchungen über und über beschäftigten Medizin, überlassen haben, in der Erforschung des Wesens der auch im Auge verlaufenden Krankheits-Processe sich abzumühen und für sie zu sorgen; und die Ophtalmologen haben damit bewiesen, dafs es ihnen eben kein rechter Ernst gewesen ist mit der Erkenntnifs, dafs die Krankheiten des Auges ebenfalls nur Reflexe seien eines im Körper wurzelnden Allgemein-Leidens. Wenn sie hiermit zwar für eine rationellere Therapie Bahn brachen, die, beiläufig gesagt, jetzt zu einem wahren Dogma geworden zu sein scheint, so sind sie doch, weil sie das Wesen der Krankheiten eben so mangelhaft kennen, als die übrige Pathogenie und Pathologie es bietet, in der Behandlung der Augenkranken um keinen Deut besser dran, als wir. Es ist somit auch die Scheidewand, welche noch zwischen der Ophthalmologie und der übrigen Medizin bestand, zusammengefallen und jene wird jetzt von der allgemeinen und speziellen Pathologie, die sich stützt auf eine die organische Chemie zur Grundlage habenden Physiologie, erst recht ihre besten und reichsten Früchte tragen. Ja die genaue Beobachtung der Augenkrankheiten und der ihnen zu Grunde liegenden Allgemeinleiden des Bluts und der kritischen (örtlichen und allgemeinen) Erscheinungen wird sehr viel Licht auch auf die übrigen Krankheiten des Organismus verbreiten.

Ja aber auch nicht einmal die Erforschung der örtlichen Ursachen der Augenleiden, die ein jedes doch gewifs haben wird, ist von den Ophthalmologen so gewürdigt worden, wie es nöthig ist; was hilft es, wenn man behaupten hört, eine Scleritis rheumatica sei ganz derselbe Krankheits-Procefs wie ein akuter Rheumatismus articulorum, wenn man nicht die Gründe hört, die das Allgemeinleiden des Bluts, worauf der Rheumatismus beruht, gerade hier veranlassen, seinen Heerd aufzuschlagen: was hilft es, wenn man von Hämorrhoiden im Auge spricht, und man nicht beweisen kann, wefshalb sie, die sonst so sehr die Finsternifs lieben, an's klare Sonnenlicht getreten sind, „lauter", um mit Fallstaff zu reden, „wohl aufzuwerfende Fragen". Sie haben sich zeither, wie gesagt, damit begnügt, die Ansichten, die die übrige allgemeine und spezielle Pathologie über das Wesen, die Ursachen der Materia peccans, über deren Lokalisirung in einem Gewebe oder Organ und den Verlauf des nun örtlich gewordenen Krankheits-Processes, im Laufe der Zeiteu aufgestellt hat, auch auf ihre Krankheiten zu übertragen, ohne aber hinreichende Beweise und Gründe für diese ihre Annahme aufgestellt, noch die speziellen ursächlichen Momente hinreichend ermittelt zu haben.

Ganz nach der alten hippokratischen Art haben die Ophthalmologen fort und fort treu beobachtet, was die Natur bietet, sie haben treu die Symptome des Entstehens, der Blüthe und des Abnehmens jeglicher Krankheits-Spezies verzeichnet; sie haben trefflich systematisirt, schematisirt, klassifizirt, rubrifizirt, bis ins Minutiöse hinein; ja und sie blicken jetzt, durch dogmatisches Festhalten und Ausbilden der von ihnen fast ausschliefslich adoptirten, objektiven Methode in der Diagnose zu einer bewundernswerthen Sicherheit und Selbstständigkeit gelangt, voll stolzer Verachtung und mit einigem Mitleid auf die übrige Medizin herab, die es noch lange nicht so weit darin gebracht hat und ihr nachkeuchend und schweifstriefend in dem finstern Labyrinthe, Mensch genannt, umherstolpert. Ihre Systeme werden davon nicht berührt, ob jene durch Irrlichter oder falsche Leuchtfeuer verlockt oder angetrieben in Sümpfe geräth oder auf Klippen aufläuft.

Es könnte den Ophthalmologen dies höchstens als einziger Grund zur Entschuldigung dienen, dafs sie nähere Untersuchungen des den Augenkrankheiten zu Grunde liegenden Blutleidens nicht gemacht haben, weil diejenigen Mittel, welche die organische Chemie bis dahin bot, zu dürftig und diese selbst sich noch nicht in der Physiologie, Pathologie und pathologischen Anatomie einen solchen Platz verschafft hatte als jetzt, wo der angehende Mediziner gleich von vorn herein eine solche Richtung bekommt, dafs er, jene Wissenschaft als das Fundament der ganzen Medizin betrachtend, sie hauptsächlich zu kultiviren gezwungen ist, wenn er je erfolgreich in den Entwickelungsgang derselben eingreifen will: aber sie würden für die Geschichte ihrer Wissenschaft unendlich viel beigetragen haben, wenn sie nur ebenso hippokratisch z. B. das Blut und den Urin der Kranken beobachtet hätten, wie das Augenleiden selbst. Sie brauchten gar nicht zu suchen, gar nicht zu experimentiren, rein dadurch würden sie hinter manches Räthsel gekommen, in die tiefer gelegenen Werkstätten der Natur gedrungen, in das Innere ihres so einfachen organischen Getriebes geschaut und die Gesetze ihres Wirkens erkannt haben. Sie haben nicht beherzigt, was Yorick im Capitel vom aufgelösten Räthsel sagt: „Ich mache mir wenig aus den vielen Dingen, die ich am hellen Mittage auf breiter und offener Gasse wahrnehme. Die Natur ist scheu und hafst es, Angesichts von Zuschauern thätig zu sein, in einem unbeobachteten Winkel jedoch sieht man bisweilen eine einzige kurze Scene von ihr, durch die alle Empfindsamkeit eines ganzen Dutzend zusammengekneteter französischer Bühnenstücke aufgewogen wird" u. s. w., ein Ausspruch, der mutatis mutandis auf unsere Wissenschaft vollkommen seine Anwendung finden kann.

Bei keiner Augenkrankheit so sehr, als bei der sogenannten ägyptischen kontagiösen Augenblennorrhöe, müssen wir es mehr bedauern, dafs auf das Blutleiden und die pathologischen Veräuderungen des Harns so gut wie gar keine Rücksicht genommen worden ist. Gerade hiedurch könnte, meiner Meinung nach die Aehnlichkeit dieser Krankheit mit anderen oder ihre Unterschiede von denselben eher festgesetzt werden, als durch die Contagiosität und die örtlichen Symptome, da wir hinreichend wissen, wie schwankend die Urtheile der Schriftsteller hierüber sind. Und namentlich hätten diejenigen Ophthalmologen die beste Gelegenheit dazu gehabt, die in dieser Krankheit das Bouillaud'sche saignée coup sur coup in seiner rigorösen Strenge (usque ad syncopen) in Anwendung brachten. Wenn diese Aerzte so fest der Ansicht waren, dafs das Blut der Kranken das unmittelbare Moment für die ganze Blennorrhöe sei, (wie dies wohl Niemand mehr bezweifelt) so hätten sie es gewifs als ihre Pflicht anerkennen müssen, auch nachzusehen, ob das Blut krankhaft verändert sei und in welcher Art: und ich bin überzeugt, die Wissenschaft und die Kranken würden mehr Nutzen davon gehabt haben.

Jedoch trifft dieser Vorwurf die eigentlichen Ophthalmologen nicht allein, sondern alle Aerzte, welche Gelegenheit hatten, jene Krankheit zu beobachten und es wäre zu wünschen, künftighin in ähnlichen Fällen zu dergleichen Untersuchungen, die freilich nicht Jedermanns Sache sind, Leute zu werben, die denselben vorzustehen im Stande sind. Dann werden wir mehr und bessere Anhaltspunkte für die Feststellung des Wesens der Krankheit, ihrer Ursachen und der Diagnose haben, als bis jetzt leider anzutreffen sind und die Nachkommen werden dadurch eher im Stande sein, die Identität späterer Epidemien nachzuweisen, als wir. Die auch noch so getreue, hippokratische Ueberlieferung der örtlichen und allgemeinen Reaktions-Symptome kann nicht genügen, da wir wissen, wie variabel sie sind und wie verschieden sie von den verschiedenen Beobachtern aufgefafst werden. Man lese nur eine Schrift über die ägyptische Augenblennorrhöe und man wird staunen über den Wirrwarr, die krassen Widersprüche und die unterschiedlichen quia hoc, ergo propter hoc, eben weil man auf die verborgenen, aber konstanten und sehr genau zu eruirenden nächsten Ursachen der örtlichen Krankheit, nämlich das Blutleiden, so gut wie gar nicht Obacht gegeben, viel weniger Untersuchungen angestellt hat.

Was der bedauernswerthe Eisenmann durch Bearbeitung seiner Ophthalmopyra und des Ophthalmotyphus für die Bereicherung unserer Kenntnisse von diesen Krankheiten gethan hat, ist nur sehr wenig. Meiner Meinung nach ist es ganz unmöglich, aus den vorhandenen Quellen eine Diagnose zwischen jenen beiden Krankheits-Zuständen zu stellen und die Ophthalmopyra, wie viele der anderen Pyren und Typhen dieses geistreichen, gelehrten Arztes, verdanken ihre Entstehung nur den Widersprüchen und dem Wirrwarr, der in den Schriften der Autoren herrscht. Das ganze Studium der Geschichte der bisherigen Medizin ist ein undankbares und unfruchtbares: es handelt sich nur um Aeufserlichkeiten, um Farbe und Anstrich: das Innere bleibt von ihr unberührt. —

Die einzige Beobachtung über das Blutleiden beim Ophthalmo-Typhus, wie ich bei Eisenmann finde, ist von Varlez gemacht worden, der das aus der arter. tempor. gelassene Blut der meisten Augenkranken mit vielen schwarzen Streifen und Flecken bedeckt gefunden hat. Ueber das Venenblut in dieser Krankheit ist daher gar keine Beobachtung vorhanden. — Andere Beweise, die Eisenmann für die Existenz eines Blutleidens zusammengestellt hat, sind, dafs oft aus der Aderlafswunde eine Entzündung der Vene entstand, in Folge deren sich Abscesse bildeten, worauf die Ophthalmie verschwand. Dasselbe geschah, wenn Soldaten, die an der Augenkrankheit litten, Wunden bekamen, die stark eiterten, oder wenn sie von exanthemischen Krankheiten, wenn sie von der Ruhr oder der Krätze befallen wurden. Es sind diese Beobachtungen, an deren Richtigkeit zu zweifeln wir gar keinen Grund haben, meinem Bedünken nach Fingerzeige, die der

Therapeut, wenn er die unbewufst redende Sprache der Natur versteht, bei der Behandlung dieser Krankheit in Anwendung bringen mufs. — Was Eisenmann jedoch in Bezug auf das Blut bei der Krankheits-Familie Pyra sagt und was daher auch für seine Ophthalmopyra epidemica gilt, (??) ist selbst einer Jahreszahl, wie 1834, gänzlich unwürdig.

Die Krisen in den Augenkrankheiten anlangend, finden wir das Feld der Beobachtung wie der Untersuchung ganz kahl: die Ophthalmologen haben sich begnügt, Krisen, sowohl örtliche als allgemeine, anzunehmen, ohne je nachgesehen und nachgewiesen zu haben, dafs deren existiren. Ja, oft werden die allgemeinen Krisen ganz abgeleugnet.

Eisenmann nimmt bei seiner Ophthalmopyra nur eine örtliche Krise an, die in Absonderung eines milden, dicken (offenbar kritischen) Schleimes besteht. „Häufig aber fehlt es," sagt er weiter, „dem Organismus oder dem Organe — besonders wenn profuse Blutentleerungen vorhergingen — an Energie, um sich durch kritische Thätigkeit von dem Krankheits-Prozesse frei zu machen" u. s. w. Eben dasselbe sagt er: (Pyren S. 129) „Zur vollkommenen Genesung sind Krisen nothwendig, welche wohl nur örtlich durch die Absonderung eines sehr dicken Schleimes von Statten gehen. Diese Krisen fallen natürlich nicht so sehr in die Augen, wie die Krisen durch Schweifs und Harn; man hat sie daher auch übersehen, und doch sind sie so wichtig; denn wo sie fehlen, tritt keine vollkommene Genesung ein." Ich werde aber zeigen, dafs man nicht blofs die örtlichen, sondern auch die allgemeinen Krisen, namentlich die durch den Harn erfolgenden nicht übersehen kann, wenn man sie nur suchen will und Augen zum Sehen hat. —

Beim Ophthalmotyphus giebt eben derselbe an, dafs sich die Krankheit im Stadium der Reife breche, und allmählich in Genesung übergehe. Dieser Uebergang, ist Eisenmann überzeugt, geschieht auch durch örtliche Krisen, die noch nicht genau nachgewiesen sind, und durch allgemeine, wo Fieber zugegen war. — Gerade der Fall vom Füsilier Hein, den ich anführen werde, der während der ganzen Dauer (28 Tage) seiner Krankheit nie die leiseste Spur von Fieber, ja vielmehr eine bemerkbare Puls-Verminderung zeigte, dagegen die besten Harnsedimente von der Welt hatte, wird beweisen, wie alle Ahnungen und Vermuthungen, ganze Dogmen, wie dafs das Fieber die Krisen zu Wege bringe, in Nichts zerfallen, wenn Beobachtungen gemacht werden, die zu Thatsachen führen.

In andern Monographien über Augenkrankheiten habe ich mich, da ich bei Eisenmann, dem man das Verdienst lassen mufs, fleifsig und redlich alles Vorhandene zusammengetragen zu haben, so wenig vorfand, gar nicht nachgesehen: oleum et operam perdidissem. — Statt dessen habe ich es mir lieber angelegen sein lassen, bei drei Augenkranken, die ich in den Monaten Februar und März dieses Jahres genauer zu beobachten Gelegenheit und Mufse hatte, nach dem Blutleiden und den kritischen Erscheinungen ein Wenig zu sehen: und es bewährte sich auch hier wieder der alte Satz: „Suchet, so werdet Ihr finden." Freilich mufs ich bekennen, sind der Thatsachen nur erst sehr wenige gewonnen worden, die aber von mir gegeben werden, stehen fest: es fehlte mir zu einer ganz vollständigen Untersuchung an manchen nöthigen Instrumenten und Geräthschaften; ein wahrer Fluch, der auf unserer Wissenschaft lastet! Aber ich glaube, dafs mit Gewinnung einiger weniger Thasachen unserer Wissenschaft mehr gedient ist und dafs dadurch mehr Licht auf die pathologischen Vorgänge geworfen wird, als durch tausend geistreiche, aber nur in der Phantasie, nicht in der Wirklichkeit bestehende Ansichten und Ideen. Zudem finden sich in den übrigen Untersuchungen soviel Analogien und Verbindungsfäden, die zur gegenseitigen Aufklärung und Ergänzung dienen, dafs über die Bedeutung der Thatsachen gar kein Zweifel obwalten kann.

Die Meister aber in der Augenheilkunde, die, um mit Guthrie zu reden, ihre tausend Augen schon im Hute haben, mögen es mir gütigst nachsehen, wenn die Beschreibung der drei Augenkranken, die ich nachfolgends versuche, nicht so ausfüllt, wie sie sie geben würden und könnten: wenn sie überhaupt diesen Beitrag zur Augenheilkunde einer näheren Aufmerksamkeit würdigen sollten. Ich schreibe in dem Bewufstsein, mich redlich abgemüht zu haben und das von mir Beobachtete und durch das Experiment Gefundene treu zu berichten. Und um so mehr finde ich mich veranlafst, meine Beobachtungen über die drei Augenkranken in diesen meinen Untersuchungen zu veröffentlichen, da sie in ihren

Grundzügen schon von dem Med.-Rath Dr. Busse zur Aufnahme in das Hufeland'sche Journal als würdig befunden worden sind. (S. dasselbe, November-Heft, 1843.) *)

Von der Mitte des Monat Januar bis Ende Februar dieses Jahres, zu einer Zeit, wo in den Garnisonen Berlins und Potsdams eine Ophthalmie epidemisch herrschte, die oft einen Ausgang in leichte Blennorhöe nahm, und, wie ich aus seitdem erfolgten Mittheilungen jetzt ersehe, sich durch Contagion fortpflanzte, kamen auch im zweiten Garde-Regimente mehrere derartige Krankheits-Fälle vor, die nicht sowohl durch ihre Anzahl, als durch ihr gleichzeitiges Vorkommen mit jener Epidemie und durch ihr Verdacht erregendes Aussehen die Aufmerksamkeit der dirigirenden Aerzte erregten. Beim Füsilier-Bataillon gedachten Regiments, dem ich angehöre, und damals der jetzige Regiments-Arzt Dr. Büttner vorstand, kam um die Mitte des Januar der erste Kranke der Art vor; es war ein Rekrut aus Schlesien, ein blühendes, wohlgenährtes Subjekt, der schon vor einem Jahre nach einem Brande seines elterlichen Hauses eine rheumatische Augenentzündung durchgemacht hatte. Als der Kranke ins Lazareth aufgenommen wurde, zeigte das untere Augenlied des linken Auges eine bedeutende Röthe, sammtartiges Aussehen und entwickelte Papillen: von hier verbreitete sich die Röthe auf die Conjunct. sclerot., anfangs jedoch nur sehr schwach. Im Verlaufe steigerte sich die Entzündung auf beiden Augen und ergriff die Sclerotica in ihrer ganzen Ausdehnung; es entwickelte sich Fieber und nach einer 28tägigen Dauer lie-

---

*) Vieles, was ich dort der Kürze wegen nicht mittheilen konnte, wie die umständlichen Angaben über das Blut, die Geschichte der drei Kranken, bin ich hier im Stande, ausführlich preis zu geben: Vieles, was ich dort im Ungewissen lassen mufste, wie z. B. die Theorie von der Entstehung und der Bedeutung des Faserstoffs, welche ich nur andeutete, habe ich den Untersuchungen hier zu Grunde gelegt. Aufserdem bin ich durch des Dr. Wilmanns Dissertation, die mittlerweile erschienen ist, in den Stand gesetzt worden, ausführlichere Mittheilungen über die Epidemie zu machen: vielleicht sind auch aufserdem andere amtliche Mittheilungen bekannt geworden, die mir bis jetzt noch nicht zu Gesichte gekommen sind.

fsen zwar die Entzündungs-Symptome nach, der blennorrhoische Zustand der Conjunc. palpebr. blieb aber in geringem Grade zurück. Schon eher und gleichzeitig mit diesem Kranken befand sich ebenfalls ein Rekrut aus Westphalen im Lazareth, der mit den sogenannten weichen Augen nach Berlin gekommen war, dessen Leiden sich aber hier, durch den Einflufs der ungewohnten Verhältnisse, bedeutend gesteigert hatte. Jedoch gelang es, nach Tilgung der entzündlichen Symptome, durch Anwendung des Lap. infern. der Wucherung auf der Conj. palp. Einhalt zu thun, zum wenigsten für einige Zeit.

Um die Mitte des Februar meldeten sich aber von einer und derselben Stube, gerade von derjenigen, wo eben jener Rekrut aus Westphalen, nach seinem Austritte aus dem Lazareth, hinverlegt worden war, schnell hinter einander drei Füsiliere mit kranken Augen, deren Leiden mit grofser Heftigkeit auftrat. Bei einer, gleichzeitig angestellten näheren Untersuchung der Soldaten gedachten Bataillons wurde eine nur unbedeutende Anzahl, höchstens zwanzig, derselben herausgefunden, die eine beträchtliche Entwickelung des Papillarkörpers, eine sammtartige Auflockerung und mehr oder weniger dunkle Röthe der Schleimhaut des unteren Augenliedes, gewöhnlich beider Augen, darboten, von denen Einige durch die energische Anwendung des Höllensteins schnell geheilt wurden. Kein Einziger von diesen wurde von der akuten Ophthalmie befallen.

Man kann überzeugt sein, dafs das chronische Leiden der Schleimhaut des untern Augenlides bei Allen längere Zeit schon bestanden hatte: ich habe von Kranken, welche bereits im zweiten Jahre dienten, die Versicheruug erhalten, dafs sie schon ein Vierteljahr nach ihrem Eintritt in den Militairdienst die Röthe, Auflockerung und vermehrte Schleimabsonderuug der untern Augenlieder bemerkt hätten. Namentlich die Westphalen leiden am häufigsten daran, versichern jedoch, dafs sie zu Hause ganz gesund gewesen seien und dafs wahrscheinlich das harte Wasser hier in Berlin an ihrem Augenübel Schuld sei, da sie in ihrer Heimath immer sehr weiches Wasser getrunken hätten. Oft haben diese Leute für die ätiologischen Momente ihrer Leiden eine ganz eigenthümliche Divinations-Gabe und ich werde später versuchen, eine Erklärung für obige Behauptung zu geben.

Wahrscheinlich bestand also das Leiden der Augenlied-Schleimhaut auch bei den drei Füsilieren, die Mitte Februar auf einer und derselben Stube von der akuten Ophthalmie befallen wurden, schon längere Zeit, und es bedurfte gewifs nur geringer Gelegenheits-Ursachen, um letztere hervorzurufen. Als solche wufsten sie Nichts anzugeben, als Erkältungen; der zuletzt Aufgenommene wollte sich dieselbe beim Scheuern seiner evakuirten Stube zugezogen haben, was man ihm wohl glauben darf. Die akute Entzündung der Conjunct. sclerotica und dieser selbst entwickelte sich bei allen dreien sehr schnell: hatten sich die Soldaten mit ihren bis dahin relativ gesunden Augen ziemlich wohl befunden, so dafs sie am Dienst nicht behindert worden waren, so empfanden sie plötzlich eines Abends brennende Schmerzen im Auge und das Gefühl, als ob Sand zwischen den Augenliedern wäre; es begann vermehrte Absonderung von Schleim oder Thränen sich zu zeigen. Aeufserlich war in den ersten Tage gewöhnlich nur wenig zu sehen; bog man aber das untere Augenlied um, so bemerkte man die geröthete, wulstige Conjunctiva und von hier aus verbreitete sich die Röthe über die Bindehaut so weit, dafs sie vom Augenliede noch bedeckt wurde. Das obere Augenlied war auf der inneren Fläche ebenfalls geröthet, aber nicht so stark aufgelockert: die Entzündung verbreitete sich von hier noch in geringerer Entfernung auf die Bindehaut des Augapfels. Höchstens konnte man die Röthung desselben im inneren und äufseren Augenwinkel bemerken und sie war anfangs blafs-bläulich. —

Eine feste Regel in dem vorzugsweisen Erkranken des einen oder des andern Auges war nicht recht bemerkbar: bei Zweien von diesen drei Kranken war zuerst das linke, bei Einem das rechte zuerst ergriffen. Bei allen erkrankte später auch das andere Auge, gewöhnlich nur in schwächerem Grade.

Bei dem Fortschreiten der Stase über die Conjunct. und Sclerotica liefen die Gefäfse bis zum Rande der Hornhaut, bildeten hier den der rheumatischen Ophthalmie so charakteristischen Gefäfskranz, ohne dafs man jedoch bemerken konnte, dafs sie sich auf die Conjunct. corneae verbreitet hätten: diese blieb vielmehr während der ganzen Dauer der Krankheit in jeder Beziehung frei und ungetrübt. Bei einem Kranken von den Grenadieren, den ich zu sehen Gelegenheit hatte, hatte sich die Conjunct. sclerot. wie ein Wall um die Cornea erhoben; sie war wohl eine ¼ Linie dick aufgelockert, bläulich roth, so dafs sich eine vollkommene Chemosis gebildet hatte.

Die Röthe des Augapfels war verschieden, je nachdem die Gefäfs-Entwickelung stärker oder schwächer sich zeigte, je nachdem sie sich mehr auf die Conjunctiva beschränkte oder auch die Sclerotica selbst heimgesucht hatte. Die innere Fläche des unteren Augenliedes zeigte sehr bedeutend entwickelte Papillen, und eine dunkle Röthe, in der Conjunct. sclerot. lagen die in Stase befindlichen Capillar- und plastischen Gefäfse entweder paketweise, und dann war die Röthe sehr dunkel, oder sie verliefen mehr in der Sclerotica und dann war die Röthe blasser, wie verwaschen.

Mit dem Auftreten der Entzündung ward sogleich eine bedeutende pathologische Sekretion gesetzt oder vielmehr die schon bestehende vermehrt; bei einem Kranken war das Sekret anfangs thränenklar, äufserst reichlich und brennend heifs, so dafs derselbe sehr heftige Schmerzen empfand und Corrosionen der Wange entstanden; bei diesem war es anfangs erst schwach alkalisch, wurde es aber später mehr, als es konsistenter und schleimiger erfolgte. Bei den beiden andern war es gleich im Anfange schleimig, gelblich und consistent und stark kalischer Natur. Mikroskopisch habe ich das Sekret nicht untersucht, da es mir an einem guten Mikroskope im Lazarethe selbst fehlte.

Der Verlauf dieser drei akuten Ophthalmien hielt ziemlich genau acht und zwanzig Tage inne, von wo ab die entzündlichen Erscheinungen auf der Conjunct. sclerot. und dieser selbst gänzlich verschwanden, wogegen, wie es zu erwarten stand, das chronische Leiden der Augenlied-Schleimhaut noch in geringem Grade andauerte. Zu gleicher Zeit hörten auch die während der Dauer der Krankheit im Harn beobachteten pathologischen Veränderungen vollständig auf. Bei Zweien stellte sich Fieber ein, bei dem Einen am 8ten, bei dem Andern am 5ten Tage der Krankheit; es verschwand jedoch bei dem Einen schon am 11ten; bei dem andern dauerte es bis zum 12ten Tage; dann trat es wieder am 21ten und dauerte bis zum 27ten. Der Dritte, ein Phlegmatikus, bekam gar kein Fieber.

Unter diesen drei Kranken waren zwei Rekruten, der eine ein Pole mit dem erethischen skrofulösen Habitus, der andere ein Westphale (bei Minden zu Hause) mit abdominellem Habitus. Der dritte diente schon im 3ten Jahre, hatte aber schon im vorigen Frühjahre eine katarrhalische Ophthalmie durchgemacht.

Die Behandlung dieser drei Augenkranken war, da sowohl die örtlichen Erscheinungen, der Stand der Lebenskräfte, als auch das bald näher anzugebende Blutleiden bei allen dasselbe war, fast die nämliche: allgemeine und örtliche Blutentleerungen, durch V. S., Blutegel und blutige Schröpfköpfe; Ableitung durch Vesicatore und Fufsbäder. Im Anfange Purgantia, Sal. und Kalomel mit Jalappe, später Diaphoretica, Narcotica, endlich Antimon. mit Narcot. und Eckoprot. Oertlich die Anwendung der grauen Salbe mit Opium oder das Kalomel mit Opium in die Augengegend eingerieben; später nach kritischer Beendigung noch leichte Adstringentia, wie das Zinc. sulph., Cupr. sulph. — Dabei sehr knappe Diät, frische Luft. —

Der Einflufs der Witterung war auf die Kranken, wie man dies überhaupt bei Augenkranken weifs, sehr bemerkenswerth; trat nasses oder stürmisches Wetter ein, so sahen die Augen gleich schlechter aus: stärkere Entzündung, vermehrte Absonderung. Ebenso kam der Fall vor, dafs der eine Kranke, da er aus Unvorsichtigkeit auf die Latrine gegangen war, welche in dem Lazareth sehr zugig ist, sich am 21ten Tage der Krankheit eine bedeutende Verschlimmerung des Augenleidens und neues Fieber zuzog. Viel mag zu einer so grofsen Empfindlichkeit der Haut, welche die vom Lande kommenden Rekruten eben nicht haben, der längere Aufenthalt im Bette beitragen, wie dies jeder aus Erfahrung weifs: aber auch diejenigen, welche sich keiner überraschenden Erkältung aussetzen, zeigten doch, wie gesagt, beim Witterungs-Wechsel auffallende, sonst unerklärliche Verschlechterung.

Ueber die Aetiologie und die Nosologie werde ich zum Schlusse dieses Aufsatzes in allgemeinen Betrachtungen ein Weiteres entwickeln, nachdem ich das Blutleiden dieser Kranken, den Krankheits-Verlauf und die kritischen Erscheinungen aufgeführt habe.

Von dem Blute dieser Kranken.

Bei ungefähr zwölf Augenkranken, von welchen vier dem Füsilier-Bataillon und acht den beiden Grenadier-Bataillonen zugehörten, habe ich das Blut einer näheren Untersuchung in Hinsicht auf das physikalische und chemische Verhalten in der angegebenen Art angestellt, und bei allen eine so merkwürdige Uebereinstimmung gefunden, dafs man aus dieser gleichen Wirkung auf gleiche Ursachen zu schliefsen sich für berechtigt halten kann. Und wiederum mufs man aus der gleichen Beschaffenheit des Blutes, da das Augenleiden bei Allen auch mehr oder weniger übereinstimmte, annehmen, dafs auf dem Blutleiden dieses basirte und später nach dem Ausbruche der örtlichen Krankheit auch von diesem solange unterhalten wurde, als es bestand. Meiner Meinung nach haben wir an solchen Thatsachen den besten und schlagendsten Beweis, wie nothwendig es ist, wenn wir hinter das Wesen der Krankheits-Processe kommen wollen, vor allen Dingen das Blut einer genauen Untersuchung zu unterwerfen: und es kann bei dem heutigen Stande der organischen Chemie gar nicht schwer fallen, dafs man Abweichungen, und zwar konstante, regelmäfsige Anomalien, in der Blutmischung entdeckt.

Ich werde hier wiederum sowohl die chemischen als physikalischen Charaktere des Bluts zusammenstellen und nachher in allgemeinen Betrachtungen näher darauf eingehen.

I. Der Grenadier N. Das linke Auge ist seit zwei Tagen ergriffen; die Conjunct. palpebr. ist sehr aufgewulstet; die Conj. sclerot. hat sich wie ein Wall (Chemosis) um die Cornea erhoben. Der Kranke ist von ziemlich guter Constitution; seit gestern ist Fieber eingetreten, das mehr den adynamischen Charakter verräth. (Frequenter, leicht wegdrückbarer, weicher Puls.) Das Aderlafs wurde um 4 Uhr Abends gemacht.

Das Blut hatte eine sehr dunkle Farbe: kein Schaum beim Einfliefsen in das Glas. Normale Gerinnungs-Zeit. Es bildet sich eine sehr dünne, bläulich-grün schillernde, flache Faserhaut. Der Blutkuchen dunkelroth, weich, nicht kegelförmig, untergesunken. Viel rother Bodensatz. — Das Serum ist bläulich-weifs, undurchsichtig.

Das spez. Gew. = 1051; 1000 Gr. geben 202 Gr. feste Substanz und 798 Gr. Wasser.

Plac. 698 Gr.: Ser. 487 Gr, = 1,42 : 1.

Das spez. Gew. des Serum = 1027; 1000 Gr. geben 94 Gr. feste Substanz, 906 Gr. Wasser.

Das spez. Gew. des Cruors = 1086; 1000 Gr. geben 320 Gr. feste Substanz, 680 Gr. Wasser.

1000 Gr. Blut enthielten an feuchtem Faserstoff 5 Gr., trocknem 2 Gr.

Nach Andral und Gavarret's Methode berechnet enthielten 1000 Gr. Blut:

an Serum:	877,5 Gr.	mit	82,5 Gr.	fester	Substanz.
an Fibrin:	5 -	-	2 -	-	-
an Blutbläschen:	117,5 -	-	117,5 -	-	-

Das ziemlich hohe spez. Gew. des Cruors und die grofse Menge fester Substanz deuten darauf hin, dafs die Menge der Blutbläschen wohl gröfser gewesen ist; das mechanisch eingeschlossen gewesene Serum kann nicht so bedeutend gewesen sein, da dann das Resultat anders ausgefallen wäre. Der Blutkuchen war zwar weich, allein dies rührt von dem Mangel an Faserstoff her.

II. Das Augenleiden besteht seit drei Tagen. Der Kranke hat kein Fieber, aber schon während 2 Tagen 1 Unze Natr. sulph. mit 1 Gr. Tart. stib. verbraucht; das Aderlafs wurde Nachmittags gemacht. — Das Blut dunkelroth: Gerinnung normal; keine Faserhaut auf dem Blutkuchen. Dieser nicht kegelförmig. Das Serum bläulich-weifs, trübe.

Das spez. Gew. = 1052; 1000 Gr. 205 Gr. feste Substanz und 795 Gr. Wasser.

Plac. 583 Gr.: Serum 353 Gr. = 1,65 : 1.

Das spez. Gew. des Serum = 1028; 1000 Gr. geben 100 Gr. feste Substanz und 900 Gr. Wasser.

Das spez. Gew. des Cruors = 1090; 1000 Gr. geben 322 Gr. feste Substanz und 678 Gr. Wasser.

1000 Gr. Blut enthalten an feuchtem Faserstoff 6 Gr., an trocknem 2 Gr.

Nach Andral-Gavarret'scher Methode enthielten 1000 Gr. Blut:

an Serum:	878,9 Gr.	mit	87,9 Gr.	fester Substanz.
an Fibrin:	6 -	-	2 -	- -
an Blutbläschen:	115,1 Gr.	-	115,1 -	- -

Vergleicht man die Resultate dieses und des vorigen Falles, so sieht man daran deutlich die Unrichtigkeit der Andral-Gavarret'schen Methode. Obgleich dort der Cruor bei Plac. : Ser. = 1,42 : 1 nur in 1000 Gr. 320 Gr. feste Substanz enthielt, und dieser (II.) bei Plac. : Ser. = 1,65 : 1 322 Gr., so soll bei jenem doch die Blutbläschen-Menge um 2,4 gröfser sein. Wenn auch im II. Falle die Menge der festen Substanz im Serum um 6 Gr. mehr beträgt, so kann dies doch unmöglich einen solchen Einflufs haben, dafs bei 1,65 die feste Substanz im Cruor die bei 1,42 noch um 2 Gr. überwiegt. Gewifs müssen wir annehmen, dafs auch die Blutbläschen-Menge in diesem Blute vermehrt war.

III. Das Aderlafs wurde zwei Tage nach dem Erkranken des einen Auges gemacht, und zwar des Morgens um 11 Uhr. — Das Blut dunkel; Blutkuchen cylindrisch, ohne Faserhaut, ziemlich fest. — Das Serum weifslich-trübe.

Spez. Gewicht des Bluts = 1055; 1000 Gr. geben 210 Gr. feste Substanz und 790 Gr. Wasser.

Plac. 575 Gr. : Ser. 450 Gr. = 1,27 : 1.

Spez. Gew. des Serum = 1030; 1000 Gr. geben feste Substanz: 106 Gr. und 894 Gr. Wasser.

Spez. Gew. des Cruors = 1092; 1000 Gr. geben feste Substanz: 330 Gr. und 670 Gr. Wasser.

1000 Gr. Blut enthalten feuchten Faserstoff 5 Gr., trocknen 2 Gr.

Nach der Andral-Gavarret'schen Methode sind in 1000 Gr. Blut:

an Serum:	880 Gr.	mit	93 Gr.	fester Substanz.
an Fibrin:	5 -	-	2 -	- -
an Blutbläschen:	115 -	-	115 -	- -

Auch hier waltet dasselbe Verhältnifs ob, wie im vorigen Fall.

IV. Aderlafs am 2ten Tage der Krankheit. Kein Fieber. Das Blut dunkel. Keine Faserhaut. Blutkuchen und Serum wie in den angeführten Fällen.

Spez. Gew. = 1054; 1000 Gr. geben 206 Gr. feste Substanz und 794 Wasser.

Plac. 571 Gr. : Serum 460 Gr. = 1,24 : 1.

Das spez. Gew. des Serum = 1035; 1000 Gr. geben 112 Gr. feste Substanz und 888 Gr. Wasser.

Das spez. Gew. des Cruors = 1088; 1000 Gr. geben 320 Gr. feste Substanz und 680 Gr. Wasser.

1000 Gr. Blut enthatten 8 Gr. feuchten und 3 Gr. trocknen Faserstoff.

Nach Andral und Gavarret's Mehode enthielten 1000 Gr. Blut:

an Serum:	887 Gr.	mit	98 fester Substanz.		
an Fibrin:	8 -	-	3	-	-
au Blutbläschen:	105 -	-	105	-	-

V. Füsilier Kaboth. (S. dessen Krankengeschichte). Das Blut und alles Uebrige wie bei den Andern. Keine Faserhaut.

Spez. Gew. = 1052; 1000 Gr. geben feste Substanz 205 Gr.; Wasser 795 Gr.

Plac. 600 Gr. : Ser. 423 Gr. = 1,41 : 1.

Spez. Gew. des Serum = 1030; 1000 Gr. geben 102 Gr. feste Substanz und 898 Gr. Wasser.

Spez. Gew. des Cruors = 1084; 1000 Gr. geben 312 Gr. feste Substanz und 688 Gr. Wasser.

1000 Gr. Blut enthalten 7 Gr. feuchten und 2,5 Gr. trocknen Faserstoff.

Nach Andral und Gavarret's Berechnung enthalten 1000 Gr. Blut:

an Serum:	899 Gr.	mit	98,5 Gr. fester Substanz.			
an Fibrin:	7 -	-	2,5	-	-	-
an Blutbläschen:	104 -	-	104	-	-	-

VI. Füsilier Hein. (S. dessen Krankheitsgeschichte.) Das Aderlafs wurde des Nachmittags gemacht. Kein Fieber. Das Blut, wie bei den Andern. Keine Faserhaut.

Spez. Gew. = 1055; 1000 Gr. geben 214 Gr. feste Substanz und 786 Gr. Wasser.

Plac. 734 Gr. : Ser. 420 Gr. = 1,74 : 1.

Spez. Gew. des Serum = 1036; 1000 Gr. geben an fester Substanz: 112 Gr. mit 888 Gr. Wasser.

Spez. Gew. des Cruors = 1088; 1000 Gr. geben an fester Substanz: 324 Gr. mit 676 Gr. Wasser.

1000 Gr. Blut enthalten 6 Gr. feuchten und 2 Gr. trocknen Faserstoff.

Nach Andral und Gavarret sind in 1000 Gr. Blut:

an Serum:	880,5	mit 98,5	Gr. festem Rückstand.
an Fibrin:	6	- 2	- - -
an Blutbläschen:	113,5	- 113,5	- - -

VII. Füsilier Schürmann. (S. dessen Krankheitsgeschichte).

Erstes Aderlafs. Nachmittags. Die Beschaffenheit des Bluts, Gerinnung, Blutkuchen und Serum, wie bei den Andern. Der Kranke hat noch kein Fieber. — 12 Unzen. —

Spez. Gew. = 1055; 1000 Gr. geben feste Substanz: 210 Gr. mit 790 Gr. Wasser.

Plac. 600 Gr. : Ser. 588 Gr. = 1,02 : 1.

Spez. Gew. des Serum = 1031; 1000 Gr. geben feste Substanz: 106 Gr., Wasser 894 Gr.

Spez. Gew. des Cruors = 1090; 1000 Gr. geben feste Substanz: 324 Gr., Wasser 676 Gr.

1000 Gr. Blut enthalten an feuchtem Faserstoff 7 Gr., an trocknem 2 Gr.

Nach Andral und Gavarret enthalten 1000 Gr. Blut:

an Serum:	875,3 Gr.	mit 93,3	Gr. fester Substanz.
an Fibrin:	7 -	- 2	- - -
an Blutbläschen:	114,7 -	- 114,7	- - -

Nach drei Tagen wurde das zweite Aderlafs, Nachmittags gemacht. Der Kranke war nach dem ersten Aderlafs noch geschröpft worden und hatte mehrere Dosen Kalomel (10 Gr.) mit Jalappe gebraucht. — Das Blut hatte dieselbe Beschaffenheit; nur hatte der Blutkuchen eine sehr dünne, ins Grünliche schillernde Faserhaut gebildet. Das Serum war dasselbe: weifslich-grün, trübe.

Das spez. Gew. = 1050,8; 1000 Gr. geben 198 Gr. feste Substanz und 802 Gr. Wasser.

Plac. 720 Gr. : Ser. 442 Gr. = 1,63 : 1.

Das spez. Gew. des Serum = 1027,7, 1000 Gr. geben 90 Gr. feste Substanz und 910 Gr. Wasser.

Das spez. Gew. des Cruors = 1078; 1000 Gr. geben 296 Gr. feste Substanz und 704 Gr. Wasser.

1000 Gr. Blut geben 6 Gr. feuchten und 2 Gr. trocknen Faserstoff.

Nach Andral-Gavarret's Methode berechnet enthalten 1000 Gr. Blut:

an Serum:	887,8 Gr. mit	89,8 Gr. fester Substanz.
an Fibrin:	6 - -	2 - - -
an Blutbläschen:	106,2 - -	106,2 - - -

Die Abnahme der festen Substanz in diesem Blute beträgt 12 Gr. und sie ist vertheilt sowohl auf das Serum mit 3,5 Gr. als auch auf die Blutbläschen mit 8,5 Gr.; die Menge des Fibrin ist dieselbe geblieben. Trotz dem sehen wir an diesem Blute die Tendenz zur Faserhaut-Bildung, ein Beweis, dafs dieselbe durch blofs positive Verminderung der Blutbläschen, ohne Vermehrung des Faserstoffs, zu Stande kommen kann. — Wir sehen zugleich an dem niedrigen spez. Gew. des Cruors, dafs in diesem Falle die gröfsere Schwere des Blutkuchens nur durch das in demselben eingeschlossene Serum bedingt war. — Was die grünliche Farbe des Serum anbelangt, so scheint dieselbe durch verändertes Haemaphaein bewirkt worden zu sein, vielleicht eine Folge des Kalomel: denn wir sehen an den grünen Kalomel-Stühlen, dafs die Farbe der Gallen-Bestandtheile überhaupt eine grün-gelbliche oder grüne wird; welche Umänderung gewifs schon in der Pfortader beginnt, von wo also sehr leicht jener Stoff ins übrige Venenblut gelangen kann.

VIII. Dem Füsilier, den ich in der Einleitung erwähnt habe, der im Januar ins Lazareth kam, wurde am 3ten Tage der Krankheit ein Aderlafs gemacht, nachdem er eine Dosis Kalomel mit Jalappe und 1 Unze Natr. sulph. verbraucht hatte. Er hatte kein Fieber; nur das linke Auge war ergriffen. Die Constitution des Kranken war ansgezeichnet: starke Muskulatur, Wohlgenährtheit. Das Aderlafs von 12 Unzen. — Das Blut wie bei den Andern, ohne Faserhaut. —

Spez. Gew. = 1052; 1000 Gr. geben 204 Gr. feste Substanz und 796 Gr. Wasser.

Plac. 500 Gr.: Serum 500 Gr. = 1:1.

Spez. Gew. des Serum = 1031; 1000 Gr. geben 106 Gr. feste Substanz und 894 Gr. Wasser.

Spez. Gew. des Cruors = 1080; 1000 Gr. geben 300 Gr. feste Substanz und 700 Gr. Wasser.

1000 Gr. Blut enthielten 7 Gr. feuchten und 2,5 Gr. trocknen Faserstoff.

Nach der Andral und Gavarret'schen Berechnung enthielten 1000 Gr. Blut:

an Serum:	892,3 Gr.	mit	93,8 Gr.	fester Substanz.
an Fibrin:	7 -	-	2,5 -	- -
an Blutbläschen:	106,7 -	-	106,7 -	- -

Dieser Blutkuchen enthielt noch bedeutend viel Serum eingeschlossen.

Vier Tage darauf wurde dem Kranken des Morgens die zweite Venäsektion von 10 Unzen gemacht. Es hatte sich auch das andere Auge entzündet: auf beiden hatte der Krankheits-Procefs einen sehr hohen Grad erreicht. Der Kranke hatte Fieber. In diesen vier Tagen war er drei Mal geschröpft worden (12 cucurb. cruent.) und hatte mit Kalomel und Jalappe und mit Neutral-Salzen stark laxirt.

Das Blut hatte eine etwas hellröthere Farbe. Blutkuchen und Serum wie beim ersten Aderlafs. — Keine Faserhaut. —

Spez. Gew. = 1050,5; 1000 Gr. geben 200 Gr. feste Substanz und 800 Gr. Wasser.

Plac. 624 Gr.: Serum 597 Gr. = 1,04:1.

Spez. Gew. des Serum = 1028; 1000 Gr. geben 102 Gr. feste Substanz und 898 Gr. Wasser.

Spez. Gew. des Cruors = 1078; 1000 Gr. geben 290 Gr. feste Substanz und 706 Gr. Wasser.

1000 Gr. Blut enthalten 6 Gr. feuchten und 2 Gr. trocknen Faserstoff.

Nach der Andral-Gavarret'schen Berechnung enthielten 1000 Gr. Blut:

an Serum:	886 Gr. mit 90 Gr. fester Substanz.	
an Fibrin:	6 - - 2 - - -	
an Blutbläschen:	108 - - 108 - - -	

Eine Zunahme der Blutbläschen von 1,3 Gr., die wir hier sehen, läfst sich wohl nur durch die geringere Menge fester Substanz im Serum erklären: sie ist daher nur durch die Berechnung entstanden. In der Wirklichkeit mufste sie abgenommen haben, wofür auch das niedere spez. Gew. des Cruors spricht.

Zehn Tage darauf, nachdem der Kranke in derselben Art behandelt worden war, wurde das dritte Aderlafs gemacht. Ebenfalls des Morgens.

Spez. Gew. = 1050; 1000 Gr. geben 196 Gr. feste Substanz und 804 Gr. Wasser.

Plac. 515 Gr. : Ser. 500 Gr. = 1,03 : 1.

Spez. Gew. des Serum = 1027; 1000 Gr. geben 94 Gr. feste Substanz und 906 Gr. Wasser.

Spez. Gew. des Cruors = 1078; 1000 Gr. geben 286 Gr. feste Substanz uud 714 Gr. Wasser.

1000 Gr. Blut enthalten an feuchtem Faserstoff 10 Gr., an trocknem 3,5.

Nach Andral und Gavarret's Berechnung sind in 1000 Gr. Blut:

an Serum:	893 mit 95,5 Gr. fester Substanz.	
an Fibrin:	10 - 3,5 - - -	
an Blutbläschen:	97 - 97 - - -	

Auch dieser Blutkuchen hatte noch keine Faserhaut gebildet. Man bemerkt aber eine stetige Abnahme in der Menge der festen Substanz. Die Beschaffenheit des Serum ist bis jetzt dieselbe geblieben.

I. Uebersicht der Resultate nach meiner Methode.

Aderlafs	Sp.Gew. d. Bluts.	Feste Substanz.	Wasser.	Sp.Gew. des Serum.	Fester Rückstand.	Wasser.	Plac. zu Serum.	Sp.Gew. des Cruors.	Fester Rückstand.	Wasser.	Feucht. Faserstoff.	Trockner.
I.	1051	202	798	1027	94	906	1,42 : 1	1086	320	680	5	2
II.	1052	205	795	1028	100	900	1,65 : 1	1090	322	678	6	2
III.	1055	210	790	1030	106	894	1,27 : 1	1092	330	670	5	2
IV.	1054	206	794	1035	112	888	1,24 : 1	1088	320	680	8	3
V.	1052	205	795	1030	102	898	1,41 : 1	1084	312	688	7	2,5
VI.	1055	214	786	1036	112	888	1,74 : 1	1088	324	676	6	2
VII. 1.	1055	210	790	1031	106	894	1,02 : 1	1090	324	676	7	2
VII. 2.	1050	198	802	1027,7	90	910	1,63 : 1	1078	296	704	6	2
VIII. 1.	1052	204	796	1031	106	894	1,00 : 1	1080	300	700	7	2,5
VIII. 2.	1050,5	200	800	1028	102	898	1,04 : 1	1078	290	710	6	2
VIII. 3.	1050	196	804	1027	94	906	1,03 : 1	1078	286	714	10	3,5

Zieht man das Mittel aus den ersten 8 Aderlässen, so ergeben sich folgende Verhältnisse:

1053	207	793	1031	104,7	895,3	1,34 : 1	1087,2	319	781	6,4	2,25

II. Uebersicht der Resultate nach der Andral-Gavarret'schen Methode.

Aderlafs.	Fester Rückst.	Wasser.	Fibrin.	Blut-bläschen.	Serum.	Fester Rückst.
I.	202,0	798,0	2,0	117,5	877,5	82,5
II.	205,0	795,0	2,0	115,1	878,9	87,9
III.	210,0	790,0	2,0	115,0	880,0	93,0
IV.	206,0	794,0	3,0	105,0	887,0	98,0
V.	205,0	795,0	2,5	104,0	899,0	98,5
VI.	214,0	786,0	2,0	113,5	880,5	98,5
VII. 1.	210,0	790,0	2,0	114,7	879,3	93,3
VII. 2.	198,0	802,0	2,0	106,2	887,8	89,8
VIII. 1.	204,0	796,0	2,5	106,7	892,3	93,8
VIII. 2.	200,0	800,0	2,0	108,0	886,0	90,0
VIII. 3.	196,0	804,0	3,5	97,0	893,0	95,0

Im Durchschnitt geben die 8 ersten Aderlässe folgende Verhältnisse:

	207,0	793,0	2,25	111,5	884,3	93,25

Betrachtungen über dies Blut im Allgemeinen.

Offenbar trägt dieses Blut den Charakter des von Fr. Simon mit Hypinosis bezeichneten in vielen Beziehungen an sich. Der chemische Charakter dieses Blutes besteht nach diesem Chemiker darin, „dafs dasselbe weniger Fibrin, als im normalen Zustande enthält, oder ist die dem normalen Blute entsprechende Menge Fibrin zugegen, so ist das Verhältnifs desselben zu den Blutkörperchen geringer, als im gesunden Blute (2,1 : 110 nach Simon, oder 3 : 127 nach Lecanu)". Hierin stimmt das Blut dieser Augenkranken wohl überein; allein was die Blutbläschen anbetrifft, so weicht es auffallend davon ab. Denn die Menge derselben pflegt in dem hypinosen Blute gröfser zu sein, als im Normal, während der Gehalt an festen Bestandtheilen des Bluts überhaupt ebenfalls gröfser zu sein pflegt; bei unserem ist dies auch nicht der Fall.

Das gesunde Blut nach Andral und Gavarret ist also zusammengesetzt:

Wasser 790,0. Fester Rückstand: 210,0; Fibrin: 3,0. Blutbläschen: 127,0. Serum: Rückst. 80,0.

Das Blut dieser Augenkranken:

Wasser 793,0. Fester Rückstand: 207,0; Fibrin: 2,25; Blutbläschen: 111,5. Serum-Rückst. 93,25; die Hauptabweichungen finden sich weniger beim Faserstoff, als den Blut bläschen und dem Serum. Denn letzteres ist um die enorme Menge von 13, 25 über das Normal erhöht; wodurch, werden wir später sehen.

Meiner Meinung nach kommt diese Abweichung aber dadurch zu Stande, dafs, wie ich schon oben (S. 159) auseinandergesetzt habe, durch die grofse Menge der festen Substanz im Serum bei der Berechnung die Quantität des Serum zu hoch und die der Blutbläschen zu niedrig ausfällt. Ein Beispiel wird die Sache klar machen. Nehmen wir an, dafs, wie ich in dem citirten Aufsatz angegeben habe, 1000 Gr. Blutbläschen 654 Gr. Wasser enthalten, und legen wir, was mir sehr wahrscheinlich ist, dies Verhältnifs der Berechnung zu Grunde, so wird sich das Verhältnifs der Blutbläschen zum Serum sehr verändern, wenn von jenen viel, von diesem wenig da ist.

1) 1000 Gr. Serum geben 100 Gr. festen Rückstand und angenommen 1000 Gr. Blut besteht (vom Fibrin abgesehen) aus 300 Gr feuchten Blutbläschen und 700 Gr. Serum, und Plac.: Serum = 1 : 1; so müssen in dem Blutkuchen noch 200 Gr. Serum sein, die nebst dem andern Serum 70 Gr. Rückstand geben. Die 300 Gr. feuchte Blutbläschen geben dagegen 104 Gr. festen Rückstand: 1000 Gr. Blut ohne Faserstoff also: 174 Gr. feste Substanz überhaupt.

2) 1000 Gr. Serum geben 100 Gr. festen Rückstand; und 1000 Gr. Blut enthalten 500 Gr. Blutbläschen und 500 Gr. Serum, und Plac.: Ser. = 700 : 300; so ist klar, dafs das Serum nur 50 Gr. festen Rückstand giebt; die 500 Gr. Blutbläschen dagegen 173 Gr. Das gesammte Blut also: 223 Gr. Wollte man dagegen die 327 Gr. Wasser, die den Blutbläschen zugehören, noch zum Serum zurechnen, so erhielte man 92 Gr. Serum-Rückstand, wonach sich denn die Blutbläschen-Menge auf 131 herabsetzen würde.

Dagegen wird sich im umgekehrten Falle, wenn die feste Substanz des Serum steigt oder fällt, eine noch gröfsere Schwankung und Ungenauigkeit ergeben, wie ich an eben jener Stelle (S. 158) gezeigt habe.

Mir ist es daher, wie gesagt, mehr als wahrscheinlich, dafs das Blut dieser Augenkranken weit mehr Blutbläschen und weniger feste Substanz vom Serum enthielt, als die Berechnung ergiebt, zumal wenn ich bedenke, dafs das Blut des letzten Kranken, der durch Schröpfen, 3 Aderlässe, sehr knappe Diät und fortwährende Laxanzen doch ziemlich mitgenommen wurde, beim letzten Aderlafs noch verhältnifsmäfsig viel festen Rücksland gab, eine ziemlich dunkle Farbe hatte, dickflüssig war und keine Faserhaut bildete.

In den physikalischen Charakteren weicht dies Blut ebenfalls von dem hypinotischen ab: denn bei diesem ist der Blutkuchen gewöhnlich grofs, weich und diffluent; in unserm Falle kann man ihn mittelgrofs nennen; weich war er allerdings, ebenso zeigte das Blut eine dunkle Farbe. Dagegen stimmte es in Bezug auf die Speckhautbildung mit demselben überein: wir sehen unter diesen 8 Fällen beim ersten Aderlafs nur einmal die Tendenz dazu, und diese membranartige Faserhaut zeigte eine grünlich schillernde Oberfläche, wie sie in den venösen Abdominalfiebern auf dem Blut ebenfalls vorzukommen pflegt. Beim zweiten Aderlasse sehen wir sie in einem Falle von derselben Beschaffenheit; bei jenem Kranken aber, wo das Aderlafs dreimal veranstaltet und aufserdem noch viel Blut durch Schröpfköpfe entzogen wurde, sehen wir sie dennoch nicht.

Der Gründe, wefshalb sich auf diesem Blute keine Faserhaut bildete, sind mehrere. Vergleichen wir zuerst mit dem Blute dieser Augenkranken das Mittel aus den 6 von mir mitgetheilten Fällen von entzündlichem, faserhäutigem Blut:

1) Blut der Augenkranken:

Fester Rückstand: 207,0; Fibrin: 2,25; Blutbläschen: 111,5; Serum-Rückstand: 93,25.

2) Faserhäutiges Blut:

Fester Rückstand: 203,4; Fibrin: 5,9; Blutbläschen: 116,9; Serum-Rückstand: 80,6.

So ergiebt sich erstens, dafs das Fibrin um 3,7 Gr. weniger in 1000 Gr. enthalten ist, worauf, wie bekannt, ein nicht geringes Moment der Faserhautbildung beruht. Die Blutbläschenmenge finden wir noch um 5,4 geringer, als im faserhäutigen Blute und wir sollten daher defswegen erst recht eine Faserhaut erwarten dürfen. — Dagegen fehlten folgende Momente: Erstens erfolgte die Gerinnung gewöhnlich ziemlich normal, zwischen 5—10 Minuten, so dafs also ein bedeutendes Sinken der Blutbläschen unter das Niveau des Liquor sanguinis nicht stattfinden konnte. Sodann fehlte in dem letzteren oder den Blutbläschen dasjenige Moment, das in dem faserhäutigen Blute das Vereinigen der Rollen zu Stande kommen läfst; ein Tropfen Serum, worin Blutbläschen schwammen, zeigte diese nicht so gruppenweise vereinigt, wie es die Blutbläschen des faserhäutigen Bluts zu thun pflegen. Und endlich stand dem schnelleren Senken der Blutbläschen das hohe spezifische Gewicht des Liquor sanguinis (1027—1036), und noch ein anderer Umstand entgegen, von dem ich bald nachher sprechen werde.

Dafs in einem Blute, welches ein milchiges Serum hat, die Faserhautbildung selten vorkommt, hat auch H. Nasse beobachtet und er streitet daher gegen Venables, der behauptet hatte, dafs ein dichtes, milchig aussehendes Serum eine entzündliche Thätigkeit anzeige; ebenso gegen Christison, der auch angiebt, dafs das milchige Serum in akuten Entzündungen sehr häufig sei und mit der Faserhaut zugleich sehr oft vorkomme. — Wie gewöhnlich, liegt die Wahrheit in der Mitte; auch ich habe einen Fall von Pneumonie beobachtet, (S. Gren. Buddrufs S. 187) wo beim zweiten Aderlasse das Blut ebenfalls eine sehr starke Speckhaut gebildet hatte und das Serum etwas milchig und trübe war. Dieses Serum enthielt, wie ich schon dort bemerkt habe, Fibrin in Molekülen wie auch das Serum unserer Augenkranken: aber meiner Meinung nach war in jenem Falle das Fibrin durch Resorption des in das Lungen-Parenchym ergossenen Exsudats in den Kreislauf zurückgekehrt und konnte wohl die Beschaffenheit des Serum und der Blutbläschen nicht so ändern, dafs sich die Faserhaut nicht bildete. — In unserem Falle verhält sich die Sache ganz anders, wovon gleich ausführlicher.

Wie ich schon oft angedeutet habe, so ist es das Serum dieser Kranken, welches die auffallendsten Abweichungen sowohl in physikalischer als chemischer Hinsicht darbietet, wefshalb ich auch der Ansicht bin, dafs in ihm die nächste Ursache für das Augenleiden steckte.

Was erstens die Farbe desselben anbelangt, so war sie bei allen diesen Augenkranken gelblich-weifs, bläulich-weifs oder grünlich-weifs; dabei war es trübe; sah man durch dasselbe den Blutkuchen an, so erschien derselbe ganz violet. — Dabei zeigte es im Durchschnitt eine spez. Schwere von 1031, während das des normalen Bluts nach den besten Untersuchungen 1027 oder 1026 zu sein pflegt, wie auch ich in einem Falle gefunden habe. (Siehe H. Nasse, das Blut u. s. w. S. 79), die Menge der festen Substanz im normalen Serum pflegt in 1000 Gr. 95—96 zu sein, wie H. Nasse. J. Davy und Mulder gefunden haben. (S. ebendaselbst, S. 116), das Serum unserer Augenkranken enthielt dagegen im Durchschnitt 104,7 feste Substanz, also 9,7 oder 8,7 Gr. mehr; die Menge des Wassers 895,3. Auch Traill hat das milchige Serum der an Hepatitis, Nephritis u. s. w. leidenden Kranken sehr reich an festen Substanzen, z. B. 151,8 bis 164,1, ja selbst einmal 211 Gr. gefundeu: allein ich glaube, dafs hier das Serum nicht gehörig ausgetrocknet ist, zumal wenn man bedenkt, dafs Traill dem Fettgehalt dies milchige Aussehen und diese hohe Menge fester Substanz zuschreibt.

Wie ich schon iu dem Aufsatze über das milchige Serum (S. S. 106) gesagt habe, enthielt das Serum dieser Kranken Fibrin in Molekular-Substanz und nehmen wir 95 Gr. festen Rückstand als Normal an, so enthielten 1000 Gr. dieses Serum 9,7 Gr. Fibrin. Wollen wir das aus der Andral-Gavarret'schen Methode berechnete Resultat für die Serum-Menge in 1000 Gr. Blut mit 884,3 Gr. als fest annehmen, wiewohl sie geringer ist, und daraus die Quantität des Blutwassers für 24 Pfund Blut, wie hoch wir jeden Kranken schätzen können, so würde dies 122204 Gr. oder 21 Pfund 2 Unzen, 4 Drachmen, 1 Skrupel, 4 Gr. Serum geben; und diese würden 1100 Gr. oder 2 Unzen, 2 Drachmen 1 Skrup. Fibrin in Molekular-Form, während die ganzen 24 Pfund Blut nur 4 Drachmen 2 Skrupel Massenfibrin enthalten. Es würde also dieses Blut, wenn man alles Fibrin zusammenrechnet, weit mehr davon enthalten als ein sehr hyperinotisches Blut, wo doch im Durchschnitt in 1000 Gr. Blut nur 6—7 Gr. enthalten sind. — Nimmt man gar, wie Andere thun, als normalen Rückstand von 1000 Gr. Serum 81 Gr. an, so würde die Menge des Faserstoffs im Serum fast noch

2 Mal so viel betrageu. — Ob man übrigens im Stande sein sollte, die Menge des im Serum befindlichen Fibrin ganz genau zu bestimmen, scheint mir fraglich zu sein; der einzige Weg wäre der, dafs man aus einer gewissen Quantität Serum durch Verdünnen desselben das Fibrin sich absetzen liefse, wöge und dann eintrocknete. Jedoch wird dies Verfahren defshalb sehr schwierig sein, weil man einestheils nicht wissen kann, ob sich auch alles Fibrin abgesetzt hat und beim Abgiefsen des verdünnten Serum noch viel mit wegfliefsen kann. — Es kommt jedoch auch auf eine so genaue quantitative Analyse gar nicht an, da man das Plus oder Minus ohne viel Umstände sowohl an der stärkeren oder geringeren Trübung des Serum erkennen kann.

Da wir, wie ich oben gezeigt habe, über die Beschaffenheit des Bluts in Augenkrankheiten so gut wie gar keine Beobachtungen vorfinden, und doch stets behauptet wird, dafs die im Auge verlaufenden Krankheits-Processe auf ganz denselben Grundleiden beruhen, wie die in den übrigen Organen des Körpers vorkommenden: so müssen wir uns umsehen, was für Resultate die Medizin bei Erforschung des Blutleidens der unsern Augenkranken ähnlichen Kranken gewonnen hat. Wir werden daher namentlich das Blut katarrhalischer, rheumatischer und gastrischer Kranken zu berücksichtigen haben.

Das Blut im Rheumatismus acutus zeigt gewöhnlich den Charakter der Hyperinosis: der Blutkuchen ist mehr klein als grofs, fest und mit einer zuweilen starken Crusta inflammat. bedeckt. Das Serum ist meist klar und von gesättigter Farbe. Der Fibrin-Gehalt ist bedeutend vermehrt.

Im Durchschnitt haben Andral und Gavarret folgende Verhältnisse gefunden:

Wasser 805,4; Fester Rückstand 194,6; Fibrin 6,7; Blutkörperchen 101,0; Serum-Rückstand 86,0.

Im chronischen Rheumatismus verliert das Blut mehr oder weniger den Charakter der Hyperinosis:

Im Durchschnitt haben Andral und Gavarret aus 10 Fällen folgendes Resultat gefunden:

Wasser 782,7; Fester Rückstand 217,3; Fibrin 3,8; Blutkörperchen 108,2; Serum-Rückstand 95,2.

Das Blut im akuten Rheumatismus würde also von dem Blute unserer Augenkranken in seinen Grundcharakteren ganz abweichen, während das im chronischen ihm schon sehr nahe kommt. Dafs auch häufig im Rheumatismus ein trübes, molkenähnliches Serum beobachtet worden ist, habe ich schon oben angegeben.

Ueber das Blut in katarrhalischen Affektionen sind nicht viel Beobachtungen vorhanden. Bei Simon findet sich zum wenigsten Nichts. Dies erklärt sich aus dem einfachen Grunde, weil die Symptome selten von der Art sind, dafs sie ein Aderlafs indiziren. Ich habe einmal einem Kranken, der einen Cartarrhus inflammatorius hatte, zur Ader gelassen. Das Blut war sehr hellroth und hatte ein spez. Gew. von 1048. Plac. 550 Gr.: Serum 480 Gr. = 1,14:1. Der Blutkuchen war fest, untergesunken und ruhte auf dem Boden des Glases. Er hatte keine Faserhaut, aber oben eine sehr hellrothe, ½ Zoll dicke, Schicht. Das Serum auch hier trübe und hatte ein spez. Gew. von 1027. — Das spez. Gewicht des Cruors = 1083; 1000 Gr. geben 195 Gr. feste Substanz.

Nach der Andral-Gavarret'schen Methode berechnet enthielt das Blut:

Wasser 806; Fester Rückstand 194; Fibrin 3,5; Blutkörperchen 100,5; Serum-Rückstand 90 Gr.

Dieses Blut würde mit dem unserer Augenkranken eine fast gleiche Beschaffenheit darbieten: nur in der Farbe besteht ein ziemlicher Unterschied, da das letztere stets sehr dunkelroth war.

In anderen katarrhalischen Affektionen, fieberhaften Catarrhen, z. B. der Grippe, scheint das Blut den Charakter der Hyperinosis an sich zu tragen. — v. Zlatarowich in seiner Geschichte des epidemischen Katarrhs, der im Frühjahr 1833 in Wien herrschte, wobei die Augen fast immer empfindlich, geröthet, thränend und die Augenlieder angeschwollen waren, ja zuweilen eine Entzündung der Conjunct. auftrat, die in Blepharoblennorrhöe überging, sagt Seite 14, dafs das aus der Ader gelassene Blut oft mit einer, mehrere Linien dicken Speckhaut bedeckt war. Der unterliegende Kuchen war weich, zerreiblich oder selbst zerfliefsend, das Serum soll reichlich gewesen sein. Ueber die sonstige Beschaffenheit desselben ist Nichts gesagt.

In den Masern, die als die Blütheform des katarrhalischen Krankheits-Processes betrachtet werden, herrscht der hypinotische Charakter des Bluts vor, wie ihn Andral und Gavarret nämlich gefunden haben.

Aus diesen Thatsachen erkennen wir also, dafs das Blut in den akuten Formen des Rheumatismus und Katarrh weniger mit der Beschaffenheit des bei unseren Augenkranken gefundenen übereinstimmt: eher scheint dies der Fall zu sein mit den chronischen Formen dieser Krankheits-Processe, und daraus folgt die dringende Nothwendigkeit, dafs man, da die Gelegenheit zu Beobachtungen des Bluts bei Augenkranken so überaus reichlich ist, auf die chemischen und physikalischen Eigenschaften des Bluts bei denselben, welcher Art sie auch sein mögen, genau Rücksicht nimmt.

Geschichte der drei Augenkranken.

I. Der Füsilier Kaboth, ein Pole, mit schwarzen Haaren und Augen, schönem hellrothem Teint, ein Bild der Gesundheit, bekam, nach einer Erkältnng, wie er glaubt, am 15ten Febr. eine Entzündung der Conjunct. palpebr. et Slcerot. des rechten Auges. Bei seiner Aufnähme in das Lazareth am 17. hatte er kein Fieber. Die Röthe der Conjunct. palpebr. war dunkel, ihr Ansehen sammtartig, der Papillarkörper stark entwickelt. Die Conjunc. scleroticae zeigte eine mehr hellrothe Röthe, die wie verwaschen aussah, hier waren die Gefäfse sehr fein verzweigt und lagen zum Theil tiefer, in der Sclerotica selbst. Die Lichtscheu war bedeutend, ebenso die Schmerzhaftigkeit. Die Absonderung war gelblich, die Augenlieder wenig verklebend, sehr reichlich. Sie reagirte stark alkalisch. —

Dem Kranken wurde eine Venäsektion von 12 Unzen gemacht, 12 Schröpfköpfe in den Nacken gesetzt und ein Pulver aus 6 Gr. Kalomel mit 20 Gr. Jalap. verabreicht. — 18ten: drei dünne Stühle. Das Auge hat sich nicht verändert. — Das Pulver wird wieder verabreicht; Ungt. mercur. mit Opium in die Augengegend eingerieben; am Abend ein Fufsbad und ein Vesicator in den Nacken. — 19ten: die Entzündung, Schmerzhaftigkeit und Lichtscheu des kranken Auges hat zugenommen. Es werden 6 Blutegel an die Schläfe gesetzt. Innerlich Calomel mit Jalappa. 20ten: das Auge sieht etwas besser aus. — Natr. sulph. mit Tart. stib. — 21sten: Heute ist das linke Auge, in derselben Art, nur in schwächerem Grade ergriffen: die Capillargefäfse erreichen noch nicht die Hornhaut. — 22ten: das Sekret beider Augen ist sehr reichlich; heut Abend stellt sich ein lebhaftes Fieber ein. 10 Gr. Calomel mit 1 Skrupel Jalap. 23sten: das Fieber ist eine Febr. continua continens. Die Entzündung der beiden Augen hat keine weiteren Fortschritte gemacht. Von heute ab schenkte ich dem Urin des Kranken meine Aufmerksamkeit; er war hellgelb, klar, sehr sauer und hatte in der Stube ein sehr starkes Sediment reiner krystallisirter Harnsäure abgesetzt. Die Harnstoff-Menge war normal; aber die phosphorsauren Erdsalze fehlten fast gänzlich. In die Augengegend wurde dem Kranken Calomel mit Opium eingerieben; innerlich erhielt er ein Infus. Sambuc. mit Extract. Aconiti und Tartar. stib. refr. Dosi. — 24sten: am Morgen eine sehr bemerkbare Remission im Fieber; das linke, zuletzt ergriffene Auge, sieht bedeutend besser aus. Der Harn hellgelb, sauer, aber ohne die Harnsäure-Krystalle. Beim Kochen trübt er sich nicht. Aber an der Luft bei 2° R. trübt er sich und läfst ein geringes Sedim. lateric. fallen. -- 25sten: das Fieber hat aufgehört; beide Augen sehen besser aus. Das Sekret ist dickflüssiger, die Lichtscheu schwächer. Heute hat der Harn in der Stube wieder ein Sediment von Harnsäure-Krystallen fallen lassen. Infus. Sambuc., Extr. Aconit. und Tart. stib., reiter.; sodann 3stündlich 1 Gr. Calomel mit ¼ Gr. Opium. — 26sten: die Augen wie gestern. Der Harn ist hellgelb, sauer; hat aber weder in der Stube ein Sediment gebildet noch thut er das bei 1° R. Heute ein blofses Infus. Sennae. — 27ten: alles wie gestern. Heute erhält der Kranke gar keine Arznei. — 28sten: die Augen bleiben auf demselben Fleck stehen. Der Kranke wird noch einmal im Nacken geschröpft; ein Fufsbad am Abend und ein Pulver aus Jalap. mit Kali sulph. ph. mil. Der Harn ist sauer; in der Stube kein Sediment. An der Luft bei 2° R. ein Sedim. lateric., das sehr blafsroth ist. — 1sten März: Heute hat der Harn in der Stube ein starkes Sediment gemacht: es besteht aus Harnsäure-Krystallen, amorphem harnsaurem Ammoniak, dem rothen Färbestoff und geringer Menge von Erdphosphaten. Am Morgen noch ein Pulver aus Jalap. mit Kali sulph. —

2ten: die Augen sind um Nichts besser geworden. Der Harn stark sauer, hat in der Stube ein Sediment von reinen Harnsäure-Krystallen gemacht; an der Luft bei 3° R. setzt er deren noch mehrere ab. — 3ten: der Harn sauer, mit starkem Sediment von Harnsäure-Krystallen. Am Abend wieder ein Pulver aus Jalap. mit Kali sulph. 4ten: alles wie gestern. Heute wieder Extract. Aconiti mit Magnes. sulph. und Tartar. stib. — 5ten: der Harn macht gar kein Sediment. Die Augen, wie früher. — 6ten: der Harn sauer und hat am Glase wenige Harnsäure-Krystalle abgesetzt. Bei 2° R. läfst er jedoch deren noch sehr viele fallen. — 7ten: keine Krystalle und kein Sediment. Die Augen blieben beim Alten. Heute wieder Jalap. c. Kali sulph. und ein Fufsbad am Abend. — 8ten: viel Sediment von Harnsäure-Krystallen. — 9ten: am Glase nur sehr wenig krystallisirte Harnsäure. Am Abend ein Fufsbad und Infus. Sambuc. mit liq. ammon. acet. — 10ten: in der Nacht starker Schweifs. Auch der Harn hat wieder ein starkes Sediment von reiner krystallisirter Harnsäure fallen lassen. Die Augen haben sich etwas gebessert. 11ten: alles wie gestern. Am Abend wieder Infus. Sambuc. mit liq. ammon. acet. — 12ten: der Harn hat nur sehr wenig Harnsäure-Krystalle abgesetzt. Heute wurde Antimon. crud., Guajac, Rheum und Magnes. carbon. verabreicht. — 13ten: die Augen sind heute sehr gut: die Röthe der Conjunct. sclerot. und palpebr. ist blässer und die Absonderung gering. Im Harn nichts Abnormes. — Ueberhaupt war von jetzt ab im Harn nichts Pathologisches zu bemerken, die Entzündung nahm unter Anwendung des Cupr. sulph. immer mehr ab und war am 17ten ganz geschwunden. Aber die sammtartige Röthe und Auflockerung der Conjunct. palpebr. dauerte noch an, wie auch eine ganz unbedeutende Schleimabsonderung, wodurch sowohl das Sehvermögen beeinträchtigt wurde als auch eine gewisse Mattheit des Auges zurückblieb.

Es thut mir ungemein leid, nicht sogleich vom Aufnahmetage des Kranken an seinen Harn einer näheren Beobachtung unterworfen zu haben; denn es wäre sehr wünschenswerth zu wissen, ob die bei diesem Kranken so ausgezeichnet konstanten Harnsäure-Krystall-Sedimente gleich von Anfang da waren.

Vom Beginne der Augenentzündung an bis zur Abnahme

derselben und dem gänzlichen Verschwinden der pathologischen Befunde im Harn sind bei diesem Kranken 26 Tage verflossen; also gehörte der Verlauf noch zu den akuten. Während der neunzehn Tage, dafs ich den Harn näher untersuchte, hatte er 13 Mal Sedimente; und zwar am 8, 10, 13, 14, 15, 16, 17, 19, 21, 22, 23, 24 und 25ten Tage; er hatte also keine: am 9, 11, 12, 18 und 20ten Tage. Die Sedimente waren immer reine Harnsäure-Krystalle: nur am 8, 12 und 14ten Tage bestanden sie aus diesen Krystallen nebst harnsaurem Ammoniak, Harnroth und wenigem phosphorsaurem Kalk. Man sieht, dafs um den 14ten Tag herum und nach dem 21ten Tage die Sedimente am konstantesten fallen; am 14ten Tage hatte der Harn in der Stube ein Sediment. lateric. nebst Harnsäure-Krystallen abgesetzt. — Die Entzündung des linken Auges begann am 7ten Tage; das Fieber erhob sich am 8ten und dauerte bis zum 11ten Tage. Man sieht hieraus, dafs das Fieber gar keinen Einflufs auf den Gang der Krankheit hatte, weder in der Verschlimmerung noch Besserung. — Die bei der Behandlung in Anwendung gezogenen Mittel scheinen wenig oder gar keinen Einflufs auf die im Harn beobachteten kritischen Erscheinungen gehabt zu haben: denn es kommen die Harnsäure-Krystalle und die Sedim. lateric auch vor, wenn gar nichts verabreicht worden war, und es ist sehr die Frage, ob der Verlauf der ganzen Krankheit nicht ebenso schnell von Statten gegangen wäre, wenn innerliche Mittel nicht gebraucht worden wären.

II. Der Füsilier Schürmann, ein Tischler seiner Profession nach, aus Westphalen gebürtig, ohne irgend eine besondere spez. Krankheitsanlage, als abdominellem Habitus, erkankte am 17ten Febr. auf dem linken Auge. Auch hier waren alle Erscheinungen dieselben, wie beim vorigen Kranken; nur die Schmerzhaftigkeit, die Lichtscheu und die Absonderung waren stärker. Letztere war sehr reichlich, und bestand in thrännklarer, heifser, schwach alkalisch reagirender Flüssigkeit, die in Tropfendem Kranken über das Gesicht herablief. — Am 18ten Abends wurde er ins Lazareth aufgenommen; Fieber war noch nicht zugegen.

Es wurde auch diesem Kranken eine Venaesection von 13 Unzen gemacht, (S. oben) sodann ein Dutzend Schröpfköpfe iu den Nacken gesetzt, ein grofses Vesicator in den

Nacken gelegt und ein Fufsbad verordnet. — Innerlich 10 Gr. Calomel mit Jalap. — 19ten: ebenso. — 20ten: keine Arznei. Die Entzündung des Auges ist nicht weiter fortgeschritten. — 21ten: Natrum sulph. mit Tart. stib. Heute Abend erhebt sich ein lebhaftes Fieber: der Puls klein und sehr frequent. — 22ten: das Fieber remittirt am Morgen fast gar nicht; seit gestern Abend ist auch das andere Auge ergriffen. Die Absonderung der thränenklaren Flüssigkeit ist auf beiden Augen ungemein vehemont. An jedes Auge 5 Blutegel; innerlich Calomel mit Jalap. — 23ten: die Augen wie gestern. Am Tage keine Arznei; blofs Calomel mit Opium in die Augengegend eingerieben. Der Harn, den ich heute habe auffangen lassen, war sehr sauer, flammendroth und hatte auf dem Boden eine kleine Schleim-Wolke. Aber selbst bei 2° R. liefs er kein Sediment fallen. Am Nachmittage exacerbirten alle Erscheinungen dergestalt, dafs ich eine zweite Venäsektion vornahm. (S. oben). Vergleicht man die Resultate dieser beiden Aderlässe, so ergiebt sich, dafs sowohl die festen Bestandtheile des Serum als auch die Blutbläschen-Menge bedeutend abgenommen haben. — Extr. Aconiti, Infus. flor. Sambuc. mit Tart. stib. refr. dos. — 24ten: es ist heute Morgen in allen Erscheinungen, den Schmerzen, der Lichtscheu und dem Fieber eine bedeutende Remission eingetreten. Die Sekretion der kranken Schleimhaut ist aber noch sehr stark und von derselben Beschaffenheit, wie früher. Der Harn ist heller als gestern, stark sauer und macht bei 1° R. ein blafsröthliches Sediment. later. Heute wieder das Extr. Aconiti mit Tart. stib. — 25ten: das Fieber ist heute wieder stärker. Auf dem rechten Auge, nahe dem inneren Augenwinkel, erheben sich zwei Phlyktänen. Der Harn ist sauer und macht bei 2° R. ein Sedim. lateric. Heute noch aufser der gestrigen Arznei 3stündlich 1 Gr. Calomel mit $\frac{1}{4}$ Gr. Opium. — 26ten: das Fieber dauert an. Der Harn hat an der Luft wieder ein Sedim. lateric. gebildet. Heute ein Infus. Fol. Sennae. — 27ten: die Augen bleiben auf demselben Fleck; aber das Sekret wird gelblich, konsistenter und reagirt stärker alkalisch. Die Augenlieder sind des Morgens etwas verklebt. Die Phlyktänen platzen nicht. Das Fieber immer sehr lebhaft. Der Harn ist flammend roth, und läfst bei 3° R. ein hochrothes Sediment. later. fallen. Heute erhält der

Kranke keine Arznei. — 28ten: der Harn hat heute kein Sediment machen wollen. Das Fieber ist unbedeutend. Jalap. mit Kali sulph. — 1ten März: am Morgen kein Fieber mehr, auch nicht am Abend. Die Augen sehen heute etwas besser aus; die Röthe ist blässer und die Absonderung des gelblichen Schleims nicht so stark. Der saure Harn hat ein hellröthliches Sediment. lateric. gemacht. Am Morgen noch eine Dosis Jalap. c. Kali sulphur. 2ten: die Augen werden besser. Der Harn hat nicht sedimentirt, ist sauer. Keine Arznei. — 3ten: die Augen wie gestern. Der Harn hat bei 2° R. ein blafsrothes Sediment. later. gemacht. — 4ten: der Harn trübt sich zwar an der Luft, läfst aber kein Sediment fallen. Diese Trübung ist durch ganz kleine amorphe Partikelchen von harnsaurem Ammoniak hervorgebracht. Heute wieder Extr. Aconiti mit Magnes. sulph. und Tartar. stib. — 5ten: der Harn hat heute bei 2° R. ein röthliches Sediment. gemacht: dies besteht aus Harnsäure-Krystallen, amorphem harnsaurem Ammoniak und dem Uroerythrin. — 7ten: die Augen haben sich seit gestern auffallend verschlimmert: die Entzündung und Röthe stärker, der Schmerz heftiger und ebenso die Lichtscheu und Absonderung. Auch hat sich wieder lebhaftes Fieber eingestellt, das mehr den Charakter des Torpors an sich trägt. Der Harn hat kein Sedim. gemacht. Pulver aus Jalap. c. Kali sulphur. — 8ten: Alles wie gestern. Med. reiter. — 9ten: die Augen und Fieber wie gestern. Der Harn hat ein Sedim. later. gemacht. Infus. flor. Sambuc. mit liq. ammon. acet. und ein Fufsbad. — 10ten: in der Nacht starker und lang andauernder Schweifs. Der Harn hat bei 3° R. ein starkes Sedim. lateric. gebildet. Das Fieber ist noch lebhaft. Bei Tage keine Arznei. — 11ten: Alles wie gestern. Der Harn macht kein Sediment, wird aber durch die Kochhitze stark getrübt, und läfst eine koagulirte Protein-Verbindung, die dem Fibrin entspricht, fallen. Er hat einen süfslichen ekelhaften Geruch, und wurde in 24 Stunden alkalisch, wo er eine sehr grofse Menge von Tripelphosphat-Krystallen abgesetzt hatte. Am Abend Infus. Sambuc. mit liq. ammon. acet. 12ten: das Fieber ist noch immer sehr lebhaft. Der Harn saturirt und macht ein schmutzigbraunes Sedim. lateric. Heute Antimon. crud., Guajak, Rheum und Magnesia carbon. — 13ten: Fieber. Das linke Auge sieht besser aus. Der Harn hat kein Sediment gemacht. — 14ten: heute ein Sedim. lat. — reiter. — 15ten: die Augen bleiben auf dem alten Fleck. Heute statt des vorigen Pulvers: Antimon. crud., Cicuta, Guajak und Rheum. Der Harn hat ein schmutzig rothes Sedim. lateric. gemacht. — 16ten: das Fieber ist verschwunden; auch haben sich die Augen etwas gebessert. Am Glase haben sich viele Harnsäure-Krystalle abgesetzt. Sonst kein Sediment weiter. — 17ten: die Augen bessern sich auffallend schnell. Heute wieder die Harnsäure-Krystalle; die Pulver werden noch zwei Tage fortgebraucht. Oertlich das Collyr. e Cupro sulph. — Von heute ab zeigten sich im Harn keine pathologischen Erscheinungen mehr; die Entzündung der Conjunc. sclerot. bildete sich schnell zurück, aber auf der Schleimhaut des unteren Augenliedes blieb die Schleimabsonderung, Röthe und sammtartige Auflokkerung und Entwickelung der Papillen noch zurück.

Der akute Verlauf dieser Krankheit war gerade in 28 Tagen beendet; am 17ten Febr. begann die Entzündung des linken Auges und am 17ten März hörten die anomalen Produkte im Harn auf: es trat auffallende Besserung der Augen ein. Der Harn zeigte an folgenden Tagen kritische Erscheinungen: am 7ten, 8ten, 9ten, 10ten, 12ten, 14ten, 16ten, 17ten, 20ten, 21ten, 22ten, 23ten, 25ten, 26ten, 27ten und 28ten Tage; es zeigten sich also keine: am 6ten, 11ten, 13ten, 18ten, 19ten 24ten Tage. Die ersten 5 Tage hindurch war der Harn nicht beobachtet worden. Die reinen Harnsäure-Krystalle zeigten sich am 16ten, 27ten und 28ten Tage. Am 22ten Tage war der Harn gerinnbar durch Hitze. Das Fieber erhob sich das erste Mal am 5ten Tage und dauerte bis zum 12ten, also gerade 7 Tage. Dann begann es wieder mit dem 21ten Tage und dauerte bis zum 27ten. Vom 6ten Tage ab trat auch die Entzündung in dem andern Auge auf; die erste Besserung der Augen trat am 13ten Tage ein und dauerte bis zum 20ten, also 7 Tage. Von hier bis zum 25ten waren sie schlecht; von da ab besserte sich zuerst das linke und vom 27ten auch das rechte. Am 9ten Tage waren die beiden Augen am schlechtesten.

In der Stube hatte der Harn nie wirkliche Sedimente gemacht; nur die letzten beiden Tage hatte er freiwillig Harnsäure-Krystalle am Rande des Uringlases abgesetzt. — Bei diesem Kranken stand das Fieber mit der örtlichen Affektion in genauem Zusammenhange, womit ich aber nicht behaupten will, dafs jenes diese, oder diese jenes hervorgerufen hätte. Denn meiner Meinung nach hängt beides von einer und derselben Ursache ab. Mit dem Beginn des ersten Fiebers entzündete sich nämlich auch das zweite Auge; mit dem Nachlafs desselben nehmen auch die örtlichen Erscheinungen etwas ab; mit der Verschlechterung der Augen am 8ten März war auch sogleich wieder das Fieber da; und als dieses am 16ten aufhörte, bildete sich die Entzündung zurück unter dem Erscheinen der kritischen Harnsäure-Krystalle, die, wie wir bei der Lehre von den Krisen der Pneumonie sahen, immer das Erlöschen des örtlichen Krankheits-Processes, die vollständige Genesung anzeigen. — Auch hier hatten die dargereichten Mittel keinen sehr bemerkenswerthen Einflufs auf die Krisen durch den Harn; die schnelle Besserung unter dem Gebrauch des Antinom. etc. will ich gar nicht als von diesen Mitteln herrührend betrachten, (obwohl es wohl möglich wäre) da mit Ablauf der 28 Tage diese Besserung vielleicht von selbst eingetreten wäre.

III. Der Füsilier Hein, ein Stellmacher von Profession, phlegmatischen Temperaments, mit fahler Gesichtsfarbe und braunrothen Haaren, will schon früher an Augenentzündungen gelitten haben: so nur im vorigen Jahre, wo aber die Krankheit höchstens eine Woche gedauert haben soll. Aufserdem hat er einmal einen Furunkel unter dem Arm und einmal ein Eczema impetiginoides (?) auf den Schultern, dem Rücken und der Brust gehabt. Am 24ten Febr. Abends, einen Tag nachdem er die evakuirte Stube mit scheuern geholfen und sich dabei eine Erkältung zugezogen hatte, erkrankte er auf dem rechten Auge und wurde am 25ten ins Lazareth gebracht. Die Conjunct. palpebr. beider Augen zeigte die bekannte sammtartige Auflockerung und die dunkle Röthe; von der Schleimhaut der Sclerotica des rechten Auges waren nur die beiden Augenwinkel ergriffen, so dafs die paketweise gelagerten Gefäfse noch nicht den Hornhautrand erreichten. Das Sekret war gering an Menge, gelblich, die Augenlieder verklebend und reagirte kalisch. Die Schmerzen und die Lichtscheu waren nicht so bedeutend, als in den beiden vorhergehenden Fällen. Es wurde auch diesem Kranken, mehr um dem zu erwartenden Steigen der Entzündung vorzubeugen, ein Aderlafs von 12 Unzen gemacht, gegen Ende desselben wandelte denselben eine geringe Ohnmacht an. — Extract. Aconit. mit Tart. stib. und Natr. sulph. — 26ten: Der Harn ist hellgelb, sauer und macht kein Sediment. Durch Kochen ist er nicht zu trüben. Am Abend noch ein Pulver aus Jalap. c. Kali sulph. und ein Fufsbad. — 27ten: Alles wie gestern. Ein Vesicator in den Nacken. — 28ten: Heute ist die ganze Schleimhaut der Sclerotica entzündet; um den Rand der Cornea herum ein sehr dichter, erhabener Gefäfskranz. Die Schmerzen, Lichtscheu und Absonderung vermehrt. Aber kein Fieber. Der Harn ist höher gestellt und läfst bei 1° R. ein hellröthliches Sedimentum lateric. fallen. Der Kranke erhält wieder ein Pulver aus Jalap. c. Kali sulph. und ein Dutzend Schröpfköpfe in den Nacken. 1ten März: das Auge wie gestern. Der Harn ist sauer und macht bei 1°R. ein Sedim. lateric. Die gestrige Arznei. — 2ten: Heute hat auch das linke Auge angefangen, sich in derselben Art zu entzünden: die in Stase befindlichen Gefäfse erreichen aber noch nicht den Hornhautrand. Fieber hat sich nicht eingestellt. Der Harn ist sauer, und hat bei 1° R. ein dunkel rosenrothes Sedim. later. gebildet. Am Abend wieder Jalap. c. Kali sulph. — 3ten: das linke Auge ist stärker entzündet als das rechte. Der Harn hat ein Sed. lat. Heute gar keine Arznei. — 4ten: die Augen sehen sehr schlecht aus: heftige Schmerzen, sehr starke Lichtscheu, sehr vermehrte Schleimabsonderung. Der Puls ist nicht fieberhaft, eher retardirt zu nennen, aber klein. Der Harn hat in der Stube ein Sedim. later. gemacht; der hiervon abgegossene Harn, bei 2° R. an die Luft gestellt, thut es noch einmal. Heute Abend ein Fufsbad, Extr. Aconit., Tart. stib. und Magnes. sulph. — 5ten: die Augen wie gestern. Der blafsgelbe, schwachsaure Harn hat in der Stube am Rande des Uringlases eine sehr bedeutende Menge von Tripelphosphat-Krystallen abgesetzt, theils oben zugespitzt dreiseitige Prismen, theils sechsseitige mit zugespitzten Flächen. Aufserdem läfst der Harn noch bei 1° R. ein Sedim. lateric. fallen, das grofsentheils aus amorphem phosphorsaurem Kalk und Uroerythrin besteht. — 6ten: Der Harn hat ein blafsröthliches Sedim. later. gemacht. Die Augen sind wie früher. — 7ten: Kein Sediment. Jalap. c. Kali sulph. — 8ten: Keine Veränderung im Zustande der Augen; im Harn kein Sediment; — 9ten: Alles wie gestern. Heute Infusum Sambuc. mit Liquor ammon. acet. — 10ten: Der Harn ohne Sediment. Am Abend ein Fufsbad und Liq. ammon. acet. Die Augen sehen etwas besser aus. – 11ten: Der Harn ist trübe, weifsgelblich und sehr schwach sauer. Er hat in der Stube eine sehr grofse Menge von Tripelphosphaten abgesetzt. Der Geruch des Harns ist süfslich-fade. Beim Erwärmen über der Spirituslampe wurde der wahrscheinlich durch amorphes harnsaures Ammoniak getrübte Harn ganz klar; stieg die Temperatur aber höher, so entstand von oben herab eine sehr starke Trübung und nach dem Kochen Coagulation einen proteinartiger Materie, die in ihrem chemischen Verhalten ganz den Fibrin (Kasein?) glich. Nach 10 Stunden war der Harn alkalisch und dann nicht mehr durch Hitze zum Gerinnen zu bringen. (S. Simon's med. Chemie, Bd. II., S. 374, sub No. 5.) — Am Abend erhielt der Kranke wieder Liq. amm. acet. — 12ten: der Harn war blafsgelblich, sauer, machte kein Sediment und war durch Kochen nicht zu trüben. Die Augen bleiben schlecht. Heute Antimon. crud., Guajak, Rheum und Magnesia. — 13ten: der saure Harn hat kein Sediment und ist auch nicht durch die Hitze zu trüben. — 14ten: der Harn schwach alkalisch; er enthält Tripelphosphat-Krystalle und ist durch Kochen zum Coaguliren zu bringen. — 15ten: Alles wie gestern; neben den Tripelphosphaten noch viel amorpher phosphorsaurer Kalk und Harnsäure. Beim Kochen dieselbe Erscheinung wie beim Harn vom 11ten. Heute Antimon., Cicuta, Guajak und Rheum. In die Augengegend wird Kalomel mit Opium eingerieben. — 16ten: Die Augen sind noch schlechter geworden; die bis heute verbrauchten Pulver aus Antimon. etc. machen dem Kranken starkes Magendrücken. Sie werden ausgesetzt und statt dessen die Plummer'schen Pulver. Der Harn ist hell und klar und macht kein Sediment, und trübt sich nicht durch Kochen. — 17ten: Alles wie gestern. — 18ten: ditto. Ein Dutzend Schröpfköpfe in den Nacken; aufser den Plummer'schen Pulver am Abend noch Jalap. c. Kali sulph. — 19ten: Die Augen sehen besser aus. Der Harn trübe, gelblich, sauer. Er macht kein Sedim. und wird durchs Kochen nicht trübe. — 20ten: Der Harn ist flammenroth, sauer und macht bei 4° R. ein Sedim. lateric. — 21ten: Am Uringlase haben sich sehr viele Harnsäure-Krystalle abgesetzt; auf dem Boden des Glases aufserdem ein Sediment von Tripelphosphat-Krystalle und harnsaurem Ammoniak. Der davon abgegossene Harn läfst bei 2° R. noch ein blafsröthliches Sedim. lateric. fallen. Der Harn vom Nachmittage enthält blofs Tripelphosphate, ist neutral und gerinnt beim Kochen. — 22ten: Der Harn ist stark sauer: am Glase sitzen wieder viel Harnsäure-Krystalle. Sonst macht er an der Luft kein Sediment mehr. — 23ten: Die Augen bessern sich. Am Glase Harnsäure-Krystalle und Tripelphosphate. — 24ten: Kein Sediment und keine Trübung durch Kochen. — 25ten: Auf dem Boden des Glases befinden sich Tripelphosphat-Krystalle nebst amorpher Harnsäure und harnsaurem Ammoniak. Die Augen sehen sehr gut aus. — Von heute ab waren keine pathologischen Befunde mehr im Harn zu bemerken; die Augen gingen zusehends in Besserung über, die weit vollständiger und dauerhafter erfolgte, als bei den anderen beiden Kranken.

Jedoch waren die unteren Augenlieder im Sommer, wo ich den Kranken wieder einmal zu sehen bekam, doch noch immer sammtartig, mit rothen Papillen besetzt und sonderten im geringen Grade Schleim ab. Zudem hatte sich (im Juni) ein Excema impetig. auf den Schultern und der Brust eingefunden, gerade so wie es der Kranke schon vor einigen Jahren gehabt hatte. Wenn man bedenkt, dafs die Fälle gar nicht selten sind, wo namentlich von den Schultern vertriebene Ausschläge so gern eine Metastase nach den Augen machen, so kann man vielleicht einen innern Zusammenhang zwischen dem erwähnten Blutleiden dieses Kranken mit dem jetzigen Ausschlage vermuthen, der als ein Vicariat zu betrachten wäre.

Vom Beginn der Augenentzündung an bis zum Verschwinden derselben und den anomalen Erscheinungen im Harn sind auch bei diesem Kranken gerade 28 Tage verflossen. Während des ganzen Verlaufs trat bei diesem Kranken nie Fieber auf, welcher Umstand vielleicht dem phlegmatischen Temperamente zuzuschreiben ist. Das rechte Auge wurde am 5ten Tage ergriffen; wie dieser Fall beweist, hat gewifs das Auftreten des Fiebers an dem Weiterschreiten des Krankheitsprocesses auf das andere Auge überhaupt keinen Einflufs. Da ich den Harn dieses Kranken vom 2ten Tage ab beobachtet habe, so wird das Resultat dieser Untersuchungen beweisender sein, als bei den andern beiden Kranken. Die Sedimente des Harns begannen nun am 3ten Tage; sie fanden statt am 3ten, 4ten, 5ten und 6ten Tage; am 7ten, wo das Sediment in der Stube sich gebildet hatte; am 8ten, wo die Tripelphosphat-Krystalle zuerst auftreten, am 9ten. Diese Periode umfafst gerade 7 Tage. Nun hörten sie auf und begannen erst wieder am 14ten Tage, dem 17ten, 18ten, 23ten Tage. Die Haupt-Sedimente aber, Tripelphosphate mit Harnsäure-Krystallen, finden sich am 25ten, 26ten, 28ten Tage. Nichts Abnormes bot der Harn aber dar: am 1ten, 2ten, 9ten, 10ten, 11ten, 12ten, 13ten, 15ten, 16ten, 19ten, 20ten, 21ten, 23ten und 27ten Tage. — Am bemerkenswerthesten ist aber bei diesem Kranken, der kein Fieber hatte, das Erscheinen der proteinartigen Materie im Harn, die offenbar mit dem fibrinhaltigen Serum des Bluts im engsten ursächlichen Zusammenhange stehen mufs.

Da seit der Zeit, dafs ich der Redaktion des Hufeland'schen Journals meinen Aufsatz über die drei Augenkranken zur Veröffentlichung mittheilte, über die im Kaiser Franz-Regimente beobachtete Epidemie vom Dr. Wilmanns in seiner Inaugural - Dissertation: De Blepharoblennorrhoea. Anno MDCCCXLIII in Borussorum legione praetoria Francisci imperatoris observata, Untersuchungen und Beobachtungen bekannt gemacht worden sind, so will ich in der Kürze, da sie zur Ergänzung der meinigen dienen, einen Auszug davon geben.

Im Kaiser-Franz-Regiment, welches 1816, 18 und 20, wie Rust und Baltz erzählen, an der Augenblennorrhöe litt, zeigte sich dieselbe wiederum im Anfange dieses Jahres. (1843.) Als am 2ten Febr. vom Generalarzte des Garde-Corps Dr. Kothe und dem Bataillons-Arzte Dr. Kops die Soldaten des Regiments untersucht wurden, wurden 130 Augenkrauke gefunden, wovon sich schon 13 im Lazareth befanden. Aufser diesen mufsten noch 31 in dasselbe aufgenommen werden. Die übrigen 86, welche leichter erkrankt waren, blieben in den für sie eingerichteten Zimmern in der Kaserne zurück, wo sie von ihren Aerzten behandelt wurden. Es wurde ihnen Reinlichkeit, Ruhe, Enthaltung von allen die Augen angreifenden Arbeiten und vom Branntweingenufs anempfohlen. Das oberste Stockwerk im Lazareth wurde ganz für die Augenkranken preisgegeben, so dafs diese nicht eng zusammengelegt zu werden brauchten. Die Temperatur der Luft in den Zimmern war 16° R.; frische Luft wurde des Morgeus um 9 und Nachmittags um 5 Uhr durch viertelstündiges Oeffnen eines Fensters herbeigeschafft. Die Rekonvalescenten wurden von allem Dienst befreit und alle 5 Tage untersucht. Es befanden sich am 5ten Febr. im Lazareth: 44, in der Stadt 86 Kranke, also tm Ganzen 130; am 10ten Febr. im Lazareth: 52, in der Stadt 83: zusammen 136. Am 15. Febr. im Lazareth: 53, in der Stadt 85, zusammen 138; gesund entlassen wurden aus der Stadt: 18, blieben 120. Am 20. Febr. im Lazareth 58, in der Stadt 67, zusammen 125. Aus dem Lazareth wurden entlassen: 8, aus der Stadt 26, bleiben 91; am 20ten Febr. waren im Lazareth 48, in der Stadt 37, zus. 85; am 28 Febr. im Lazareth 42, in der Stadt 32, zus. 74; am 5ten März im Lazareth 36, in der Stadt 30, zus. 66; am 10ten März im Lazareth 29, in der Stadt 20, zus. 49; am 15ten März im Lazareth 21, in der Stadt 15, zus. 36; am 20ten März im Lazareth 19, in der Stadt 9, zus. 28; am 25ten März im Lazareth 19, in der Stadt 7, zus. 26; am 30ten. M. im Laz. 20, in der Stadt 7, zus. 27; am 5ten April im Laz. 16, in der Stadt keiner; am 10ten April im Lazareth 15; am 20ten 13; am 1ten Mai im Lazareth nur 9 Kranke. Es sind also im Monat Febr. überhaupt behandelt worden 147 Kranke; davon geheilt 75; es blieben also 72. Im Monat März sind behandelt worden 76, geheilt 50; es blieben also 26; im Monat April sind behandelt: 31, geheilt, 22; es blieben also 9. Es sind also im Ganzen 156 Augenkranke behandelt worden; 4 von diesen sind 2 Mal erkrankt und auch 2 Mal anfgenommen; 9 sind ebenfalls 2 Mal gezählt, weil sie wegen einer Verschlimmerung aus den Krankenstuben der Kaserne ins Lazareth geschickt wurden. Im Ganzen haben also 143 an der Blennorrhöe gelitten: aufserdem der Bataillonsarzt Dr. Kops und ein Krankenwärter, die jedoch nicht ins Lazareth aufgenommen sind. Es scheint demnach um den 15. Febr. der Stand der Epidemie der höchste gewesen zu sein, gerade die Zeit, wo die 3 Augenkranken beim

Füsilier-Bataillon sich meldeten und auch bei den Grenadieren die meisten Fälle vorkamen.

Der Sitz der Blennorrhöe war immer das untere Augenlied, meist beider Augen; stärker war sie häufig auf dem rechten, als dem linken Auge. Bei 4 Soldaten war blofs das rechte Auge erkrankt. Die Conjunktiva des Augenlieds schwoll an und röthete sich; ein Theil derselben wurde in eine Schleimhaut verwandelt und es erschienen die der Blennorrhöe eigenthümlichen Papillen. Sie waren bei verschiedenen Kranken verschieden, zeigten sich jedoch meist unter folgenden 3 Formen: 1) die Papillen waren klein, von verschiedener Gröfse, und standen zerstreut, so dafs die Conjunktiva angeätzt zu sein schien; 2) die Papillen sind fein, gleichmäfsig entwickelt, roth, so dafs die Conjunct. sammtartig erscheint. 3) Die Papillen sind körnig, schwammig, röthlich, nicht von gleichmäfsiger Gestalt, so dafs die Conjunktiva eine gewisse Aehnlichkeit mit Fischeiern hatte.

Bei diesen Papillen gelang es Wilmanns zuweilen, die von v. Walther beschriebenen Phlyktänen mit Hülfe der Loupe zu erblicken. Sie standen entweder zwischen zwei Granulationen oder neben einem von diesen Wärzchen; bei den beiden ersten Formen der Papillen hat er sie nie finden können. Wie die Papillen entstehen, hat Wilmanns nur selten Gelegenheit gehabt, zu beobachten, da die Soldaten meist auf der Höhe der Krankheit ins Lazareth kamen: seine Beschreibung davon ist folgende: Zuerst schwillt die gesunde Conjunktiva auf; die Capillargefäfse derselben strotzen von Blut, so dafs sie ganz gleichmäfsig roth ist. Nur an einigen Stellen, besonders in der Conjunktiva-Falte befinden sich einige gröfsere Blutgefäfs-Aeste. Oberhalb derselben stöfst sich das Epithelium los und die Papillen kommen zum Vorschein. Anfangs sind sie sehr klein, sparsam und nur mit der Loupe zu finden. Je mehr sich das Epithelium losstöst, breiten sich die Papillen bis an den Rand des Augenlieds aus und die Conjunktiva sieht wie mit Sand bedeckt oder wie angeätzt aus. Dies ist die erste Form der Papillen, Da Wilmanns die dritte Form nie aus der zweiten entstehen sah, die zweite und dritte vielmehr aus der ersten entstand, so zweifelte er anfangs, ob die erste Form eine eigenthümliche sei. Aber da die Papillen mehrerer Kranken nur von dieser einen Form waren und sich von anderen bedeutend unterscheiden, so hat er sie als eine eigenthümliche, und zwar als erste Form angenommen.

Die Papillarkörper verschwanden ganz auf die entgegengesetzte Weise, als sie entstanden waren: die Granulationen wurden blafs, schlaff und fielen zusammen; dann nahm die Conjunktiva allmählich die Form an, welche als die erste bezeichnet worden ist. Die sammtartigen Papillen hielten sich länger und verloren selbst, trotz Anwendung der geeignetsten Mittel, Gestalt und Farbe nicht; sondern sie zogen sich nur allmählich zusammen und zeigten die sub I. beschriebene Form. Die Symptome, welche das Verschwinden der ersten Form der Papillen begleiteten, waren diese: die Papillen wurden allmählich kleiner, so dafs sie zuletzt nur mit der Loupe gesehen werden konnten; die angeschwollene Conjunktiva erschien wie verhärtet und röthlich. Indem allmählich die Röthe schwand und die Gefäfse durchscheinend wurden, nahm sie ihre normale Gestalt wieder an. Nie hat Wilmanns die Gefäfse der Conjunktiva bündelförmig verlaufen gesehen, wie sie Walther in der Epidemie zu Brauweiler, die auch Wilmanns der unsrigen für sehr ähnlich hält, gesehen hat und also beschreibt: „die Venen an der inneren Augenliedbindehaut strotzen von Blut und man sieht dieselben in grofser Anzahl von der Falte der Bindehaut gegen den Augenliedrand parallel hinlaufen." So lange die Papillarkörper da waren, bemerkt Wilmanns, habe er die Gefäfse der Conjunct. palpebr. nicht sehen können; sobald aber die Papillen verschwunden waren, kamen sie zum Vorschein und wurden für ein Anzeichen der Genesung gehalten. Ich mufs gestehen, dafs ich auf dies Symptom nicht Acht gegeben habe, vielleicht defshalb, weil ich, wie Wilmanns, jene Gefäfse ebenfalls in der Conjunct. nicht sah, und ich zu der Zeit, wo die Rückbildung der Papillen begann, das Lazareth verliefs.

Die Absonderung von der erkrankten Augenliedschleimhaut war nur sehr sparsam, so dafs, was Wilmanns jedoch mit v. Walther's Worten entschuldigt, da die Sekretion in dieser Krankheit nicht immer da zu sein braucht, eigentlich der Name Blennorrhöe nicht passend war. Die Farbe, die Dichtigkeit, die physikalische und chemische Beschaffenheit des Sekrets war in verschiedenen Kranken verschieden. In der ersten Form der Papillen war es wäfsrig, klar und alkalisch und enthielt sehr wenige Epithelium-Zellen. Wilmanns ist der Meinung, dafs dies Sekret sowohl von der Thränendrüse als Augenliedbindehaut herrrührt. — Bei der zweiten Form der Papillen, der sammtartigen, wurde sehr wenig abgesondert. Das Sekret glich einem Wassertropfen, in welchem ein Schleimwölkchen schwamm. Wilmanns fand darin Schleimkörperchen und im Anfange auch zuweilen Epithelium-Zellen. Entweder war es indifferent, zuweilen verhielt es sich bald alkalisch, bald sauer. Wilmanns glaubt, dafs die Schleimkörperchen von den Papillen abgesondert, das flüssige Vehikel aber von den Thränendrüsen; jener sei sauer, dieses alkalisch und daher oft die Unbeständigkeit der chemischen Reaktion. Zwar weifs er, dafs normaler Schleim immer alkalisch reagire und nur dann, wenn er in Fäulnifs übergehe, diese Eigenschaft verliere: ob also dies geschehen sei, oder ob die entartete Conjunktiva selber Milchsäure oder dergl. abgesondert habe, mufs er unentschieden lassen. Das Erstere scheint ihm am wahrscheinlichsten, da er einmal des Morgens in der Augenliedfalte eines Kranken eine käseartige Masse fand, die Schleimkörperchen enthielt und sauer reagirte. Aehnliches erwähnen Tschetirkin, v. Walther, Baltz, Rust u. A. Das sauer reagirende Sekret schien Eiweifs zu enthalten, da es durch Hitze gerann; eine genaue chemische Untersuchung hat Wilmanns nicht anstellen können, da er die dazu nöthige Menge des Sekrets nicht sammeln konnte. Der Luft ausgesetzt trocknete es zu kleinen gelblich-weifsen, bernsteinfarbigen Krusten ein. Die Augenlieder waren des Morgens meist nie verklebt. — Auch bei der dritten Form der Conjunktiva war das Sekret sparsam. Es war trübe, bald weifslich, bald gelblich und sauer reagirend und enthielt theils unversehrte, theils zerstörte Schleim- und Eiterkörperchen; jene hatten Hüllen und Zellen, diese nicht, sondern bildeten nur einen Haufen von Kernen. Dieses Sekret bildete gelbe und bräunliche Bocken, welche bisweilen des Morgens die Augenlieder verklebt hatten. Ob dies durch das Sekret selbst, oder zufällig durch Reizung der Conjunct. oder der Meibom'schen Drüsen durch die angewendeten Mittel geschehen sei, kann Wilmanns nicht entscheiden; ein andauerndes Symptom war es nicht. Es war vielmehr auch hier das Sekret von sehr verschiedener Beschaffenheit: war der Fall nicht mehr frisch und wurden örtliche Mittel angewendet, so glich das Sekret mehr dem bei der zweiten Form vorkommenden.

Die allgemeine Reaktion des Organismus, das Fieber, gesellte sich nur zu der Blennorrhöe zweier Kranken, ein Umstand, der in früheren ähnlichen Epidemien ebenfalls da war. Die örtliche Reaktion erschien meist als entzündliche oder erethische; in beiden Fällen glich die Conjunktiva einem Sammet. Bei der entzündlichen Reaktion waren die Papillen mehr röthlich und wenig entwickelt: die ganze Affektion der Conjunktiva glich der unter I. beschriebenen Form. Bei der erethischen Reaktion waren die Granulationen sehr entwickelt, die Röthe bläulich, die unteren Augenlieder stärker geschwollen und die Sekretion weit stärker, als bei der entzündlichen und erethischen Form. Vorzüglich kam sie bei denen vor, die schon früher lange schädlichen Einflüssen ausgesetzt gewesen waren oder an anderen Krankheiten leidend eine gute Zeit im Lazareth gewesen waren. Die sensitive Reaktion gab sich also zu erkennen: die Kranken klagten meist im Anfange über ein stärker oder schwächer brennendes Gefühl, über Druck, und über das Gefühl, als ob Sand zwischen Augenlied und Augapfel wäre. Nachher schwand dies, so dafs, obgleich die Papillen sich vollständig entwickelt hatten, die Kranken sich für gesund hielten. Einige zwanzig Kranke wurden von Photophobie, zwei von periodisch-brennenden Schmerzen ergriffen.

Bei 11 Kranken wurden die Gefäfse der Conjunct. sclerot. mit Blut injicirt beobachtet: die Injektion war jedoch unregelmäfsig, oberflächlich und von der Affektion der Conjunct. palpebr. abhängig; acht Kranke hatten auf der Sclerotica und Cornea Phlyktänen, welche jedoch dem Auge nichts schadeten. Nur einmal war die Blennorrhöe mit Chemosis komplicirt, welche ohne Hülfe der Kunst bald verschwand. Sehr oft war die Blennorhöe mit Katarrh verbunden, so dafs bei drei Kranken ein Katarrhalfieber entstand. Bei denen, wo die Symptome des Katarrhs von Anfang an da waren, waren die Meibomschen Drüsen angeschwollen und deren Absonderung alienirt. Bei zwei Kranken bildete sich ein Gerstenkorn aus. Bei denjenigen, welche früher an Skrofeln gelitten hatten und auch noch jetzt litten, war die Krankheit sehr widerspenstig und zeigte sich meist die torpide Reaktion. Nur Einer wurde von rheumatischem Fieber befallen. Vorzüglich im Anfange litten mehrere an Gastricismus, Einer an Saburral-Fieber, welcher als aus dem Lazareth entlassen sich durch Unmäfsigkeit ein Rezidiv zuzog und von einem gastrischen Fieber ergriffen wurde. Abdominal-Plethora und Hämorrhoiden hatten mehrere: Einer bekam eine Hepatitis.

Alle diese Complikationen änderten den Verlauf der Blennorrhöe nicht. Nur bei dreien wurde der Verlauf derselben unterbrochen, bei zweien durch ein Erysipelas faciei und bei einem durch eiu Fufs-Geschwür. So lange das Erysipel bestand, verschwanden nicht blofs die entzündlichen Erscheinungen, sondern auch der Schleimkörper bildete sich immer mehr zurück und schwand später durch örtliche Mittel ganz. Ebenso war es in letzterem Falle: heilte das Geschwür, so exacerbirte das Augenleiden und umgekehrt. Endlich wurden Fufs- und Augenleiden geheilt.

Der Verlauf der Blennorrhöe war meist der subakute, jeder Kranke war im Durchschnitt in 29 Tagen hergestellt. Die Kranken, welche in der Kaserne behandelt wurden, wurden in 23, die im Lazareth in 37 Tagen gesund. Zieht man aber die Zahl der Tage, welche auf Heilung der kachektischen Kranken, deren Leiden chronisch geworden war, noch davon ab, so kommt für die Heilung der Lazareth-Kranken ein Zeitraum von 29 Tagen heraus. Mehrere Kranke wurden sogar in 14 Tagen vollkommen hergestellt. Im Einzelnen hing dies von der Individualität des Kranken und der topischen Reaktion ab. Die Kranken, bei denen dieselbe synochal oder erethisch war, wurden meist eher gesund, als wo sie torpid war; dafs der Krankheits-Verlauf eine bestimmte Zeit inne halte, die durch die Kur nicht abgeändert werden könne, hat Wilmanns nicht beobachten können. Häufig änderten sich die Symptome ohne Grund plötzlich, so dafs die Zeit des Verlaufs unbestimmt zu erkennen war. Auch die Rückbildung der Papillen hielt keinen genauen Zeitraum inne.

Es gab nur zwei Ausgänge der Krankheit: in Genesung oder Uebergang in chronische Blennorrhöe. Die Genesung erfolgte auch in jenen beiden Fällen, die mit Fieber einhergingen, ohne in die Sinne fallende Krisen, unter Nachlafs aller Symptome: der Papillarkörper verschwand, das Augenlied wird wieder, wie man zu sagen pflegt, schlank. Die Eiterkörperchen verschwinden allmählich; die Schleimkörperchen verlieren sich aber dann erst ganz, wenn die Conjunct. wieder glänzend geworden ist. Eine Zeitlang ist sie noch lax, ihre Gefäfse scheinen durch; haben sie sich vollständig kontrahirt, so war dieselbe normal und der Kranke konnte gesund entlassen werden. Wilmanns ist gegen die, welche behaupten, dafs die Conjunc. nie wieder normal werde. Dies könnte wohl geschehen, wenn dieselbe eine wahre Schleimhaut wäre, da diese, einmal zerstört, nicht wieder hergestellt, sondern durch ein Gewebe ersetzt werde, das von einer Schleimhaut sehr abweicht. Sondern da die Conj., indem sie nach Bock nur eine Absonderung zur Epithelium-Bildung hergiebt, zu den Schleim- und serösen Häuten gezählt werden kann, da ferner nach Jüngken's Ausspruch die Conjunct., wenn die Blennorrhöe in Rückbildung übergeht, als Schleimhaut abzusondern aufhört und in Textur und Funktion den serösen Häuten ähnlich wird; da endlich noch die hergestellte Conjunctiva den serösen Häuten sehr ähnlich konstruirt ist, welche nach Rudolphi aus Bildgewebe mit einer Schicht Hornsubstanz, welche das Epithelium bildet, bestehen, so ist Wilmanns, da er auch die vollständige Heilung sehr gefährlicher Fälle gesehen hat, ganz entgegengesetzter Ansicht.

Der andere Ausgang in chronische Blennorrhöe, der nur selten die gesunde Beschaffenheit des Augapfels selbst gefährdete, gestaltete sich also: sobald der Papillarkörper in so weit geschwunden war, dafs die einzelnen Papillen nur mit Hülfe der Loupe genau unterschieden werden konnten, blieb der Zustand eine Weile so. Die Conjunct. wurde bläulich, schlaff, wie verhärtet, und da die schwindenden Papillen von der Ernährung abhängen, so sonderte sie auch nur wenig weifsliche Flüssigkeit ab, worin sich noch Schleim- und Eiterkörperchen befanden. Diese Kranken wurden meist vom Militair entlassen.

Als veranlassende Ursachen für die Epidemie giebt Wilmanns folgende an: feuchte, zugige Wohnungen der Soldaten in der Kaserne, in Folge deren dort sehr häufig Katarrhe und Rheumatismen vorkommen: daher die Epidemie auch mit Katarrh begann und Complikation mit demselben einging. —

Das übermäfsige Zusammenliegen der Soldaten, Unreinlichkeit der Stube, Torfdunst, wodurch die Luft in den Stuben verdorben wird und wegen der eigenthümlichen Elektrizität, die sich, wie Eisenmann hypothetisch annimmt, entwickelt. Dafs dem so sei, sucht Wilmanns dadurch zu beweisen, dafs in den gut gebauten Kasernen, wie z. B. der Füsilier-Kaserne des 2ten Garde-Regiments nur ein Fall von Blennorrhöe vorgekommen sei. Zur Berichtigung dieser Angaben wird mein Aufsatz dienen; auch vom Füsilier-Bataillon des Alexander-Regiments, welches nicht in Kaserne liegt, sollen, obgleich das Regiment weit heftiger ergriffen wurde, als das Fr.-Reg., nur sehr wenige erkrankt sein. — Sodann die Nahrungsmittel der Soldaten; im letzten Vierteljahre 1842 erhielten die Soldaten nur 5 Mal in der Woche $\frac{1}{8}$ Pfund Fleisch, während sie es sonst 6 Mal erhalten hatten; auch die Kartoffeln und das Gemüse soll schlecht gewesen sein: Wilmanns und Dr. Potthoff bringen auf Rechnung dieser die Furunculosis, die sie in den letzten Monaten des Jahres im Regiment beobachtet haben. Durch den übermäfsigen Genufs von Vegetabilien entstehe eine Säure-Bildung, nach Stark §. 520 die stärkste Ursache der Blennorrhöen. Ein auffallendes Beispiel dafür gab ein Kranker, der ein Fleischer gewesen war: dessen Augenleiden war das hartnäckigste und mit der Chemosis komplicirt. Die Kleidung des Soldaten: der Czacko bewirke durch Comprimirung der Aeste der Car. extern. Ueberfüllung mit Blut in den Aesten der Car. int., so der Art. ophth.; durch die Behinderung des Rückflusses des Blutes durch die engen Halsbekleidungen entstünden Congestionen. Aufserdem drückt der Czacko die Zweige des Nerv. ophthalm., des supraorbitalis und supratrochlearis. Er erhitzt die Stirn und Augen und schützt weder das Gesicht noch den Hals vor Sonne, Regen, Staub u. s. w. Ferner schützt die übrige Kleidung nicht gegen die Kälte: es ist im Sommer und Winter dieselbe: im Winter, bei nassem und kaltem Wetter, leidet die Ausdünstung des Körpers, die ein Hauptmoment zur Erzeugung von Ophthalmie ist. — Die meisten Augenkranken waren Rekruten, eine Thatsache, auf die auch ich habe aufmerksam machen müssen: Ungewohnheit der genannten schädlichen Einflüsse ist die Hauptursache. Denn, wie Eisenmann behauptet, werden durch die Furcht und Angst, etwas zu pecciren und

und mancherlei andere Gemüthsbewegungen die Congestionen zum Kopf unterhalten. Zwei Rezidive schiebt Wilmanns auf diesen Umstand, da die geheilten Soldaten von ihren Vorgesetzten schlecht behandelt worden waren. Endlich erwähnt er noch der grofsen Anstrengungen der Soldaten im vergangenen heifsen Sommer, die sandigen Excercierplätze, die alles Grüns entbehren, wo das helle Licht die Retina reizt und der Staub die Lostofsung des Epithelium und Papillarbildung begünstigt; und dann den Wachdienst! —

Nach Eisenmann ist zur Erzeugung und Verbreitung einer Augenliedblennorrhöe eine feuchte, warme, mit eigenthümlicher Elektrizität geschwängerte Luft vorzüglich geeignet. Wilmanns hat sich mit Erforschung der Elektrizitäts-Verhältnisse nicht befafst: er schliefst dies nur aus dem nervösen Charakter der Krankheiten, der damals herrschte. Im Anfange des November herrschte der gastrisch-nervöse, dann der entzündlich-rheumatische; im December der katarrhalisch- und gastrisch-nervöse. Im Januar der rheumatisch-katarrhalische. Im Februar derselbe mit Hinneigung zum Nervösen; im März der katarrhalisch-rheumatische, im April der rheumatisch-katarrhalische mit gastrischer Complikation. — Einen wie grofsen Einflufs das Wetter auf die Kranken hatte, geht aus folgendem hervor: bis zum 19ten März hatte ein Westwind und Nässe geherrscht: von da bis zum 21ten wehte ein stürmischer Ostwind, welcher am 22ten März, bei grofser Unbeständigkeit des Barometers, wieder dem Westwinde Platz machte. Alle Kranken, die sich mit dem Ostwinde gebessert hatten, verschlechterten sich an diesem Tage bedeutend.

Die Verbreitung durch Contagium, welches Wilmanns nicht als einen besonderen Körper erkennen konnte, beweist er damit, dafs ein behandelnder Arzt und ein Krankenwärter ebenfalls erkrankten, dafs die Epidemie in einem bestimmten Zeitraum beendigt wurde und wenn ein Soldat in einem Zimmer erkrankte, auch bald die anderen blennorrhoisch wurden. Das Contagium scheint sich durch die Wasch-Utensilien verbreitet zu haben. Einer eigenthümlichen Art sich zu waschen, nämlich in den Mund genommenes Wasser auf die Hände zu speien und damit das Gesicht nafs zu machen, giebt Wilmanns besonders Schuld, da dadurch die Affektion der Darmschleimhaut (doch die katarrhalische) auf die Conjunktiva übertragen worden sei.

Die Behandlung übergehe ich, da sie nichts Neues enthält.

Es sei mir erlaubt, hieran einige Bemerkungen zu knüpfen. Vor Allem mufs ich es bedauern, dafs, was ich mit grofser Zuversicht erwartet hatte, von dem Verfasser weder auf die Beschaffenheit des Bluts noch auf die pathologischen Veränderungen des Harns Rücksicht genommen worden ist. Es laborirt daher auch diese Bearbeitung der Augenblennorrhöe, so lobenswerth sie in manchen Punkten ausgeführt ist, an denselben Mängeln, wie alle vorhergehenden: in das Wesen der Krankheit, in den genetisch-historischen Verlauf des ganzen Krankheits-Prozesses können wir auch durch sie nicht tiefer dringen, als es seither der Fall war. Daher denn auch die Behauptung, dafs die Blennorrhöe ohne in die Augen fallende Krisen sich entschieden habe: wie kann etwas aber in die Augen fallen, wenn man sich nicht die Mühe giebt, zuzusehen? So viel Gründe auch vorhanden sind, eine Identität zwischen jener Blennorrhöe mit der der drei Augenkranken des Füsilier-Bataillons anzunehmen: mit positiver Gewifsheit läfst es sich wiederum nicht behaupten.

Wenn bei den Kranken des Franz-Reg. der Sitz der Blennorrhöe mehr auf dem rechten als auf dem linken Auge war, so scheint dies nur von der chronischen Form zu gelten; bei der mehr akuten, wo sich die Stase wie bei unsern 3 Kranken, auch auf die Conjunct. sclerot. überging, hat Wilmanns nicht bemerkt, welches Auge zuerst dieselbe zeigte. — Was die Papillen bei unsern Kranken anbelangt, so scheinen sie sämmtlich die von Wilmanns beschriebene 2te Form gezeigt zu haben. — Die Absonderung anbelangend, so war sie auch bei unseren Kranken zwar bedeutend, aber nicht so enorm, wie bei der sogen. ägyptischen Blennorrhöe: nur bei dem Kranken, wo sie anfangs wäfsrig war, war sie am stärksten. Sauer habe ich das Sekret, wie Wilmanns zuweilen, nie gefunden; öfter war es neutral. Ich zweifle aber gar nicht, dafs die Beobachtung ihre Richtigkeit hat und erkenne die Gründe, die Wilmanns dafür anführt, namentlich den Uebergang in Fäulnifs, als vollkommen richtig an. Es freut mich diese Thatsache um so mehr, als dadurch die ironischen Bemerkungen Eisenmanns über v. Gräfe, der ebenfalls bei seinen Untersuchungen das Sekret bald sauer, bald alkalisch fand, auf den Autor selbst zurückfallen, der bei seiner einzigen Divinations-Gabe aus dieser Verschiedenheit des Sekrets sich sogleich veranlafst fand, zwei verschiedene Krankheits-Spezies, die Ophthalmopyra und den Ophthalmotyphus, heraus zu konstruiren. Denn jetzt möchte wohl kein Zweifel mehr darüber obwalten, dafs solche, etwas sehr direkten Gegensätze, selbst in ein- und demselben Kranken vorkommen können. — Man denke ferner an das milchsaure Ammoniak, das der Schleim stets enthält. — Auch ich habe die Augenlieder bei meinen Kranken nie recht verklebt gefunden, ein Umstand, der alle Berücksichtigung verdient, da wir wissen, dafs dieses Symptom selten bei der sogenannten ägyptischen Blennorrhöe fehlt. —

Wenn ich bedenke, dafs sich unter den 143 Kranken des Franz-Regiments nur bei zweien Fieber entwickelte, so scheint es mir, als ob mit der Extensität der Epidemie die Intensität derselben im umgekehrten Verhältnisse stand. Während im Füsilier-Bataillon ungefähr nur 20 Blennorrhoische waren, so befanden sich doch unter diesen im Ganzen 3, wo Fieber ausbrach. Interessant wäre es, wenn Wilmanns bemerkt hätte, wie lange bei diesen das Fieber anhielt, ob sich auch die Conj. scler. entzündete und wie lange überhaupt in diesen beiden Fällen die Krankheit dauerte. Die Complikation mit Catarrh und Rheumatismus kam auch bei uns vor; bei dem Rekruten aus Westphalen, dessen ich erwähnt habe, stellte sich einmal, als er wieder in der Kaserne war, ein akuter Hydrarthus ein, offenbar ex causa rheumatica. Das Augenleiden blieb jedoch auf derselben Stufe. Interessant ist die Beobachtung bei Wilmanns, dafs Erysipel bei 2 Kranken die Blennorrhöe vertrieb: es kann der innere Zusammenhang hierbei nur der sein, dafs sich durch Einflüsse, die entweder allgemeine Ursachen oder individuell waren, die Mat. pecc., die dem Augenleiden zum Grunde lag, zum Theil so in ihrer Qualität umänderte, dafs ein Erysipel entstand. Denn hätte sich neben jener Materia peccans noch eine eigene für das Erysipel gebildet, so würde das Augenleiden neben dem Erysipel bestanden haben. Da wir übrigens den Charakter der ganzen Blennorrhöe als den gastrisch-rheumatischen zu betrachten haben, so lag in dem gastrischen schon ein Entwickelungs-Moment für den erysipelatösen; wir sehen hieraus aber auch, daſs der erysipelatöse Krankheits-Charakter, oder vielmehr die Ursachen, welche ihn erzeugen, im direkten Gegensatze zum rheumatischen stehen. — Wie durch ein Geschwür eine Blennorrhöe beschränkt werden kann, ist sehr erklärlich, indem von der Granulations-Fläche desselben die der Blennorrhöe zu Grunde liegende Ursache, das Fibrin im Serum, abgeleitet wird.

Daſs Wilmanns nicht hat wahrnehmen können, daſs der blennorrhoische Krankheits-Proceſs einen in bestimmtem Zeitraume abgeschlossenen Verlauf hatte, ist aus der ganzen Beobachtungsweise wohl nicht anders möglich gewesen; denn einestheils kamen die meisten Kranken mit der chronischen Form ihrer Blennorrhöe gewiſs in der Mitte des ganzen Krankheits-Processes erst ins Lazareth, so daſs ein bestimmter Anfangspunkt nicht ermittelt werden konnte, anderntheils wurde aber auch die Untersuchung des Harns ganz und gar vernachlässigt. Und dieser ist, wie ich an einer Reihe von Beispielen gezeigt habe, die sicherste Quelle, aus der die Dauer des ganzen Krankheits-Prozesses erkannt werden kann. Daſs die örtlichen Erscheinungen nicht so präcise aufhören und vollkommene Genesung eintritt, hat theils in äuſseren schädlichen Einflüssen seinen Grund, theils aber läſst sich a priori annehmen, daſs mit der Ausführung der Mat. pecc., dem Tage, wo die pathologischen Veränderungen im Harn aufhören, erst die örtliche Heilung beginnt: denn dazu ist erstens Fehlen der Mater. pecc. und dann normales Blut nöthig; und endlich ist oft in der anatomischen Struktur der ergriffenen Gefäſse, der Drüsen und Conjunct. eine solche Umwandlung vor sich gegangen, daſs verzweifelte Anstrengungen dazu gehören, trotz der innerern begünstigenden Umstände, die Heilung innerhalb eines bestimmten Zeitraums zu erzielen.

Was die Entwickelung von Contagium bei jener Blennorrhöe anbelangt, so räume ich sehr gern ein, daſs sich ein solches, wie überhaupt jeder in Zersetzung sich befindender Eiter als Contagium zu betrachten ist, entwickelt haben mag, daſs es aber gewiſs nur fixer Natur war, und nur bei denen die Blennorrhöe zu erzeugen im Stande gewesen sein möchte, die durch allgemeine Ursachen dazu disponirt waren, d. h. zu dem beschriebenen Blutleiden. Daſs dies bei den Soldaten, die auf einer Stube liegen, allen und denselben schädlichen Einflüssen sich aussetzen, der Fall sein mufs, ist klar: da bedarf es gar nicht des Contagiums und wenn es den Anschein hat, als ob der zuerst Erkrankte die übrigen infizirt habe, so hat es aber auch nur den Anschein. Denn jener war nur der mindest starke: die übrigen folgten nach. Entwickelte sich bei Andern die Blennorrhöe, die nicht unter denselben Umständen lebten, so kann hier eine Uebertragung des das Contagium selbst repräsentirenden Eiters wohl nicht geläugnet werden.

Hier mufs nun vor allen Dingen die Frage aufgeworfen werden: da wir das in Molekular-Form im Serum vorhandene Fibrin zunächst und das qualitativ abnorme Blut überhaupt als Grund für das Augenleiden zu betrachten haben: wurden die Krankenwärter und der behandelnde Arzt auch defshalb von der Blennorrhöe befallen, weil sich ihr Blut in der Zeit gerade so beschaffen zeigte, dafs das Contagium, welches durch irgend einen Zufall die Schleimhaut des Auges berührte und resorbirt wurde, die Blennorrhöe erzeugen konnte, oder wurde erst durch das Contagium selbst jene Blutbeschaffenheit erzeugt, als deren Folge die Blennorrhöe dann erschien; oder wirkte das Contagium nicht so auf das Blut und war die Blennorrhöe blofs örtlich? Dies läfst sich jetzt leider nicht mehr mit Bestimmtheit ermitteln und es wäre daher sehr wünschenswerth, wenn in Zukunft darauf Acht gegeben würde: es bleibt uns daher jetzt nichts weiter übrig, als hypothetisch und nach Analogieen die Wahrheit zu ermitteln zu suchen. Leider gehen uns zur Zeit auch noch die leitenden Verbindungs-Fäden, welche die Analogieen bieten würden, gröfstentheils ab: denn wer hat mit Positivität ermittelt, ob das Tripperkontagium (der Eiter oder Schleim von der in Blennorrhöe befindlichen Urethra), im Blute eine qualitative Umänderung, eine Art Gährungs- oder Fäulnifs-Procefs, bewirkt, als deren Folge der Tripper erscheint, oder ob, was meist angenommen wird, der Tripper eine rein lokale Krankheit ist. Gegen diese Annahme streitet aber die Beobachtung der metastatischen Blennorrhöen, wo keine Uebertragung des Tripperschleims auf die Conjunct. oculi statt gefunden hatte: und aus diesem Grunde möchte ich daher auch annehmen, dafs der Tripper vielleicht auf einer fibrinösen Gährung beruht, die durch das Contagium angefacht wird. Ebenso würde sich dann auch die Sache in der Blepharo-Blennorrhöe verhalten. Unter fibrinöser Gährung, ein Ausdruck, den der geistreiche Wunderlich wohl zuerst gebraucht hat, (Archiv für physiol. Mediz. 1843, II) möchte ich aber nicht verstehn, dafs sich das Fibrin aus Albumin oder Globulin entwickelt, d. h. durch Umsetzung der Atome, sondern dafs durch das resorbirte Contagium in dem im Blute vorhandenen Faserstoff eine solche Metamorphose eingeleitet wird, die sich dem continuirlich ins Blut gelangendem mittheilt, wodurch sein Zerfallenin die mehr anorganischen Excretions-Produkte verhindert wird, er sich also im Blute aufhäuft und zwar in Gestalt des Massen- oder Molekular-Fibrin. So verhält sich die Sache gewifs in den meisten kontagiösen Krankheiten, und zwar mag nicht ein Blutbestandtheil allein diese qualitative Veränderung zeigen, sondern alle. So in den Pocken, in dem Scharlach, in den höheren Graden der Syphilis u. s. w., wo es den Chemikern gewifs gelingen wird, chemische Unterschiede in den einzelnen Protein-Verbindungen zu entdecken. — Denn diese Krankheiten für rein örtlich zu halten, kann Niemanden einfallen: und wer dies behaupten wollte, müfste zugeben, dafs das Blut örtlich durch das Contagium chemisch metamorphosirt worden ist. Wenn man die Hydrophobie als Beweis hierfür anführt, so will ich den sehen, der mir etwas dagegen einwenden wollte, wenn ich sage, dafs hier die Entwikkelung des Pseudoplasma durch das Contagium manchmal sehr lange dauert; dafs sie dnrch mancherlei Umstände, z. B. akute Krankheits-Processe, namentlich kontagiöse, verzögert, durch andere, z. B. Gemüthsbewegungen, beschleunigt werden kann. — Bricht denn die Lues secundaria, wo doch gewifs das Blut chemisch alienirt ist, auch immer so sehr bald nach der primären Affektion aus? —

Um daher wieder auf die Blepharoblennorrhöe zurückzukommen, die sich durch Contagium entwickelte, so war sie nach alle dem kein örtlicher Procefs, sondern beruhte auf einem ähnlichen Blutleiden, wie die der übrigen Kranken. In vorkommenden Fällen würde sich dies durch die Untersuchung des Bluts evident herausstellen. Auch möchte man hier den typischen Verlauf der Blennorrhöe am besten ermitteln können, wenn man weifs, wann die Infektion stattgefunden hat. Ob übrigens noch eine besondere Disposition dazu gehört, um infizirt zu werden, oder ob alle Menschen ohne Ausnahme auf das Contagium reagiren, dies zu ermitteln, wäre zwar sehr wünschenswerth für die Wissenschaft, nicht sehr erspriefslich aber für die Kranken.

Auch die im v. Gräfe und v. Walther'schen Journale, im 2ten Hefte des 3ten Bandes vom Generalarzte des Litthauischen Armeecorps, dem Dr. Kutchkovsky beschriebene epidemische Augenentzündung scheint, so viel sich dies aus der Beschreibung ersehen läfst, sowohl in den Ursachen als den Symptomen und dem Verlaufe mit unserer Epidemie Aehnlichkeit zu haben. Eisenmann rechnet jene Krankheit zu seiner Ophthalmopyra epidemica.

Zum ersten Male zeigte sich die Epidemie im Mai 1817; eine ganze Compagnie, die in einem einzigen Kasernensaale lag, der stets mit Rauch angefüllt war, erkrankte an den Augen: jedoch verschwand die Ophthalmie sehr bald durch Verlegung der Soldaten aus jenem Qartiere. Im Juni und in den Wintermonaten des Jahres 1818 brach dieselbe Ophthalmie unter den, in Kasernen liegenden, russischen Soldaten, Cavalleristen und Infanteristen, aus, die während der Dauer der Epidemie etliche Tausend Soldaten befiel. Sie schien ihre Entstehung den Ansteckungen zu verdanken, welche die aus Frankreich zurückkehrenden Truppen verbreiteten. Die Epidemie dauerte drei Jahre, und wüthete besonders im Winter, zur Zeit, wo die Truppen in der Kaserne lagen. Besonders die zur Skrofelkrankheit und dem Skorbut Disponirten wurden ergriffen.

Kutchkovsky unterscheidet 2 Grade der Krankheit: I. die Kranken haben das Gefühl, als sei ein fremder Körper im Auge; sie reiben die Augen, klagen über Jucken und leichte Schmerzen; die Augen sind bald heifs und trocken, bald laufen heifse Thränen über die Wangen; gutartiger Schleim sammelt sich im inneren Augenwinkel an, verklebt die Cilien. Die Sclerotica war blafs geröthet, die Blutgefäfse strotzten und breiteten sich von allen Seiten zur Cornea hin aus, die selbst etwas trübe erschien. Die Conjunct. palpebr., die Carunc. lacrym. waren blafsroth, wie aufgelockert; das ganze Auge hatte einen eigenthümlichen Glanz. Zuweilen Lichtscheu; sehr selten Kopfschmerzen und andere katarrhal.

Affektionen. — Offenbar pafst die Beschreibung dieses ersten Grades der Krankheit nicht ganz mit der unsrigen. — II. die Conj. palpebr. et sclerot. ist mehr entzündet und aufgelockert; sie bildet um die Cornea ein wulstiges Kissen; die Absonderung einer scharfen, tripperartigen, blafsgelben oder grünlichen, mit käsigen Klumpen vermischten Materie ist sehr reichlich; sie verursacht heftige Schmerzen und Exkoriationen. Die Augenlieder schwellen ödematös an, ihre Schleimhaut ist aufgelockert; auf der Sclerotica erscheinen oft kleine Phlyktänen; die Cornea verliert ihren Glanz, wird undurchsichtig; die Pupille ist öfter verengert, besonders wenn Iritis hinzu tritt. Die Schmerzen sind in diesem Fall heftiger und sitzen mehr innerhalb des Auges; nie aber sind sie so heftig beobachtet worden, wie sie bei der ägyptischen Ophthalmie bemerkt werden. Nicht selten kommen Kopfschmerzen, Fieberbewegungen, gastrische und skorbutische Zufälle als Complikationen zum Vorschein. Kutchkovsky bemerkt, dafs viele Kranke sehr übel aus dem Munde rochen, welche Wahrnehmung ihn zur Anwendung antiskorbutischer Mittel bestimmte. — Unter den Ausgängen dieser Ophthalmie bemerkte er vorzugsweise Hypopion, Ectropion, Maculae, Prolapsus iridis, Staphylomata, Helcomata, Syniceses, Leucomata etc.

Gegen den Ursprung dieser beiden Ophthalmien durch Ansteckung streitet Kutchkovsky mit folgenden Gründen: es litten nur die Soldaten in Warschau an dem Augenübel, nicht die Bürger, auch nicht die Offiziere; namentlich herrschte die Epidemie unter den Soldaten, die in Kasernen lagen. — Die nasse, kalte, nebelige Witterung hatte einen sehr verderblichen Einflufs auf den Stand und Gang der Krankheit. — Von den Aerzten u. s. w. wurde keiner befallen; nur 4 Krankenwärter. — Reine, frische Luft, das Herausbringen der Soldaten aus den Kasernen, ungedrängte Einquartierung bewies sich besonders heilsam. — Es kamen Erkrankungen in Truppentheilen vor, die in gar keiner Berührung mit einander standen.

Kutchkovsky leitet daher die Entstehung dieser Ophthalmie von einer schädlichen Luftveränderung ab, wie sie den Nerven- und Faulfiebern zu Grunde liegt: er bezweifelt, dafs die ununterbrochen zurückgehaltene Ausdünstung hinreichend sei, als alleinige Ursache angesehen zu werden. Er verweist auf die in den Jahren 1734, 35, 36 und 37 und 1743 in Europa epidemische Grippe. (La Follette). — Aufser den auf den Soldaten immer einwirkenden schädlichen Einflüssen, als schlechte Luft, Feuchtigkeit der Wohnungen, Erkältungen, Vernachlässigung der Reinlichkeit, Congestionen zum Kopf, zu grofse Enthaltsamkeit im Liebesgenufs (?), die er nur als Gelegenheitsursachen betrachtet, giebt er dem Wechsel der Witterung und der Temperatur die gröfste Schuld, namentlich wenn auf einen sehr heifsen, trockenen Sommer ein kalter, regnichter Herbst folgt. (So bei uns). Er erinnert an die Beschreibung der Catarrhal-Epidemie von 1742, die uns Huxham hinterlassen hat; sodann an die im Jahre 1762 zu London beobachtete Epidemie, die sich aufser anderen katarrhalischen Beschwerden durch entzündliches Leiden der Augen, Geschwulst der Augenlieder und starke Schleimabsonderung auszeichnete; endlich an die epidemische Augenentzündung, die im Frühjahr im Jahre XI der französischen Republik herrschte, wobei die Augenlieder sehr geschwollen waren und ein Ausflufs tripperartiger, scharfer Materie statt fand. —

Zu der Zeit, in welcher die epidemische Augenentzündung in Polen herrschte, war die Witterung ungewöhnlich veränderlich, neblicht, und sehr regnicht. Der letzte Winter war besonders kalt und schneeicht gewesen, er folgte nach einem schönen, warmen Herbste. Der Frühling und der Sommer waren dann sehr regnicht, das Wetter beständig nafs, veränderlich und neblicht.

Als Unterscheidungsmerkmale dieser Ophthalmie von der sogenannten ägyptischen giebt Kutchkovsky folgende an, die ich auch für unsern Fall benutzen zu können glaube:

1. Die ägyptische Ophthalmie befällt vorzüglich schwache, skrofulöse, venerische Subjekte, mehr blond- als schwarzhaarige; die epidemische affizirt auch jene, aber vorzüglich Menschen von starkem, gesundem Körperbau und cholerisch-sanguinischem Temperament.

2. Diese Epidemie wüthete blofs unter den Soldaten.

3. Die ägypt. Augenentzündung begleitet entsetzlicher Schmerz, welcher in dem Augapfel selbst seinen Sitz hat, und in allen Richtungen sich nach dem Gehirn hin erstreckt. In der epidemischen Ophthalmie war der Schmerz mehr äufser-

lich, nicht so stark, und machte nicht so bestimmte und heftige Exacerbationen.

4. Die ägyp. begleiten Fieber, Ohnmachten, Delirien, gastrische Unreinigkeiten; die epidemische soll nach Kutschkovsky ein blofs lokales Leiden sein. (1822). — Die Complikationen sind nicht charakteristisch.

5. Der Charakter der epidem. Ophthalmie soll sich ändern: bald sollen Aderlässe z. B. nützlich, bald schädlich sein; der Charakter der ägyptischen bleibe sich gleich; diese Ophthalmie vertrage nie Aderlässe: dagegen sollen reizende und stärkende Mittel sehr nützlich sein.

6. Nach der ägypt. Augenentzündung sollen die Nachkrankheiten gefährlicher sein: Cataracten und Amaurosen; Ruptura oculi soll häufig sein. Bei der epidemischen die oben angegebenen Nachkrankheiten.

7. In der ägyptischen Ophthalmie ist die Absonderung des Schleims gleich von Anfang an stärker. — Endlich beruht sie auf endemischen Einflüssen.

Ich will keine Polemik gegen diese diagnostischen Merkmale erheben und es Jedem selbst überlassen, das Wahre vom Falschen zu sondern. Denn gerade in diesen 20 Jahren, die seit jener, von Kutchkovsky beschriebene Ophthalmie verflossen sind, sind sowohl im Allgemeinen, als ins besondere über die sogen. ägyptische Augenblennorrhöe unsere Ansichten und Kenntnisse gewaltig modifizirt worden.

Die Behandlung jener Augenepidemie bestand in allgemeinen und örtlichen Blutentleerungen, wo es die Heftgkeit der Erscheinungen und der Charakter morbi erforderte; denn zu manchen Zeiten waren selbst örtliche Blutentziehungen schädlich. Sodann Umschläge von kaltem Wasser, Bleiwasser, auch selbst mit Eis; sehr selten waren die Fälle, wo sie nicht vertragen wurden. Aeufserlich noch die Salbe aus rothem Praecipitat mit Campher, gleich im Anfange bei leichten Augenübeln und später bei chronischem Verlauf. Sodann Vesicantia et Rubefacientia; innerlich Laxantia. — Bisweilen Diaphoretica. — Später wandte Kutchkovsky, nach Analogie der Behandlung der Ophthalm. ägypt. innerlich und äufserlich Roborantia et Adstrigentia an, wo die Symptome der Colliquation des Auges ähnlich waren. So die China, Alumen, Extract. saturn., Acid. sulph. dilut., spir. camphor. u. s. w.

Vornehmlich aber rühmt er den Genufs der frischen reinen Landluft als Präservativ und ist die Krankheit einmal ausgebrochen als das beste Adjuvans zur Heilung.

Sehr schade ist es, dafs Kutchkovsky auch gar nichts über die Beschaffenheit des Bluts beobachtet und angemerkt hat. Dann würden wir am besten die Identität dieser und unserer Epidemie erkennen können, da die blofse Symptomatologie, sie mag so gut sein als sie will, nur Aeufserlichkeiten berücksichtigt, die unter dem Einflusse so vieler Umstände höchst modifizirt und variabel erscheinen. Aber selbst der erste Grad der Krankheit, wie ihn Kutchkovsky angiebt, ist stärker, als das Leiden unserer Kranken, da die Hornhaut bei allen, die ich beobachtet habe, ungetrübt blieb.

Da es nun nicht mehr möglich ist, durch Untersuchung des Blutleidens die Identität der früheren Augenlied-Blennorrhöe-Epidemien zur Evidenz nachzuweisen, so will ich auf dasselbe nochmals dringend aufmerksam machen, damit in Zukunft von den Beobachtern darauf Rücksicht genommen werde. Auch die am Rhein epidemisch und endemisch vorkommende Augenkrankheit, welche Jüngken (die Augenkrankheit in der belgischen Armee u. s. w.) nur für eine Blennorrhöe hielt, welche sich in Folge einer katarrhalisch-rheumatischen Entzündung ausgebildet hat; dann die im katholischen Schullehrer-Seminar zu Brühl bei Köln herrschende Ophthalmie; die von den Rheinländern sogenannten weichen Augen, die sich durch vermehrte Schleimabsonderung, Granulationen auf der Conjunct. palpebr., Anschwellung der Tarsalränder ohne Röthung derselben, gröfsere Empfindlichkeit gegen Licht und Luftreiz, ein trübes und wäfsriges Aussehen sich charakterisiren, alle diese blennorrhöischen Zustände der Augenlied-Bindehaut möchten meines Erachtens auf der angegeben Blutbeschaffenheit beruhen. Denn sie verdanken bekanntlich dem daselbst herrschenden rheumatisch-katarrhalischen Krankheits-Charakter, ihr Entstehen durch dessen anhaltende Einwirkung die Ophthalmien in leichte Blennorrhöen übergehen, die manchmal jedoch einen hohen Grad erreichen können, ohne aber nach Jüngken mit der sogenannten ägyptischen Augenliedblennorrhöe etwas anders als eben die Blennorrhöe gemein zu haben. — —

Auch bei den Pferden kommt, wie ich in v. Gräfe's und v. Walthers Journal, 1820, S. 539 finde, in Folge von Erkältung sehr oft eine Entzündung der Augenlied-Bindehaut vor, die schnell in Eiterung übergeht. Sie ergreift blofs die Conjunct. palpebr. et sclerot. und diese bildet dann oft eine förmliche Wulst um die Cornea. Phlyktänen und Geschwüre sind dabei sehr häufig. In der Conjunctiva befinden sich gewöhnlich einzelne Vertiefungen, in denen der Eiter liegt. Die Absonderung desselben ist sehr profus und er zeigt eine sehr starke Contagiosität. Die Thierärzte pflegen diese eiterige Augenentzündung, wie sie sie nennen, mit allgemeinen Blutentleerungen, Purganzen und beruhigenden Fomentationen zu behandeln. — Ich mache daher die Veterinär-Aerzte und klinischen Lehrer darauf aufmerksam, die Untersuchung der Blutbeschaffenheit bei den Pferden nicht zu vernachlässigen.

Wie endlich in den übrigen Augenblennorrhöen, wie der gonorrhoischen und skrofulösen, sich die Beschaffenheit des Bluts verhält, dies zu erfahren, dürfte wohl kaum ein pium desiderium bleiben, da Blutentziehungen ja dabei an der Tagesordnung sind; namentlich ist die Spezies Blepharoblennorrhoea gonorrhoica, die nicht durch unmittelbare Uebertragung des Tripper-Schleims auf die Conjunct. ocul., sondern durch Unterdrückung der Absonderung in der Urethra entstehen soll, zu berücksichtigen, dasich hierbei ein Krankheitskeim im Blute gebildet haben und in den Gefäfsen der Augenliedbindehaut Stase und die bekannte Metamorphose erregen mufs.

In Bezug auf die ursächlichen Momente, welche das Blutleiden der Augenkranken bewirkten, kann ich mich jetzt um so kürzer fassen, als ich dieselben in der Abhandlung über das fibrinhaltige Serum und dessen Entstehung hinreichend gewürdigt habe. Es kommt hier also hauptsächlich nur darauf an, nachzuweisen, dafs diese ursächlichen Momente wirklich da gewesen sind. Um Wiederholungen zu vermeiden, verweise ich auf den Auszug aus Dr. Wilmanns Dissertation. —

Ich nehme als ursächliche Momente für die Erzeugung des Blutleidens nur folgende an: häufige, aber nicht plötzliche, überraschende, sondern mit gleicher Stärke anhaltend einwirkende Erkältungen, sowohl der Füfse als des ganzen Körpers, und zwar durch nafskalte Luft. Die Einwirkung derselben mufste um so stärker sein, als die Rekruten, die, nicht gewöhnt an die leichte Bekleidung, den Tag über mehrere Stunden auf feuchtem Boden, in feuchter, mit Wassergasen, Nebel u. s. w. geschwängerter Luft, deren Temperatur zwischen —3 und + 8 schwankte, sei es im Freien, oder in dem dumpfen Exercirhause, sich im Soldatenhandwerk üben mufsten. Jedermann kennt die mechanischen Drill-Uebungen, welchen die Rekruten unterworfen werden; namentlich ist das Gehen- und Marschieren-Lernen durchaus nicht von der Art, dafs sie sich dabei erwärmen könnten, vielmehr durch das Langsame und Taktmäfsige gerade dazu eingerichtet, recht steif zu frieren. Die übrigen Verrichtungen, wie der Appell, Wachtdienst, das Kleiderreinigen u. s. w. geschehen unter denselben Verhältnissen.

Die langsam, aber nachhaltig einwirkenden Erkältungen haben wir namentlich als den Grund für das fibrinhaltige Serum kennen gelernt, wiewohl wir noch nicht mit Bestimmtheit ermitteln können, was aufser der Verhinderung der Metamorphosirung und Abscheidung des Fibrin noch für Veränderungen im Blute durch die Erkältung bewirkt werden, die die Gerinnung des Faserstoffs in Molekular-Form bedingen: denn so nehme ich an, befand es sich in dem Blute der Augenkranken vor. Leider bin ich noch nicht im Stande gewesen, eine genaue Analyse dieses Serum zu veranstalten, um zu ermitteln, ob vielleicht auch hier das phosphorsaure Natron statt des kohlensauren überwiegend vorhanden ist, wie es Scherer gefunden hat: allein ich werde, da sich wohl wieder Gelegenheit dazu finden wird und die Akten über die Blennorrhöe hiermit noch lange nicht geschlossen sind, dies später nachholen. Es ist mit dieser Abhandlung nur meine Absicht, auf den Thatsachen, die ich gesammelt habe, den Verlauf dieses Krankheits-Processes im Umrisse zu entwerfen, bestimmte Fragen aufzustellen, um Andern, die es im Stande sind, Gelegenheit zu geben, sie zu lösen. Denn die Medizin mufs das Interregnum der organischen Chemie jetzt sogar wünschen: später wird sie dankbar selber die rechte Strafse zu wandeln wissen und zwar auf eigenen Füfsen. —

Was die materiellen Folgen abnormer elektrischer Einflüsse, die wohl vorhanden gewesen sein mögen, aber leider nicht von mir ermittelt werden konnten, ob die intensive Elektrizität des Eisenmann die chemisch-organischen Processe abgeändert: das ist ein Gegenstand künftiger Untersuchungen.

Hätten blofs die simplen Erkältungen eingewirkt, so würde das Blutleiden vielleicht nur ein solches geworden sein, wonach chronische Rheumatismen, Katarrhe oder dergl. auftreten. — Der Aufenthalt der Soldaten aber in den Kasernen-Stuben, wo durch das Zusammenwohnen von 10 Mann, den Tabacks-Qualm, Torfdunst u. s. w. die Luft zu einem Miasma wird, gab ein anderes Moment ab, wodurch der hypinotische Charakter des Bluts und die chemische Entartung desselben entstand. Es war weder in der freien Luft, noch viel weniger in den Kasernen-Stuben die hinlängliche Menge von Sauerstoff vorhanden, um sowohl die exkrementiellen Stoffe zu zersetzen, wie z. B. das Fibrin, als auch die Oxydation des Hämatin und die Entwickelung der Blutbläschen so zu bewirken, dafs durch sie die regressive Metamorphose in ihnen selber und den Zellen aller übrigen Gewebe und Organe bewerkstelligt werden konnte. Die Blutbläschen erhielten so eine solche Qualität, die sie zur Gallenbereitung nicht sehr tauglich machte: ein grofser Theil derselben war seiner Lebenskraft fast beraubt, und so zirkulirten sie als todter Ballast mit dem Blute umher. Anstatt also im Stande zu sein, die gesunde, unter dem Einflufs der Lebenskraft und organischen Verwandtschaftskraft sich haltende regressive Metamorphose zu bewirken, wurden sie und die übrigen Bestandtheile des Bluts noch durch die Einwirkung der der Luft beigemischten fremden Gase, wie des Schwefelwasserstoff, des Phosphorwasserstoff, Kohlenwasserstoff u. s. w., die Verbindungen mit den Elementen der Protein-Körper eingehen können, in einen Procefs hineingezogen, dessen chemische Seite vor der organischen das Uebergewicht hatte. Ob hiermit die dunklere, fast schwarze Farbe des Bluts zusammenhing, ist wohl keine Frage; eben damit kann die Bildung des phosphorsauren Natron und dadurch die Gerinnung des Fibrin in Molekular-Form znsammenhängen.

Was endlich das harte Wasser Berlins anbetrifft, dessen ich oben auf die Aussage eines westphälischen Soldaten Erwähnung gethan und das ich als ursächliches Moment verdächtigt habe, so glaube ich, mufs man dessen Wirkung so erklären, dafs durch die in ihm enthaltenen Salze, namentlich die sehr wenig löslichen schwefelsauren, (schwefelsaurer Kalk u. s. w.) bei den Soldaten, die in ihrer Heimath ein weiches, freie Kohlensäure und kohlensaure Salze enthaltendes Wasser getrunken hatten, die regressive Metamorphose des Fibrin gehemmt wurde und es wäre dies eine Bestätigung der Theorie, welche ich oben von der Wirkung der Salze, welche den Faserstoff lösen, aufgestellt habe. Ich erinnere bei dieser Gelegenheit noch an die Kröpfe in den Gegenden, wo das Quellwasser viel Kalksalze enthält und verbinde damit die Bitte, bei solchen Individuen eine Untersuchung des Bluts auf fibrinhaltiges Serum vorkommenden Falles nicht zu verabsäumen; ich erinnere ferner an die in Berlin endemische Tuberkel- und Skrofelsucht, welche letztere ihren Grund vielleicht weniger in den Nahrungsmitteln, als der Luft und dem Wasser hat: denn es ist oft gar nicht einzusehen, wie die Kinder sehr gesunder und vornehmer Leute zu den Skrofeln kommen, wenn die Nahrung allein schuld sein sollte. — Da das Jod und das Kali hydrojod. sowohl in der Skrofulosis wie bei den Kröpfen und auch der Leberthran die Universalmittel sind, so wären ebenfalls in vorkommenden Fällen in der Ophthalmoblennorrhöe dieselben Mittel zu versuchen; namentlich das Kali hydroj.. — —

Die Nahrungsmittel der Soldaten kann ich als kein ursächliches Moment für die Entstehung des Blutleidens gelten lassen, was darüber auch Alles geschrieben sein mag. Denn einmal glaube ich deutlich gezeigt zu haben, dafs das Fibrin des Bluts nicht den Nahrungsmitteln seinen Ursprung verdankt, und dafs wir dasselbe nicht als ein Produkt der progressiven Metamorphose zu betrachten haben; sodann sehe ich nicht ein, wefshalb die Soldaten gerade in diesem Winter, wo die Nahrungsmittel nicht schlechter als sonst waren, das Blutleiden bekamen und bei dem Füsilier-Bataillon früher nicht. Die Nahrungmittel sind bei fast allen Soldaten in Berlin gleich, höchstens kann dieser oder jener, der von Hause Unterstützungen erhält, sich extra etwas zu Gute thun. Warum kamen daher soviel Kranke beim Franz-Regimente, so wenige beim 2ten Garde-Regiment vor? Beim Füsilier-Bataillon fiel alle 10 Tage einmal die von 8 Loth eingekochte magere Portion Fleisch aus: aber man wird doch darin wahrhaftig keinen Grund für die geringere Verbreitung der Blennorrhöe finden wollen. — Höchstens können die schlechten Nahrungsmittel einen Grund für den gastrischen Anstrich der Krankheit mit abgegeben haben, der freilich auf die Ex- und Intensität derselben von grofsem Einflufs sein mag. — Offenbar ist aber der Grund für das seltene Vorkommen der Blennorrhöe in dem Füsilier-Bataillon des 2ten Garde-Regiments der, dafs die Kaserne desselben neu gebaut, sehr gut eingerichtet, nicht zugig ist, die Stuben selber nicht feucht sind, vielleicht einen gröfseren Raum haben, als dies im Franz-Regimente der Fall ist, wo bekanntlich die Blennorrhöe seit langer Zeit endemisch vorkommt und auch jetzt noch immer sporadische Fälle auftauchen. Im verflossenen Herbst und Winter aber waren, wie schon erwähnt, in der nafskalten Witterung alle die Momente gegeben, welche den Aufenthalt der Soldaten in den Kasernen jenes Regimentes noch schädlicher machten. — So verhält sich die Sache auch mit dem Schullehrer-Seminar zu Brühl bei Köln. —

Aus alle diesem und dafs gar keine Spur von dieser, im Militair Berlins und Potsdams herrschenden Blennorrhöe im Civil zu bemerken war, und zwar bei Volksklassen, die noch schlechter leben als die Soldaten, aber nicht nöthig haben, sich den Einflüssen auszusetzen, wie diese, geht klar hervor, dafs nicht die allgemeine Luftkonstitution allein das Seminium morbi abgab, sondern dafs die ursächlichen Momente, sowohl die allgemeinen wie die örtlichen, in den gesellschaftlichen und dienstlichen Verhältnissen liegen, in welchen sich die Truppen Berlins und Potsdam befinden.

Viele Menschen, die sich zu der Zeit Erkältungen zuzogen, bekamen vielleicht eine einfache katarrhalische Augenentzündung, einen Schnupfen oder sonstigen Katarrh, und ein ander Mal mieden sie die schädlichen Ursachen: wo aber ein Zwang obwaltet, wo die Menschen sich ungewohnten, absolut schädlichen Einflüssen aussetzen müssen, wo diese zu einer Kette mannigfaltiger Art verflochten sind, da kann es uns nicht wundern, wenn statt der einfachen Krankheits-Processe äufserst complicirte, gesteigerte und hartnäckige auftreten. — Der Mensch ist durch seine Vernunft in den Stand gesetzt, abnorme Einflüsse von Seiten des Macrocosmus zu meiden oder unwirksam zu machen: wird er aber nicht blofs denselben dennoch ausgesetzt, sondern werden ihm aufserdem geflissentlich noch andere Schädlichkeiten erzeugt, so begehen die an ihren Mitmenschen ein nie zu sühnendes Unrecht, welche faktisch die Gewalt haben, sie zur Ertragung derselben zu zwingen. — —

Obgleich alle Rekruten und die übrigen Soldaten sich denselben Schädlichkeiten aussetzen mufsten, so sehen wir doch unr, dafs einige wenige das angegebene Blutleiden davontrugen. Es läfst sich zwar annehmen; dafs es bei den übrigen ebenfalls nicht ohne Störungen der organisch-chemischen Processe, welche die pro- und regressive Metamorphose ausmachen, abging: allein diese hielten sich innerhalb der Gesundheits-Breite-Grade: sie erreichten nicht die Höhe, dafs eine Lokalisation der Krankheits-Materie statt fand. Vielmehr reichten die vielleicht verstärkten Funktionen mancher Organe, wie der Leber, der Nieren u. s. w., hin, durch die natürlichen Processe das Blut dem Normal nahe zu halten und endlich gewöhnten sich diese Individuen an die Schädlichkeiten. Man pflegt zu sagen, diese Soldaten hatten keine Disposition zu der Blennorrhöe, was man nur so verstehen kann, wie ich es gethan habe; wären die ursächlichen Momente stärker gewesen, so würden sie vielleicht sämmtlich eine Blennorrhöe davon getragen haben.

Wir müssen uns daher fragen, welches waren die Gründe, dafs bei diesen 20 Soldaten des Bataillons das Blutleiden sich in der Conjunct. palpebr. den Heerd bildete: und zwar, waren sie allgemeiner oder nur örtlicher Natur? Diese Frage läfst sich jetzt noch nicht entscheiden; eher werde ich dies später können, wo ich die Gründe erforschen werde, welche bei den drei Kranken, deren Augenleiden einen hohen Grad und akuten Charakter zeigte, die prädisponirenden und gelegentlichen Momente für diese Steigerung des Krankheits-Processes abgaben.

Nachdem ich gezeigt habe, in wie weit das Blut zum Pseudoplasma geworden war, mufs ich jetzt entwickeln, welche Umstände die Lokalisation desselben in der Conjunct. palpebr. bewirkten. Die meisten davon sind schon von anderen Pathologen in den Schriften über den Ophthalmotyphus und von Dr. Wilmanns ebenfalls angegeben worden. Congestionen znm Kopf, hervorgebracht durch Hintreibung des Bluts zum Kopf (Gemüthsbewegungen) und namentlich zur Carotis interna wegen des Drucks, der auf die Zweige der

Carotis extern. ausgeübt wird; sodann durch Behinderung des Rückflusses des Venenblutes. Beide Umstände zusammen bewirkten eine Blutanhäufung und Expansion in den Gefäfsen der Augenlied-Conjunktiva. Dazu kam nun anhaltender Druck auf die Supraorbital- und Infratrochlear - Nerven und die Zweige des Trigeminus überhaupt, sowohl durch den Czacko als auch durch die im Congestions-Zustande befindlichen Gefäfse. Wir wissen aus Magendie's Versuchen, dafs nach Durchschneidung des Trigeminus nach einigen Tagen im Auge sich eine Entzündung und Exsudation im Innern einstellte; Dupuy hat nach Ausschneidung des Gangl. cervic. suprenum nerv. sympath. eine Augenentzündung entstehen gesehen, was Mayer nach Unterbindung des N. Sympath. bestätigt gefunden hat. (Müller, Physiol. I. Aufl. III. 370.) Ich führe diese Thatsachen an, weil sie vielleicht einiges Licht auf die pathologischen Vorgänge, mit denen wir es hier zu thun haben, verbreiten können. —

Die sandigen Exercirplätze um Berlin kann ich nicht als gelegentliche Ursachen anerkennen, da im Winter von den Rekruten Niemand dort exercirte; ebenso wenig kann man eine Blendung der Retina durch Schnee anklagen, da kein oder nur sehr wenig und bald aufthauender Schnee fiel. Auch nicht die Hitze des verflossenen Sommers, die Wilmanns anzieht, möchte einen Anlafs zur Blennorrhöe abgegeben haben, da sich unmöglich die Nachwirkung derselben in dem Maafse bei den Rekruten, vielmehr bei den älteren Soldaten, welche derselben ausgesetzt gewesen waren, hätte zeigen müssen. Mit dem Staube verhält es sich ebenso: es gab im Winter wegen der anhaltenden Nässe keinen und die Soldaten exercirten auch nicht im Freien: also konnte er auch nicht, was Wilmanns anführt, das Epithelium von der Augenlied-Conjunktiva, die er übrigens weniger belästigen möchte als die Conjunct. sclerot., so reizen, dafs es sich losstiefs. Falls dies im Sommer geschehen war, so könnte man höchstens annehmen, dafs dadurch das Auge überhaupt in einen Zustand reizbarer Schwäche versetzt worden sei, wodurch es zum Loc. minor. restist. wurde. Jedoch möchte sich dieser Grund, wie die eben angeführten, in unserm Falle auf Nichts zurückführen lassen.

Aufser den schon angegebenen örtlichen Ursachen, mufs

ich noch jetzt einiger anderer gedenken. Erstlich der Sitte, dafs den eben ankommenden Rekruten sofort die Haare am Hinterhaupte so kurz abgeschnitten werden, dafs dadurch örtliche Erkältungen sehr leicht möglich werden. Auch ist hierbei nach Stark (§. 450) der Umstand zu berücksichtigen, dafs die Haare Elektrizitäts-Leiter sind und wegen mangelnder Zu- oder Ableitung derselben zu mancherlei, vorzüglich rheumatischen Kopfbeschwerden die Veranlassung geben können. — Es scheint für diejenigen Theile des Körpers, welche mit Haaren versehen zu sein pflegen, ein idioelektrischer Zustand von Nöthen zu sein, damit die in den Schweifsdrüsen daselbst stattfindenden Exkretionen natürlich von statten gehen können; wie z. B. unter den Armen, in der Regio pubis, u. s. w. Die natürliche Elektrizität der Haare ist die positive. Zu Zeiten nun, wo die Luft entweder sehr wenig positive oder sogar negative Elektrizität zeigt, wird von der geschorenen Seite des Kopfs, zumal da, wo die Haare sehr kurz abgeschnitten sind, wo sie also erstens sehr wenig Elektrizität fassen und entwickeln und zweitens die vorhandene sehr leicht fahren lassen können, die Idioelektrizität auf Null herabsinken, womit zugleich eine Hemmung der normalen Exkretionen eintritt. Ob sich über diesen Punkt etwas Bestimmtes wird ermitteln lassen, ist die Frage: mir fehlte ein Elektrometer, um Versuche in Bezug auf die Eigen-Elektrizität der Augenkranken anstellen zu können; frühere Versuche haben mich aber belehrt, wie verschieden namentlich in quantitativer Hinsicht bei verschiedenen Menschen nicht blofs die Eigen-Elektrizität der äufseren Haut, sondern auch der Haare sich zeigt. Zu einer Zeit z. B., wo ich sehr viel +E. hatte, hatten Andere sehr wenig oder gar keine. Leute mit blonden Haaren, sanguinisch-cholerischem Temperamente habe ich bemerkt, haben mehr +E. als z. B. Phlegmatische mit braunen Haaren, fahlem Teint.

Der andere Umstand, der hier ebenfalls in Betrachtung kommt, ist die Angewohnheit der meisten Soldaten, so wie sie das Bette verlassen, sich nicht blofs das Gesicht, sondern auch den gröfsten Theil des Kopfes mit kaltem Wasser zu waschen. Diese Angewohnheit, auf welche ich aufmerksam wurde, weil die drei Augenkranken im Lazareth dies ebenfalls noch thaten, mufs zur Folge haben, dafs nicht blofs die natürlichen Absonderungen der Gesichtshaut plötzlich unterdrückt werden, sondern dafs auch der idioelektrische Zustand der Haare am Vorderhaupt durch das Nafsmachen derselben auf längere Zeit aufgehoben wird, wefshalb also auch hier die physiologischen Exkretionen theilweise gehemmt werden müssen.

Die örtlichen gelegentlichen Ursachen wären also folgende: Congestion in den rothes Blut führenden Capillar-Gefäfsen der Augenlied-Conjunktiva, Druck auf die sensibeln, motorischen und organischen Nerven in der Supraorbital- und Schläfengegend, örtliche Erkältungen uud Aufhebung des idioelektrischen Zustandes des behaarten Theils des Kopfes. In Folge aller dieser Ursachen Hemmung der natürlichen Ausscheidungen, deren Folgen sich also auch namentlich hier am stärksten zeigen müssen. — Auf einen Umstand mufs ich auch noch aufmerksam machen, nämlich auf die sehr häufige Complikation eines Herzleidens mit Augenkrankheiten, namentlich der Hypertrophien des linken Ventrikels: vielleicht aus dem einfachen Grunde, weil in Folge der Congestion in den Gefäfsen des Auges (Art. ophthalm. int., ven. ophthalm. u. s. w.) die Ablagerung der im Blute wurzelnden Mater. pecc. gerade im Auge bewirkt wird. Dieser Punkt, auf den meines Wissens zuerst Dr. Virchow in seiner Dissertation (de Rheumate praesertim Corneae) aufmerksam gemacht hat, verdient wohl, näher untersucht zu werden. —

Wir haben eine Menge von Zuständen kennen gelernt, wo das Blut der Kranken primär eine milchige Beschaffenheit zeigt und wahrscheinlieh dieselbe dem Fibrin oder Globulin verdankt, ohne dafs wir zu gleicher Zeit bei denselben aufser den Uebeln, wegen deren zur Ader gelassen wurde, auch ein Augenleiden beobachteten: zum wenigsten finde ich dies nicht in den Angaben vermerkt, noch habe ich es selber beobachtet. Unter den von mir beobachteten Fällen, wo das Blut ein fibrinhaltiges Serum ausschied, litt der eine Kranke an einem inflammatorischen Katarrh der Luftwege. Dieser hatte früher ein Brustleiden gehabt, und defshalb waren auch noch jetzt bei ihm die Lungen der Loc. min. resist.; der andere litt an Congestionen zum Kopf und das entzogene Blut zeigte aufserdem einen sehr stark ausgebildeten hypinotischen Charakter; der dritte litt an einer Complikation mannigfacher

Zustände, worunter auch eine Vereiterung sämmtlicher Lymphdrüsen statt hatte. Es müssen also die Gründe, wefshalb bei diesen Kranken der örtliche Procefs in andern Geweben, als denen des Auges, auftrat, entweder in einer Verschiedenheit des Pseudoplasma gelegen haben oder weil diese Gewebe durch andere Umstände mehr zum Loc. minor. resist. geworden waren, als die des Auges. Denn dieser giebt den Ausschlag für die Ablagerung der Mater. peccans.

Wenn in den oben angeführten örtlichen Ursachen der Grund lag, wefshalb das Auge überhaupt zum Heerde des Krankheits-Processes gemacht wurde: so müssen doch noch ganz spezielle da gewesen sein, wodurch gerade die Augenlieder vorzugsweise affizirt wurden. Und diese Gründe sind offenbar sowohl allgemeine als örtliche gewesen.

Um diesen Punkt in das gehörige Licht setzen zn können, mufs ich erst die Gründe anführen, welche mich bewegen, das Fibrin des Blutes überhaupt als nächsten Grund der Blennorrhöe anzunehmen. Erstens fand ich das fibrinhaltige Serum bei allen den Kranken, wo das Augenleiden die beschriebene Beschaffenheit zeigte; ich fand dasselbe nicht blofs im Anfange der Krankheit, sondern auch noch in ihren späteren Stadien. Belege dafür sind die Aderlässe beim Füsilier Schürmann und dem unter No. VIII. aufgeführten. Sodann war, wie Wilmanns gefunden hat, das Sekret gerinnbar, enthielt also eine Protein-Verbindung. Leider fehlt es darüber bis jetzt noch an genauen Untersuchungen, ob diese blofs Natron-Albuminat oder Fibrin, oder Plasma überhaupt gewesen ist. Gegen ersteres und letzteres spricht der Umstand, dafs das Sekret zuweilen neutral oder gar sauer reagirt hat. Denn ich habe das Serum meiner Kranken stets alkalisch reagirend gefunden. Eher könnte eine saure Reaktion durch Fäulnifs des Fibrin entstehen, wenn man es nicht lieber vorziehen will, dieselbe durch perverse Sekretion der Schleimhaut selber zu erklären. Wie der Speichel im gesunden Zustande meist alkalisch reagirt, so habe ich ihn in gastrischen Fiebern fast zu jeder Tageszeit sauer gefunden. — Ob auch übrigens das Nicht-Verklebtsein der Cilien mehr für Fibrin oder Albumin spricht, lasse ich dahin gestellt sein. — Drittens fand ich bei Zweien jener Augenkranken den Harn zu

Zeiten gerinnbar und zwar durch Anwesenheit von Faserstoff. —

Der andere Punkt, der noch erörtert werden mufs, ist der, ob sich das Fibrin bei diesen Kranken, sowohl das, welches als Massen- als auch das, welches als Molekular-Fibrin im Serum, gerann, in flüssiger Gestalt im kreisenden Blute vorhanden war, oder ob letzteres auch hier bereits in jener Kügelchen-Form sich befand. Ich habe schon in der Abhandlung vom fibrinhaltigen Serum im Allgemeinen die Gründe angeführt, welche es mir wahrscheinlich machen, dafs letzteres der Fall war, dafs also in demselben Blute flüssiger und fester Faserstoff kreiste. Ich könnte die Gründe für diese Ansicht durch andere Thatsache verstärken, wie z. B. dafs wir in der Milch der Säugenden Globulinkügelchen finden, dafs in den Lymphgefäfsen und den feinsten Capillargefäfsen bei sogenannten Lymphabscessen nicht Eiter, sondern eine eiterähnliche Masse sich befindet, die wahrscheinlich fibrinhaltiges Serum ist, worüber ich in meinem Aufsatz über Blut- und Eiterresorption in Simons Beiträgen, (IV. Heft), einige Andeutungen gegeben habe. Aber gerade bei diesen Augenkranken könnte mir das Gegentheil von meiner Ansicht bewiesen werden und darum mufs ich mich auch hierbei länger aufhalten.

Wenn nämlich, wird man sagen, ein Theil des Fibrin im Blute sich in Gestalt kleiner Kügelchen befand, so müfsten ja die durchsichtigen Gewebe des Auges, welche die sogenannten serösen, plastischen Gefäfse besitzen, von dem milchigen Serum, das sie führen, eine weifsliche, undurchsichtige Beschaffenheit gezeigt haben, was aber nicht der Fall gewesen ist, da die Cornea u. s. w. ganz klar und ungetrübt war. Dies erkläre ich in unserem Falle etwa so, dafs die serösen Gefäfse des Auges so fein waren, dafs die Molekule des Fibrin, die im Plasma sich befanden, in dieselben nicht eindringen konnten, vielmehr von denselben gleichsam abgeseiht wurden, in den gröfseren Capillargefäfsen blieben und durch die Venen wieder zurückgeführt wurden. In manchen Fällen, wo sich die Expansion auch auf die serösen Gefäfse des Auges ausdehnt, da sehen wir, dafs auch diese mit dem Molekular-Fibrin angefüllt werden: ich erinnere an die Beschaffenheit der Cornea, welche dieselbe in höheren Graden der Blennorrhöen, in manchen Rheuma-Formen u. s. w. annimmt, welche am besten durch die Fibrin-Molekule erklärt wird. In jenen Fällen setzt sich dann auch der blennorrhoische Procefs auf die Schleimhaut der Sclerotica und Cornea fort, was in unserem Falle auch in sehr geringem Grade bei den drei näher beobachteten Kranken der Fall war.

Diejenigen, welche geneigt sind, das Fibrin des Bluts als nächsten allgemeinen Grund für das Augenleiden anzunehmen und zwar das Fibrin überhaupt sich in flüssiger Gestalt in dem Blute vorhanden denken, werden ebenso wie ich in der Verwandtschaft des Fibrin zu den Schleimhäuten einen Grund anerkennen müssen, wefshalb der Heerd des Krankheits-Processes gerade unter allen Geweben des Auges hier aufgeschlagen wurde. Ich habe schon im allgemeinen Theile und auch bei den Entzündungen der Brustorgane die Ansicht zu vertheidigen gesucht, dafs das Fibrin, sowohl als Massen- oder Molekular-Fibrin besondere Verwandtschaft zu den serösen, fibrösen, den Schleimhäuten und der äufseren Haut besitzt, dafs es hier als exkrementieller Stoff solche Umwandlungen erleidet, die es zur Ausführung aus dem Körper geschickt machen. Daher das Vikariat dieser Häute unter einander. Auf der qualitativen Beschaffenheit und anderen Gründen beruht es nun, welche Haut im speziellen Falle für die andere das Vikariat übernimmt. Dieses Gesetz sehen wir im Auge sehr deutlich ausgesprochen: wo das Plasma die Materia peccans bildet, leiden die Schleim-, die fibrösen und serösen Häute; wo die Blutbläschen sie bilden, da die Chorioidea, überhaupt die Häute, welche die Gefäfs-Verbreitungen enthalten. Die Amblyopia et Amaurosis, die durch allgemeine oder örtliche Plethora und eine eigenthümliche Beschaffenheit der Blutbläschen (hypinotischer Charakter) entsteht, wird namentlich durch einen Congestions-Zustand in den Gefäfsen jener Haut bewirkt, wodurch ein Druck auf die Retina hervorgebracht wird. Diese Fälle kommen im Militair sehr häufig, namentlich im Frühling, vor und ich habe mich durch Untersuchung des mit grofsem Erfolg entzogenen Blutes, welches immer den hypinotischen Charakter in hohem Grade zeigte, hiervon überzeugt. Die Ursachen, welche Congestionen nach dem Kopfe bewirken, thun aufserdem das Ihrige, um gerade die Augen zum Loc. min. resist. zu machen.

Es würde ein hinreichendes Licht auf die Gründe, wefshalb das Fibrin zu jenen genannten Häuten eine besondere Verwandtschaftkraft zeigt, werfen, wenn H. Nasse's Vermuthung, die ich schon oben S. 18, angeführt habe, richtig und nachweisbar wäre, dafs nämlich die Epitheliumbildung namentlich aus dem Fibrin des Bluts geschieht. Bei einer qualitativ fehlerhaften Beschaffenheit desselben müfste 'auch die Epithelium-Bildung fehlerhaft vor sich gehen, und damit scheint übereinzustimmen, dafs in allen den Zuständen, wo z. B. Molekular-Fibrin im Blute beobachtet, oder das Fibrin sonst als Mater. pecc. erkannt wird, namentlich die Gewebe leiden, welche Epithelium besitzen. So ist es im Katarrh, in Entzündungen der serösen Häute, der Schleimhäute u. s. w., wo, wie wir wissen, gewöhnlich gleich im Anfange der Krankheit das Epithelium massenweise losgestofsen, dann aber, statt Epithelium-Zellen, Schleim- oder Eiterkörperchen gebildet werden. Allein ich habe schon oben meine Gründe gegen diese Ansicht entwickelt, und es spricht dagegen noch ferner, dafs, wenn das qualitativ alienirte Fibrin an einer Stelle die Epithelium-Bildung abnorm unterhält, dies auch überall, wo sich Epithelium befindet, geschehen müfste. — Noch weniger läfst sich diese Ansicht vertheidigen, wenn, wie ich als wahrscheinlich annahm, der gröfste Theil des Fibrin sich in Kügelchenform im Blute vorfindet und als solcher die Ursache zur Blennorhöe wird.

Die natürliche Absonderung der Schleimhäute, aufser dem sich kontinuirlich abschuppenden Epithelium, die theils von den Drüsen derselben, theils von den Zellen der Capillar- und plastischen Gefäfse selber geschieht, besteht in eigenthümlichen Sekreten und Schleim, der aus eigentlichem Schleimstoff, Eiweifs, milchsauren Salzen und Alkohol-Extrakten besteht. Das vorzüglichste Material dazu giebt das Fibrin her und daraus erklärt sich die Verwandtschaft desselben zu diesem Hautgewebe. Die Conjunctiva oculi ist eine Schleimhaut, wie sie die übrigen nach aufsen mündenden Höhlen des Körpers besitzen, und keine seröse Haut, aus welcher sich erst durch die Blennorrhöe die schleimhautähnliche Beschaffenheit derselben entwickelt. Daher sehen wir, dafs Affektionen der anderen Schleimhäute sowohl zu gleicher Zeit mit der Blennorrhöe vorkommen, als auch, dafs sie sympathisch sich in

Mitleidenschaft ziehen oder vikariirend für einander auftreten können. Ich will zum Beweise nur an den Fall erinnern, den Jüngken (über die Augenkrankheit, welche in der belgischen Armee u. s. w. S. 4) erzählt, dafs nämlich an mehreren Orten in der Umgegend von Mainz zur Zeit seines dasigen Aufenthaltes eine Augen-Epidemie herrschte, welche in einem Dorfe wohl an vierzig Individuen mit einem Male befallen hatte, während Mainz davon frei war. Sie erschien gleichzeitig mit der Grippe, welche zu der Zeit in der Umgegend von Mainz vorkam, und bestand in einer katarrhalischen Augenentzündung von gutartiger Natur, welche leicht verlief und fast überall nach kurzer Dauer ohne ärztliche Hülfe schwand. „Unzweifelhaft," sagt der berühmte Ophthalmologe, „war dies eine Grippe, welche sich auf die Schleimhaut der Augen geworfen hatte, und man will bemerkt haben, dafs die Orte, in denen diese Augenkrankheit herrschte, von der gewöhnlichen Grippe frei geblieben sind." —

Die angegebenen örtlichen Ursachen, welche das Auge zum loc. minor. resist. machen, scheinen übrigens nicht so stark zu sein, als die spezifische Verwandtschaft, welche das Pseudoplasma zu deu verschiedenen Geweben des Körpers zeigt. Denn man kann doch in der That nicht annehmen, dafs in dem eben erzählten Falle blofs örtliche Gründe obgewaltet hatten, wefshalb die dem katarrhalischen Procefs überhaupt zu Grunde liegende Materia peccans in dem einem Falle die Conjunct. palpebr.. et sclerot., in dem andern die Schleimhaut des Rachens, der dort gelegenen Drüsen u. s. w. ergriff. Es müssen vielmehr in jenen Orten, wo die Ophthalm. catarrh. die Leute befiel, solche schädlichen Ursachen obgewaltet haben, welche dem Pseudoplasma die Beschaffenheit ertheilten, dafs die Conjunct. oculi zum Krankheits-Heerde wurde. Wir sind freilich jetzt noch nicht so weit, dafs wir die qualitativen Unterschiede in den verschiedenen Pseudoplasmen mit unsern Reagentien erkennen könnten: aus dem verschiedenen Verhalten aber, das die Gewebe des Organismus dagegen zeigen, erkennen wir, dafs solche Unterschiede existiren.

Nachdem ich gezeigt habe, wie die Schleimhäute überhaupt durch die Mater. pecc. und die des Auges noch aufserdem durch die örtlichen Ursachen zum loc. minor. resist. geworden waren, ist mir noch übrig, nachzuweisen, wefshalb die Schleimhaut der Augenlieder, und namentlich die des unteren zum Heerde des Krankheits-Prozesses wurde. Der Gründe dafür giebt es mehrere. — Die Schleimhaut der Augenlieder besitzt im gesunden Zustande sehr viel Capillargefäfse und zwar solche, welche Blutkügelchen zu führen im Stande sind. Sowohl diese, als auch der Papillar-Körper, der bekanntlich aus Schlingenbüscheln von Capillargefäfsen und Schlingen von Nervenfibrillen besteht, die durch feinen Zellstoff zusammengehalten werden, (S. Krause, Handbuch der Anatomie I. S. 113 und 514) verleihen der Conjunct. palpebr., namentlich der unteren, die leichte sammtartige Rauhigkeit und die röthliche Farbe. Die Papillen stehen an der Umbeugungsstelle der Conjunct. einzeln und sind hier $\frac{1}{16}'''$ bis $\frac{1}{10}'''$ hoch und breit; hinter dem Tarsus sind sie kleiner, $\frac{1}{33}'''$ — $\frac{1}{13}'''$ hoch und breit, und stehen theils einzeln, theils zu gleich hohen und breiten Riffen verschmolzen. Aufserdem ist sie mit sehr vielen, kleinen Schleimdrüsen versehen. — Die Capillargefäfse der Schleimhaut der Augenlieder und der Choroidea sind diejenigen Gefäfse, von wo die sehr feinen, plastischen, serösen Gefäfse der durchsichtigen Gewebe des Auges ihren Anfang nehmen. Dafs dem so sei, sieht man, wenn die Stase der Augenlied-Capillargefäfse sich auch auf die Conjunct. sclerot. fortsetzt: dann sieht man, wie von dort die Gefäfse zu dieser herüberlaufen. Ich habe schon gesagt, dafs diese serösen Gefäfse der durchsichtigen Gewebe des Auges so fein sind, dafs sie, geschweige ein Blutbläschen, nicht einmal die weit kleineren Fibrin-Molekule zu führen im Stande sind; daher seihen sich diese an der Ursprungsstelle jener gleichsam ab, sie bleiben in den Capillargefäfsen der Augenliedschleimhaut, und den Gefäfsbüscheln, welche die Papillen bilden. Indem aber nicht blofs das Molekularfibrin, sondern auch die Blutbläschen dieses Blutes selber die Nerven des Vasomotorius und die Gefäfse selbst reizen, entsteht eine Stase, welche nothwendigerweise zur Folge hat, dafs die Papillen und die Capillargefäfse mehr Blut fassen, wodurch die gröfsere Rauhigkeit und Röthe der Conjunct. palpebr. entsteht. — Ich glaube auch nicht unpassend auf ein anderes Moment aufmerksam zu machen, wefshalb das untere Augenlied vorzugsweise ergriffen wurde, nämlich die niedrigere Lage, die es hat. Wie wir sehen, dafs öfter der untere

Theil der rechten Lunge affizirt ist, als der obere: so verhält sich auch die Sache am Auge. Ob auch, was häufig bemerkt wurde, die Eiter-Depots in der Falte zwischen dem unteren Augenliede und dem Augapfel dadurch entstanden, dafs sich die von dem obern Augenliede abgesonderten Eiterkörperchen nach unten herunterspülten und sich ansammelten, läfst sich wohl vermuthen.

Durch die Stase in den Capillargefäfsen und den Papillen häufte sich das Molekular-Fibrin an und es wurde von den Zellen der Gefäfse und der Drüsen assimilirt und in Gestalt von Schleim oder Eiter ausgeschieden; wie wir denselben Procefs in Katarrhen anderer Schleimhäute ebenfalls beobachten. In Fällen, wo der flüssige Faserstoff die Stase erregt, sehen wir dagegen, dafs auch von den Schleimhäuten (Lungenzellenschleimhaut z. B.) ein flüssiges, aus Plasma bestehendes Exsudat ausgeschieden wird. Auch dieser Umstand spricht für meine Ansicht, dafs das Fibrin grofsentheils in Molekular-Form im Blute vorhanden war. —

Die Exposition, die ich bis jetzt gegeben habe, bezieht sich allein nur auf das Stadium der Blennorrhöe, wo sich diese auf die Schleimhaut des unteren Augenliedes allein beschränkte. So verhielt sich die Sache bei dem gröfseren Theile der Kranken, die beim Füsilier-Bataillon vorkamen; jetzt ist es meine Pflicht, die Gründe zu entwickeln, welche bei den drei Augenkranken, deren Geschichte ich erzählt habe, das Leiden zu der geschilderten Höhe steigerten. Denn ich glaube, dafs man wohl mit Recht annehmen darf, dafs bei diesen, wie bei den andern, der Krankheits-Procefs zuerst auf der Conjunct. palpebr. begonnen, dafs also die Papillarbildung und Schleimabsonderung auf dem unteren Augenliede namentlich schon längere Zeit bestanden hatte, ehe sich die Stase auch auf die serösen Gefäfse der Conjunct. sclerot. verbreitete. Und zwar wurde durch dieselbe die Bindehaut der Sclerotica nicht in einen blennorrhoischen Zustand versetzt, sondern es bildete sich eine blofse Ophthalmie aus, die bald mehr den katarrhalischen, bald mehr den rheumatischen Anstrich hatte, wefshalb ich die Krankheits-Form dieser drei Soldaten Blepharo-Blennorrhöa et Ophthalmia gastrica-catarrhalis sive rheumatica genannt habe.

Ich befinde mich hier in einiger Verlegenheit, denn man

kann mir mit Recht entgegenwerfen, dafs ich durchaus nicht befugt bin, das Augenleiden dieser drei Soldaten als auf demselben Blutleiden beruhend zu betrachten, als das der übrigen, wo sich der Krankheits-Procefs einzig und allein auf das untere Augenlied beschränkte. Und zwar aus dem einfachen Grunde, weil ich das Blut dieser letzteren Kranken nicht untersucht habe. Denn es könnte ja möglicherweise das Blut dieser ein ganz anderes gewesen sein, als bei jenen, anstatt dafs ich nur einen höhern quantitativen und qualitativen Grad desselben bei jenen dreien anzunehmen gesonnen bin. Ich kann in der That diesen Einwurf, wenn er mir wirklich gemacht werden sollte, mit Nichts zurückweisen: jedoch vertröste ich mich mit der gewissen Erwartung, dafs, wenn es mir nicht beschieden sein sollte, dieser oder jener es sich angelegen sein lassen wird, entscheidende Thatsachen dafür zu gewinnen. Die Gelegenheit dazu wird leider nicht fehlen, da selbst mit den Helmen und dem Waffenrocke, die jetzt an die Stelle des Czacko's und der Jacke getreten und in mancher Beziehung zweckmäfsiger sein mögen, doch nicht die gröfsere Reihe von Schädlichkeiten, welche wir als die, für die Blennorrhöe vorbereitenden und gelegentlichen Ursachen erkannt haben, weggezaubert worden ist.

Die Gründe, wefshalb bei jenen drei Augenkranken das Leiden einen so hohen Grad und einen akuten Charakter angenommen hat, können mehrere gewesen sein. Der eine von ihnen, der Füsilier Hein, hatte schon vor einem Jahre eine Ophthalmia catarrhalis gehabt und defshalb konnte bei ihm die Schleimhaut des Auges der loc. minor. resist. geworden sei, also mufste die Reaktion auf den Reiz stärker ausfallen. Mit diesem Grunde sieht es aber nicht sehr gut aus: denn man kann mit Recht fragen, wefshalb entstand dann im vorigen Jahre jene Ophthalmie? — Was waren also damals die Gründe, welche bei diesem Soldaten das Auge zum loc. minor. resist. machten?

Hier bleibt nichts weiter übrig, als die bekannten örtlichen und allgemeinen schädlichen Momente anzuklagen. Zu den letzteren kommt bei diesem Kranken und dem Füsilier Schürmann der abdominale Habitus und bei dem Füsilier Kopath die skrofulöse Disposition. Abdomineller Habitus und Skrofulosis geben vorzugsweise ein Moment zu Augenkrankheiten ab. So sagt z. B. Jüngken: „die Prädisposition zu Ophthalmien kann konstitutionell und individuell sein. Jenen Zustand finden wir vorzüglich zur Zeit heftiger Ost- und Nordwestwinde, zu einer Zeit, wo schnelle Temperatur- und klimatische Veränderungen wechseln, zur Zeit grofser Hitze und besonders einer schwülen Gewitteratmosphäre. Individuell finden wir die Prädisposition theils durch Dyskrasien und Cachexien entwickelt, besonders durch Scrofulosis und Abdominalbeschwerden, theils durch alle diejenigen Ursachen, welche Veranlassungen zu heftigen Congestionen nach den Sehorganen geben, und die Augen in einem gereizten Zustande erhalten."

Es ist aber mit diesen, auf der Oberfläche sich haltenden Angaben, so nicht sehr viel gewonnen, da wir über das Wesen der Skrofulosis und die Entstehung des abdominellen Habitus so gut wie gar nichts wissen. Beruhen beide Krankheits-Processe auf Störungen der regressiven Metamorphose, wie es von dem letzteren wohl anzunehmen ist, so ist es erklärlich, dafs bei dieser allgemeinen Prädisposition die schädlichen Momente, die wir für die Blennorrhöe als veranlassend erkannt haben, stärker einwirken, also quantitativ und qualitativ die Beschaffenheit des Pseudoplasma steigern mufsten. Dieser Punkt ist einer besonderen Untersuchung sehr von Nöthen. — Unter jenen drei Soldaten waren aufserdem zwei Westphalen und es ist die Frage, ob das harte Wasser Berlins nicht auch noch als ein das Blutleiden steigerndes Moment zu betrachten wäre. —

Allein auch gegen diese Gründe lassen sich mehrere Einwendungen machen: denn es befanden sich unter den 20 Soldaten, deren Augenleiden sich auf die Papillenbildung und auf die Schleimabsonderung beschränkte, auch Rekruten aus Westphalen, auch Subjekte mit abdominellem und scrofulösem Habitus.] Warum also steigerte sich auch bei diesen das Leiden nicht zu einer solchen Höhe? — Wir müssen daher annehmen, dafs während bei allen das Blutleiden und die Affektion des untern Augenliedes schon bestand, diese drei Soldaten noch von allgemeinen oder örtlichen Ursachen besonders getroffen wurden; der zuletzt erkrankte, Füs. Hein, gab eine Erkältung an, die er sich beim Reinigen der evakuirten Stube zugezogen hatte, und es ist dies als ein hinlänglicher Grund für die Steigerung des Leidens zu betrachten.

Da aber diese drei Soldaten von einer und derselben Stube waren, so mufs man billigerweise daran denken, dafs eben darin die Momente liegen, welche das Augenleiden einen so hohen Grad erreichen liefsen: und um so verdächtiger mufs daher der Umstand sein, dafs auf dieser Stube der erwähnte Rekrut aus Westphalen lag, der mit der chronischen Augenlied-Blennorrhöe angekommen war. Es wäre daher sehr wohl möglich, dafs auf irgend eine Weise eine Uebertragung des Sekretes von diesem auf jene drei, die so sehr wegen ihres Blutleidens an und für sich disponirten, stattgefunden hat, wodurch die Steigerung des chronischen Leidens zu dem akuten bewirkt wurde. — Eine Uebertragung des Sekretes von der Schleimhaut des unteren Augenliedes von dem westphälischen Rekruten auf die Augen der ersteren 3 Soldaten könnte z. B. durch den Gebrauch des einen Waschnapfs geschehen sein, den die auf einer Stube liegenden 10 Soldaten gemeinschaftlich besitzen. Hierdurch würde sowohl das Auge noch mehr zum loc. minor. resist., als auch das Blutleiden in der oben entwickelten Art und Weise gesteigert worden sein. Das Sekret würde als Contagium gewirkt haben. —

Hierbei ist aber wiederum nun die Frage, wefshalb gerade diese drei, und nicht noch mehr Soldaten von jener Stube von der Blennorrhöe und Ophthalmie ergriffen wurden, worauf man zur Antwort geben kann, dafs jene gerade als Rekruten, Westphalen und wegen ihrer Constitution dazu mehr disponirt waren. Welcher von jenen angegebenen Gründen aber vorzugsweise die Veranlassung zur Steigerung des Krankheits-Proeesses gegeben, das lasse ich dahin gestellt. — Dafs aber der blennorrhoische Zustand eher da war, als die Ophthalmie der Conjunct. sclerot., das ist meiner Meinung nach nicht zu bezweifeln: denn die Kranken waren sich selber bewufst, dafs längere Zeit vorher eine stärkere Schleimabsonderung an dem Auge statt gefunden hatte, und dann sehen wir selber, dafs die Papillen auf dem unteren Augenliede schon sehr entwickelt waren, während die Stase in den Gefäfsen der Conjunctiva bulbi oculi sich allmählich hervorbildete. — Gewöhnlich pflegt die Blennorrhöe umgekehrt aus der Ophthalmie zu entstehen und zwar weniger durch anatomische Veränderung der ergriffenen Schleimhaut, als durch Veränderung des die Ophthalmie früher bewirkt habenden Pseudoplsma's, wofür in der übrigen speziellen Pathologie genug Analogieen vorhanden sind.

Ich habe den Charakter der Blennorrhöe den gastrisch-katarrhalischen oder gastrisch-rheumatischen genannt. Für den katarrhalischen und rheumatischen Charakter sprechen: die krankmachenden Schädlichkeiten. Das nafskalte Wetter, die Nordwestwinde, Stürme; die häufigen allgemeinen und örtlichen Erkältungen, welche sich die Soldaten zuzogen. Als mittelbare Folge davon auf den Organismus sehen wir das Molekular-Fibrin im Blute. — Sodann sprechen dafür: die Steigerung der Blennorrhöe zur Ophthalmia catarrhalis oder rheumatica, wofür die Art der Stase, die schleimige oder thränenklare, brennend heifse, ätzende Absonderung spricht. Endlich die Verschlimmerung des Augenleidens bei Witterungswechsel und zufälligen Erkältungen. —

Das gastrische Moment suche ich ebenfalls, wie schon entwickelt worden, in den schädlichen Einflüssen, namentlich der einem Miasma ähnlichen Stubenluft in den Kasernen. Man mufs dies kennen, um sich einen Begriff davon machen zu können. Um so mehr mufs man die feste Natur dieser Soldaten bewundern, dafs sie im Ganzen doch noch in nicht grofser Anzahl von solchen Krankheits-Processen befallen werden, die den gastrischen Charakter an sich tragen, wozu sowohl die Gewöhnung an die Schädlichkeit als auch der nothwendige Aufenthalt im Freien beitragen mag. Wäre dies nicht der Fall, so würden sich die üblen Folgen des Zusammenwohnens weit stärker zeigen. Leute, deren Constitution schwächer ist, habe ich namentlich während des Aufenthaltes in Lazarethen, wo freilich die Luft noch etwas schlechter zu sein pflegt, sehr bald von gastrischen Leiden, sei es gastrischen Fiebern, gastrischem Durchfall, Typhus, Ikterus, Panaritien, Furunkeln u. dergl. mehr, befallen werden gesehen, Leiden, die unter der fortdauernden Einwirkung der krankmachenden Schädlichkeiten einen sehr langwierigen Verlauf und grofse Bösartigkeit zu zeigen pflegen. — Sodann spricht für die gastrische Combination die hypinotische Beschaffenheit des Blutes, das sich durch gröfseren Reichthum an sehr vüd qualitativ- abnormen Farbstoff enthaltenden Blutbläschen auszeichnete. Zugleich befindet sich das Eisen im Haematin in einem sehr geringem Grade oxydirt. Aus beiden Umständen erklärt sich die dunkle, fast schwarze Farbe des Bluts. Zwar scheint hiermit die Blutbläschen-Menge, welche die Andral-Gavarret'sche Methode ergiebt, nicht zu stimmen; allein ich habe schon oben, (Seite 283) meine Gründe entwickelt, aus denen ich schliefse, dafs jenes Resultat nicht das richtige ist. Ganz neuerdings hat Scharlau (Archiv für physiol. Medic. 1843, IV. S. 566) durch Elementaranalysen die gewifs bemerkenswerthe Thatsache herausgestellt, dafs das venöse Blut der an gastrischen Fiebern leidenden Kranken mehr Kohlen- und Wasserstoff enthält, als das der Gesunden. Wenn im eingetrockneten gesunden Blute des Menschen 52,7 K., 18,6 N., 7,5 H. und 21,2 O.; so ist das Verhältnifs des Kohlenstoffs zum Wasserstoff im gesunden Blute ungefähr so, dafs auf 1 Theil Wasserstoff 7 Gewichtstheile Kohlenstoff kommen. Dagegen hat nun Scharlau gefunden, dafs z. B. das Blut eines Mannes, der an Unterleibsvollblütigkeit, Anschwellung der Milz und periodischem Bluterguſs aus der Dünndarmvene litt, 51,6 K. und 4,3 H. bestand, wo also das Blut 23 Pr. C. zu viel Kohlenstoff enthielt. Offenbar mufs diese gröfsere Kohlenstoff-Menge in einer qualitativ abnormen Beschaffenheit des Haematin beruhen, die durch mangelhafte Einwirkung des Sauerstoffs zu Stande kommt. — Es thut mir leid, dafs ich das Blut meiner Kranken keiner Elementar-Analyse habe unterwerfen können: sollten aber Chemiker von Fach es für werth halten, dies zu thun, so steht es ihnen zu Diensten: denn ich habe es sorgfältig eingetrocknet aufgehoben.

Den anderen Beweis für die gastrische Combination liefert sowohl der Genius epidemicus, welcher als der gastrisch-katarrhalische oder rheumatische anerkannt ist; endlich die Beobachtung von Gastricismus und Saburralfieber, welche Wilmanns gemacht hat. Auch das häufige Vorkommen von Furunkel vor der Epidemie möchte dafür sprechen. Aehnliches habe ich in Stettin beobachtet. Im Sommer und Herbst, wo der Typhus herrscht, kommen Furunkel unter den Soldaten sehr selten vor, dagegen epidemisch im Winter.

Man pflegt zu sagen, Katarrhalfieber gehen in gastrische über und stellen dann die Febr. gastr. catarrh. dar. Dies geschieht aber nur in den Fällen, wenn sich zu dem Pseudoplasma, welches dem Katarrh zu Grunde liegt, noch das hinzu erzeugt, welches die venösen Abdominalfieber überhaupt hervorruft, nämlich eine quantitative und qualitative Abänderung des Haemato-Globulin.

Ich glaube mit diesen Untersuchungen alle die Data gegeben und entwickelt zu haben, dafs sich jetzt Jeder von selbst eine historisch-genetische Einsicht in den ganzen Krankheits-Procefs und seinen Verlauf verschaffen kann und will mich jetzt nur damit begnügen, einige örtliche und allgemeine Erscheinungen zu besprechen.

Das Fieber, welches sich bei zweien von den drei Kranken, dem Füsilier Kaboth und Schürmann, entwickelte, müssen wir betrachten, als ein gemischtes, d. h. von dem peripherischen und Central-Nervensystem zugleich ausgehendes, wie es die meisten anhaltenden und nachlassenden Fieber zu sein pflegen. Bei dem ersten entstand es am 8ten Tage der Krankheit, einen Tag später, als auch das linke Auge von der Ophthalmie, die hier mehr den katarrhalisch-rheumatischen Anstrich hatte, ergriffen wurde; bei dem letzteren erhob es sich am 5ten Tage und am 6ten Tage begann die Entzündung auf dem anderen Auge sich zu zeigen und bei diesem war sie mehr rheumatiscber Natur. Auch zu der Zeit, wo bei diesem zum zweiten Male das Fieber sich einstellte, am 21ten Tage, verschlechterten sich die Augen durch Zunehmen der Entzündung und der übrigen örtlichen Symptome. Weder das Fieber allein rief die Ophthalmie hervor, denn dagegen spricht, dafs anfänglich gar kein Fieber da war, wo schon das eine Auge bedeutend entzündet war: noch rief die örtliche Affektion das Fieber hervor, weil z. B. in dem einem Falle die Entzündung auf dem andern Auge später entstand als das Fieber. Entzündung und Fieber betrachte ich vielmehr als den Coëffekt einer und derselben Ursache, nämlich der quantitativ und qualitativ stärker werdenden abnormen Beschaffenheit des bekannten Pseudoplasma, dessen Reiz auf die Nerven und Gefäfse des Auges und auf die Central-Organe des Nervensystems energischer sich äufserte. Dies sehen wir namentlich bei dem zweiten Kranken, der sich um den 20ten Tag eine

Erkältung zuzog: sofort entstand wieder Fieber und stärkere Entzündung der Conjunct. oculi. Die Reizung der Central-Organe des organischen wie animalischen Nervensystems, glaube ich, wurde namentlich durch das sich mehr oder minder in chemischer Zersetzung befindende Pseudoplasma (Fibrin und Blutbläschen) bewirkt, wie dies z. B. in gastrischen, typhösen Fiebern und dergl. mehr der Fall ist. Das Fieber hatte auch bei beiden Kranken mehr einen torpiden Charakter; der Puls war ziemlich frequent, an 100 Schläge zur Zeit der Exacerbation machend, dabei klein und unterdrückt; die Haut meist heifs, aber trocken.

Dafs übrigens das Fieber ohne viel Einflufs auf den Verlauf der ganzen Krankheit war, geht deutlich daraus hervor, dafs bei dem dritten Kranken, wo es wahrscheinlich bei dem phlegmatischem Temperamente desselben wegen grofser Reizlosigkeit des Nervensystems gar nicht zu Stande kam, die Dauer der Krankheit denselben Zeitraum (4 Wochen) inne hielt; dafs es bei dem ersten Kranken schon nach 3 Tagen verschwand und auch bei dem Füsilier Schürmann, (wo es zweimal auftrat, weder den Krankheits-Verlauf abkürzte noch verlängerte.

Die Papillen-Bildung auf der Schleimhaut des unteren Augenliedes erklärt sich aus dem anatomischen Baue der Papillen sehr leicht: durch die Blutstase und stärkere Anhäufung des Molekular-Fibrin in ihnen traten sie hervor, und zeigten sich um so stärker, weil das Epithelium losgestofsen war. Auf der Conjunct. sclerot. kann sich der Papillar-Körper nicht ausbilden, weil diese bekanntlich keine Papillen hat. — Die verschiedene Form derselben hat wohl nicht viel auf sich: sie wird vielleicht bewirkt durch eine Verschiedenheit in dem anatomischen Baue der Papillen selbst, ihre Gröfse, dichteres Beieinanderstehen u. s. w. Falls das Leiden des Blutes in der Art sich ändert, dafs die normale Beschaffenheit desselben hergestellt oder es in seiner Qualität so umgestaltet wird, dafs ein anderes Gewebe oder Organ zum loc. minor. resist. wird, so hört die Stase in den Gefäfsen der Augenschleimhaut auf: die Papillen werden normal und es bildet sich neues Epithelium. — Nicht so wahrscheinlich ist es mir, dafs, falls auch das Blut wieder normal wird, die Stase in den Augenlied-Gefäfsen andauert, also, wie man zu sagen pflegt, das örtliche Leiden aus Gewohnheit fortbesteht. Denn in allen Fällen, wo die Soldaten in ihr altes Verhältnifs zurückkehren, also die schädlichen Einflüsse wieder auf sie einwirken, da bildet sich die alte Blutbeschaffenheit aus. Wichtig wäre es, wenn man erfahren könnte, ob das Augenleiden der Soldaten, die in ihre Heimath entlassen wurden, vollkommen beseitigt worden ist. —

Ein anderer interessanter Punkt, der der Beachtung der Ophthalmologen sehr würdig ist, scheint mir die eigenthümliche Gefäfs-Verbreitung in der Ophthlam. rheumat. zu sein; es sind die Gründe zu entwickeln, wodurch der sogenannte rheumatische Gefäfskranz um und auf der Cornea entsteht. Er ist nicht blofs ein Zeichen des Keratitis, sondern auch des Rheuma der Augenmuskeln, der Sklerotika, (wie in unserm Falle), des Orbicutus ciliaris u. s. w. Virchow in seiner Dissertation (de Rheum. präs. corn.) hat diesem Puukte grofse Aufmerksamkeit geschenkt und sagt darüber folgendes: „Arteriae, quae certe in phlogosi maxime spectandae sunt, omnes ex ophthalmica oriuntur: profundiores ciliarium et posticarum longarum et anticarum propago, sublimes muscularium sunt. Itaque coronae rheumaticae pars profunda arteriis adscribenda, quas Pappenheim in animalibus jam vidit: sublimis vero illis, quae cum fibris tendineis, e circulo musculorum rectorum tendineo, intra corneae laminas prolongatis decurrunt. Plexus sublimis scleroticae ibi exoritur, ubi arteriae ciliares anticae eam perforant; alterum, in cellulosa adnatae apparentem, non vasa adnatae, sed maximam partem muscularia constitnunt. Evicit me potissimum Pappenheimii experimentum, qui vasis conjunctivae incisis vel excisis initio ne depletionem quidem vasorum corneae vidit: cui accedit nota illa res, quod in albo oculi rheumate affecti eo rariora vasa cernuntur, quo remotior a cornea locus conspicitur." —

Den Gefäfskranz, der bei zweien von meinen Kranken bemerkbar war, erkläre ich mir aus der anatomischen Beschaffenheit der Conjunct. oculi. Die Conjnnct. sclerot. bildet nämlich (Krause, Handbuch der Anatomie, I. S. 524) an dem vorderen Rande der Sclerot. und auf dem Rande der Cornea einen etwas dickeren, schlafferen, wulstigen Ring von 1 Linie Breite, den Annulus conjunct.; dafs hier die Gefäfs-Verbreitung stärker sein und sich mehr herausstellen mufs, ist einleuchtend. — Die Conjunct. Corneae besitzt keine Schleimdrüsen: auch aus diesem Grunde wurde sie vielleicht nicht in den Krankheits-Procefs hineingezogen, da das Pseudoplasma zu ihr keine physiologische Verwandtschaft zeigte.

Bei dem einen Kranken, dem Füs. Schürmann, dessen Ophthalmie am meisten den rheumatischen Charakter an sich hatte, erschien eine Phlyktäne, die sich aber nicht in ein Geschwür verwandelte. — Virchow stellt in seiner angezogenen Dissertation die Ansicht auf, dafs, wie die Phlyktänen bei der katarrhalischen Ophthalmie mit dem Aphthen-Exanthem verglichen würden, so die Phlyktänen in der rheumatischen Ophthalmie, dem Rheuma Corneae u. s. w. als ein Friesel-Exanthem anzusehen seien, welches eine Supplementar-Krise darstelle. Ich habe gegen diesen Gedanken einige Einwendungen zu machen. Das Friesel-Exanthem enthält, so viel ich weifs, nicht, wie andere Exantheme, Plasma, sondern die nächsten Bestandtheile des Schweifses, wie milchsaure und essigsaure Salze oder die Säuren allein, woher die saure Reaktion herrührt. Auch gehen Frieselbläschen nie in Geschwüre über: der Inhalt trocknet ein und die Epidermis schuppt sich ab. Da aber sowohl die Phlyktänen bei der Ophthalmie catarrh. als im Rheuma der Cornea in Geschwüre übergehen können, so liegt wohl die Vermuthung nahe, dafs sie Plasma enthalten. Auch ist nicht einzusehen, wie auf der, der Schweifsdrüsen entbehrenden Cornea, sich Frieselbläschen bilden können. — Eine chemische Untersuchung des Inhalts der Phlyktänen in verschiedenen Ophthalmien wäre daher sehr wünschenswerth, aber vielleicht unmöglich.

Ebenso so ausgezeichnet sind die sogenannten abdominellen Gefäfse. Ich glaube, dafs diese verschiedene Art, wie sich die feinen, nur gröfstentheils Plasma führenden Gefäfse des Auges in Krankheiten zeigen, den besten Beweis dafür abgiebt, dafs das Pseudoplasma, welches den Krankheiten zu Grunde liegt, dieselbe bedingt. (Carcin., Fung., Varicoc.)

Die Lichtscheu, welche sich zu Zeiten bei den Kranken zeigte, erklärt sich durch Affektion der Retina, in deren feinen Gefäfsen vielleicht mit dem Plasma Molekular-Fibrin kreisete. Am frequentesten ist bekanntlich dies Symptom in den skrofulösen Ophthalmien und Blennorrhöen: eine Untersuchung des Bluts in diesen Zuständen würde diese Vermuthung zur Gewifsheit erheben, falls auch hier im Blute Molekular-Fibrin sich finden sollte.

Es war diese Blennorrhöe und Ophthalmie kein blofses Symptom, wodnrch sich das Blutleiden bemerkbar machte, ähnlich wie z. B. die gelbe Färbung der Häute des Auges im Icterus nichts weiter ist, als ein Symptom desjenigen Blut-Zustandes, welcher dem Icterus zu Grunde liegt. Denn Niemandem fällt ein, die gelbe Färbung der Sclerotica z. B. für eine Krankheit zu halten, sondern jeder hält sie allein nur für ein Symptom, das freilich für das Sehe-Vermögen störend werden kann. Worin beruht also der Grund, dafs wir in jenem Falle von einer Augenkrankheit sprechen? Offenbar darin, dafs durch jenes Blutleiden die Vegetation und Funktion mancher Gewebe des Auges so abgeändert wird, dafs eine bedeutende Abweichung vom Ideal entsteht; während die Schleimhaut im normalen Zustande und bei normaler Blutbeschaffenheit z. B. das exkrementielle Fibrin physiologisch abscheidet, müssen ihre Drüsen jetzt das pathologisch veränderte verarbeiten: sie wird also, wie die Blutgefäfse und Nerven, dadurch in einen Zustand der Reizung versetzt, bei welchem ihre Funktion und Vegetation nicht normal bleibt. — Die anatomische Struktur der Gewebe wird verletzt und vermöge der Sympathie nehmen die nächst gelegenen, ähnlichen Gewebe, an diesem Zustande Theil. — Dagegen haben z. B. die Gallenstoffe des Bluts zu den Drüsen der Schleimhaut gar keine Verwandtschaft: sie erleiden, während sie in den Gefäfsen des Auges cirkuliren, durch die metabolische Kraft der Zellen keine Veränderung: sie bestimmen also auch nicht die Nerven, Gefäfse und Drüsen zu abnormen Funktionen, in deren Folge die Vegetation sich ändern könnte.

Ein anderer wichtiger Punkt, der unser Interesse in Anspruch nimmt, scheint mir die pathologische Veränderung der Se- und Excreta zu sein, die wir bei unsern Kranken wahrgenommen haben. Ich habe gezeigt, dafs bei allen dasselbe Blutleiden, soweit wir es nämlich mit unseren Reagentien erkennen können, und dasselbe örtliche Leiden vorhanden war; aufserdem erfuhren sie im Ganzen und Grofsen, eben aus diesem Grunde, dieselbe Behandlung, und dennoch bemerken wir in den pathologischen Veränderungen des Sekrets von der kranken Augenlied-Conjunktiva und des Harns sehr bemerkbare Verschiedenheiten. Während bei Zweien, dem Füs. Kaboth und Hein ersteres gleich im Anfange mehr schleimig, eiterartig und alkalisch war, zeigte es sich bei dem Schürmann thränenklar, sehr wenig alkalisch und in grofser Menge. — Ebenso der Harn! Während wir beim Füsilier Kaboth fast immer die reine krystallisirte Harnsäure vorfinden, sehen wir bei dem Schürmann meist die Sedim. lateric., ein Mal Fibrin und zuletzt auch die Harnsäure-Krystalle; bei dem dritten endlich, dem Füs. Hein, der mit Ausnahme der grofsen Kalomel-Dosen die nämliche Behandlungsweise erlitt, finden wir die Sedim. lateric., Tripelphosphat-Krystalle, gerinnbaren, fibrinhaltigen Harn; reine Harnsäure-Krystalle u. s. w. — Ebenso waren die Tage, an welchen der Harn diese pathologischen Veränderungen zeigte, ziemlich differirend; während sie beim Füsilier Kaboth am 8, 10, 13, 14, 15, 16, 17, 19, 21, 22, 24, 25ten Tage vorkommen, finden wir sie bei dem Schürmann am 7, 8, 9, 10, 12, 14, 16, 17, 20, 21, 22, 23, 25, 26, 27, 28ten Tage, und bei dem Hein am 3, 4, 5, 6, 7, 8, 9, 14, 17, 18, 23, 25, 26 und 28ten Tage. Es stellte sich hierbei aber das Gesetz heraus, dafs die pathologischen Veränderungen im Harn bei den beiden letzten genau mit dem 28ten Tage, der 8ten $3\frac{1}{2}$tägigen Periode aufhörten; wie sich die Sache bei dem Füs. Kaboth, wo dies mit dem 25ten Tage geschah, verhält, ob der Anfang der akuten Krankheit nicht der angenommene ist oder ob die Zersetzung und Ausführung der Mater. pecc. wirklich eher als mit dem 28ten Tage beendigt war oder was sonst für Gründe für diese Abweichung von der Regel da waren, das steht nicht mehr in meiner Macht, jetzt zu ermitteln; das andere Gesetz war das, dafs sich auch bei den beiden letzteren Kranken gegen Ende im Harn meist die reinen Harnsäure-Krystalle zeigten, ähnlich wie bei den Entzündungen und Erysipelen.

Dieses Blutleiden und die darauf basirende Blennorrhöe und Desorganisation auf der Conjunct. ocul. dauerte gerade 28 Tage: denn mit diesem Tage hörten die pathologischen Veränderungen des Harns vollkommen auf. Ob die angewendeten Mittel eine Beschleunigung des Krankheits-Verlaufes bewirkt haben, möchte ich bezweifeln; auf der andern Seite mufs man aber zugeben, dafs sie zur Herabstimmung des örtlichen Krankheits-Processes beigetragen haben. Denn es wurde theils durch die allgemeinen und örtlichen Blutentleerungen, durch die in Eiterung erhaltenen Vesicator-Wunden, durch Mittel, welche die Ausleerung des Pseudofibrin bewirkten, ein grofser Theil der Materia pecc. entfernt und daher die damit überladenen Blutgefäfse der Bindehaut des Auges einigermafsen davon befreit. Dasjenige Mittel aber, welches die Entfernung der Krankheitsmaterie am meisten bewirkte, war der Sauerstoff der atmosphärischen Luft, durch dessen Einwirkung das Molekular-Fibrin des Blutes zersetzt, in Folge dessen die abnormen Harnbestandtheile, wie das harnsaure Ammoniak u. s. w. entstanden. Ich bin überzeugt, dafs auch ohne alle positive Mittel, nur durch Abhaltung aller der Schädlichkeiten, welche die weitere Erzeugung des Molekular-Fibrin bewirken konnten, wie durch die Einwirkung einer reinen, frischen Luft, guten Wassers und schmaler Kost das Blut- und Augenleiden von selbst beseitigt worden wäre. Dies wäre ein Beispiel von sogenannter Naturheilung, der sogenannten Heilkraft der Natur, wie rein man es selten findet. Denn ich glaube, dafs Niemand der Ansicht ist, dafs durch die Absonderung von Eiter oder Schleim von der Conj. ocul., die die Natur bewirkt habe, um sich von der Mat. pecc. zu befreien, wirklich die Entfernung der letzteren und Genesung erfolgt sei. Auch gewifs, wenn das Augenleiden nicht entstanden wäre, würde das Blutleiden ohne wesentliche Störung des gesunden Lebensprocesses rein durch die Einwirkung der Luft vorüber gegangen sein: durch den Sauerstoff wurde sowohl das Molekular-Fibrin zersetzt, als auch die sehr kohlenstoffhaltige organische Eisen-Verbindung, (das Haematin) die Ursache des gastrischen Charakters, in eine höhere Oxydation versetzt, und die Blutbläschen wurden durch Befreiung des Haematin von der Kohlensäure weit fähiger, wegen der gröfseren Absorption von Sauerstoff, die regressive Metamorphose des Molekular-Fibrin zu befördern. — Es haben meist alle Beobachter solcher Augenlied-Blennorrhöen den Genufs der reinen frischen Luft als äufserst wohlthätig anerkannt und ich verweise auf Kutchovsky's und Wilmanns Bemerkung darüber.

Die Gründe, wefshalb bei den drei Kranken, trotz der

gleichen Behandlung, der Verlauf des örtlichen wie allgemeinen Krankheits-Processes doch so mannigfache Abweichungen zeigte, können nur individuelle gewesen sein: woher es aber kam, dafs die Dauer desselben gerade 28 Tage einnahm, läfst sich bis jetzt gar nicht erklären. Vermuthen können wir nur, dafs dieselbe auf der Zersetzung der Materia pecc. beruhte, da mit diesem Tage der Harn normal wurde und das örtliche Leiden vollkommene Abnahme zeigte. Es war also in diesen 28 Tagen die normale Beschaffenheit des Bluts hergestellt worden. Als Analogie dafür können wir höchstens anführen, dafs sich in 28 Tagen bei den Frauen das Blut so verändert, dafs mit diesem Tage die gebildete Mater. pecc. quantitativ und qualitativ ihren Culminationspunkt erreicht. Hier wird aber die natürliche Mischung des Bluts in wenigen Tagen hergestellt, was geschehen kann, weil durch den pathologischen Vorgang, der im Uterus, einigen Hautdrüsen u. s. w. zu Stande kommt, alle Mater. pecc. ausgeschieden wird. Wenn es ebenfalls in diesem Falle in unserer Macht gestanden hätte, alles Molekular-Fibrin mit einem Male aus dem Blute zu entfernen und seine Wiedererzeugung zu verhüten, so wären wir ebenfalls im Stande gewesen, die normale Beschaffenheit des Bluts sofort herzustellen und das örtliche Leiden in einigen Tagen zur Besserung zu führen. — Aehnlich ist die Einwirkung des Hahnentrittes auf das Nervensystem und das Blut der Henne: in 28 Tagen ist davon keiue Spur mehr vorhanden, denn alle Eier, die nach dieser Zeit gelegt werden, sind nicht befruchtet. Wäre es so ganz widersinnig anzunehmen, dafs durch Resorption des männlichen Saamens ins Blut, dasselbe, gleichsam wie durch Contagion, diejenige Eigenschaft erhält, 28 Tage hindurch die aus ihm gebildeten Eier fruchtbar zu machen? Mit diesem Tage haben sich das bei dem damaligen Hahnentritte in der Henne vorhandene Blut und die Zellen des Nervensystems vollkommen regenerirt, so dafs ihm nicht mehr die Kraft inne wohnt, die aus ihm gebildeten Eier auch fruchtbar zu machen. —

Wie viel Zeit übrigens dazu gehörte, diejenige Menge des Molekular-Fibrin im Blute zu erzeugen, dafs die Stase, Losstofsung des Epithelium und Papillen-Bildung in der Conjunct. palpebr. beginnen konnte, ist nicht zu ermitteln: ebenso wenig, ob sich während der Behandlung noch neue Materia peccans bildete.

Nach alle diesem glaube ich, ist es nicht mehr schwierig, eine wirklich rationelle Therapie zu begründen. Die Indikationen, welche zu befolgen sind, möchten etwa folgende sein: 1) die Erzeugung des Molekular-Fibrin im Blute zu verhindern und überhaupt die weitere Verderbnifs des Blutes aufzuhalten. Dazu ist erforderlich, dafs die Kranken aus den Verhältnissen, in welchen sie sich bis dahin befanden, entfernt werden. Man schütze dieselben vor Erkältung, lasse sie reine, frische Luft und gute, aber wenig Nahrung und gutes Wasser geniefsen. 2) die Beschaffenheit des Blutes direkt zu verbessern, also die Mater. pecc. so schnell als möglich aus dem Körper zu entfernen oder in ihrer Qualität milder zu machen. Dazu dienen nun allgemeine Blutentleerungen, wenn sie sich überhaupt mit dem Charakter der Krankheit und der Individualität des Kranken vertragen. Sodann alle die Mittel, welche die Zersetzung des Molekular-Fibrin und höhere Oxydation des Haematin bewirken. Dahin gehört die frische Luft, reines, frisches Wasser. Die Neutralsalze, seien es die mineralsauren oder pflanzensauren, je nach dem Charakter der Krankheit: das Nitr., Kali acet.; oder das Natr. sulph., magn. sulph., kali sulph. Sodann Fufsbäder und warme Bedeckung, um die Thätigkeit des peripherischen Gefäfssystems anzuregen, weil dadurch die Einwirkung des Sauerstoffs verstärkt wird. Alle diese Mittel vermehren die Harn- und Haut-Sekretion durch Zersetzung des Molekular-Fibrin. In vielen Fällen wird man mit diesen allgemeinen Mitteln ausreichen. — Will man noch mehr die Leber und deren Sekretion erregen, um auch hierdurch die Blutmasse zu depuriren, so ist das Kali sulph. mit Jalappe oder das Calomel in grofsen Dosen mit Jalappe indizirt. Man bewirkt damit starke Congestion in den Abdominal-Gefäfsen und vermehrte Ausscheidungen aus dem Blute, und zwar des Fibrin und der Blutbläschen (Galle). Man erweitert gleichsam auf diese Weise den Krankheits-Heerd. Alles dieses kann aber nur da geschehen, wo in der regressiven Metamorphose der Chemismus von der Lebenskraft noch beherrscht wird. In den Fällen aber, wo derselbe einseitig vorherrscht, da mufs man solche Mittel anwenden, die ihn zügeln und sowohl quantitativ als qualitativ zur Norm zurückführen: so das Ammon. muriat., das Ammon. acet.: wo aber wirklich faulige Zustände obwalten, das Chinin, den Sublimat, die Mineralsäuren. — Solche Fälle kamen nun zwar in dieser Epidemie nicht vor: allein in der, welche Kutchovsky schildert, waren sie da, wie z. B. der faulige Geruch aus dem Munde der Kranken bezeugt. Dasselbe ist bei der sogenannten ägyptischen Blennorrhöe, die meiner Meinung nach nur ein höherer Grad der unsrigen ist, sehr häufig der Fall, indem hier das Blut sich, wie zum wenigsten die eine Beobachtung von Varlez andeutet, in vollkommener chemischer Dissolution zu befinden scheint.

Was die Behandlung des Augenleidens selbst anbetrifft, so ist hier die Indikation, das Leiden zu mäfsigen, zu beschränken. Weiter können wir Nichts thun: unterdrücken läfst es sich nicht. Dazu wirkt nun theils die Erfüllung der unter 1. und 2. aufgestellten Indikationen, indem dadurch die demselben zu Grunde liegende Mat. pecc. aus dem Körper herausgeschafft wird. Es werden aber gegen die Stase und Absonderung hier alle die Mittel nützen, welche ableitend wirken. So die Fufsbäder, die Mittel, welche Congestion im Darmkanal erregen. Dann örtliche Blutentleerungen durch Blutegel, Schröpfköpfe, öfter wiederholt; Vesicatore, welche alle 3 Tage frisch gelegt werden, oder ein Haarseil. Hierdurch wird offenbar sowohl Mater. pecc. entleert als auch kräftig abgeleitet. Dann örtlich noch die graue Salbe mit Opium oder Kalomel mit Opium. — Zuletzt auf die kranke Conjunct. die adstringirenden, zur Vernarbung führenden Augenwässer.

Die Anwendung der Kälte, die bei manchen Blennorrhöen, die rein sind, wie z. B. der Neugebornen, bei skrofulösen Kindern u. s. w., nützen mag, bei allen denen aber, wo der katarrhalische oder rheumatische Charakter mitspielt, jedenfalls schädlich ist, glaube ich, war in diesen Fällen auch nicht indizirt. Es würde dadurch nur eine Metastase nach edleren Geweben des Auges erfolgt sein. —

Ich denke mir den Nutzen der Kälte in jenen Fällen so, dafs durch sie eine vehemente Contraktion der in Stase befindlichen Blutgefäfse bewirkt, so die Blutzufuhr fast ganz gehindert, also auch keine Absondernng stattfinden kann. Diejenigen, welche damit glückliche Erfolge erreicht haben,, können nicht glauben, dafs diese Krankheiten blofs örtliche seien, die ihren Boden nicht in einem Leiden des Blutes finden. Es wird aber dieses, bei sonstiger zweckmäfsiger Behandlung, rein durch die Einwirkung guter, frischer Luft, von selbst schwinden, wie ich dies oben auseinandergesetzt habe.

Die Cauterisation der kranken Conjunct. palpebr. mit Höllenstein und anderen Aetzmitteln kann zwar den örtlichen Krankheits-Procefs abändern oder aufheben, aber ebenfalls nicht das Grundleiden beseitigen. Durch die Einwirkung des Höllensteins wird erstens die kranke Conjunctiva sammt ihren Gefäfsen uud Papillen zerstört, indem sich das salpetersaure Silber damit chemisch verbindet. Es wird ein Brandschorf gebildet, und eine neue, spezifische Entzündung gesetzt, in Folge deren der Brandschorf abgestofsen und, wenn es gut geht, an der Stelle der erkrankten Conjunc. eine neue Haut gebildet wird, die in ihren Eigenschaften, anatomischem Bau und Funktionen von der ersteren sehr abweicht, aber mit der Zeit durch Metamorphose ihr wieder ähnlich werden kann. Daher wird so der locus minor. resistent. vernichtet und das Pseudo-Fibrin des Bluts kann hier nicht mehr Stase und Ablagerung bewirken. Werden die Kranken dabei in eine Lage versetzt, wo die früher eingewirkt habenden Schädlichkeiten aufhören, das Leiden des Bluts von selbst schwindet, so kehrt die Blennorrhöe nicht wieder. Oft aber hilft die Cauterisation nicht, sondern die reizende Wirkung des Molekularfibrin ist in den Gefäfsen des unteren Augenliedes so grofs, dafs eine Vernarbung nicht zu Stande kommt, sondern die Blennorrhöe andauert. Häufig ist es auch der Fall, dafs selbst dann, wenn Vernarbung eingetreten war, und das Leiden des Bluts nicht gebessert wurde, mit der Zeit die Blennorrhöe wiederkehrt.

Geht, nachdem die akute Krankheit erloschen ist, das örtliche Leiden in einen chronischen Zustand über, so mufs man untersuchen, worin der Grund hiervon liegt. Erstens kann, durch neue, ununterbrochene Erzeugung der Matter. pecc. des Molekular-Fibrin im Blute, von hier aus der Anlafs gegeben sein; theils durch die Gewöhnung an den durch dieselbe ausgeübten Reiz, theils vielleicht auch, weil die Qualität und Quantität der Mater. pecc. an Stärke verlor, wird die Stase und somit auch die Absonderung und alle übrigen örtlichen Reaktions-Erscheinungen schwächer. Dies ist gewifs der häufigste Grund und es möchte dafür wohl die Beobachtung sprechen, die ich an dem Füsilier Hein gemacht habe. Obgleich sein Augenleiden zu der Zeit, wo er das Lazareth verliefs, ziemlich gehoben war, so bildete sich doch ein chronischer blennorrhoischer Zustand auf der Conjunct. palpebr. wieder aus, als er in sein altes Verhältnifs zurückgekehrt war. Das Exanthem, das er später auf der Schulter bekam, betrachte ich als auf demselben Blutleiden, das vielleicht nur unbedeutend modifizirt war, beruhend und die äufsere Haut wurde nebenbei zum Heerde der Ablagerung gemacht, weil im Sommer der Andrang des Bluts nach den peripherischen Gefäfsen der Haut stärker ist als im Winter. Die Schulter wurde es wahrscheinlich speziell nur aus örtlichen Gründen: das Tragen des Gewehrs, die wärmere Bekleidung, das Lederzeug und der Tornister verursachen hier fortwährend eine mechanische Reizung, die die Stase in den peripherischen Gefäfsen der Haut und die Absonderung des mit Molekular-Fibrin imprägnirten Serum unter die Epidermis bewirkt, wodurch das Exanthem entsteht.

Nachtrag zur Abhandlung vom milchigen Serum, S. 103.

Für Diejenigen, welche sich für das milchige Serum interessiren, das diese Beschaffenheit dem Fette verdankt, will ich eine Stelle aus einem Aufsatze Eisenmann's — „Zur Naturgeschichte der Entzündung“ — in v. Gräfe und v. Walther's Journal, 1834, hersetzen. Eine Vergleichung dieses Aufsatzes mit dem desselben Naturhistorikers in Häser's Archiv, über die Stase (1841), empfehle ich allen denen, welche der Entwickelung der naturhistorischen Schule ein aufmerksames Auge schenken.

Es heifst in jenem Aufsatze, S. 430 also: — in materieller Beziehung aber beobachten wir, dafs die Fibrine, das anerkannt elektro-negative Princip im Blute an Quantität auffallend zunimmt, und im gelassenen Blut die Speckhaut erzeugt, deren Bilduug Berzelius fraglich durch die nun gröfsere Schwere der Blutkügelchen zu erklären sucht. Mit der Fibrine mehrt sich auch die Haematosine, die Substanz der Blutkügelchen, und neben diesen findet noch eine Erscheinung statt, deren Deutung zur Zeit noch nicht gelungen ist. Es findet sich nämlich — wie Tiedemann und Gmelin in Heidelberg zuerst nachgewiesen haben — schon im gesunden Blute eine gewisse Menge talgartiges Fett: im heftig entzündeten aber ist das Serum zuweilen so reich an diesem Fett, dafs es wie Rahm aussieht. Dieses Fett, welches leicht durch Aether ausgezogen werden kann, auch wenn es in der gewöhnlicheren kleineren Quantität vorhanden ist, ist aber nicht etwa eine Eigenthümlichkeit individueller Organismen, wenn gleich nicht geläugnet werden kann, dafs es bei einzelnen Thieren, namentlich bei Kälbern und Pferden, öfters in auffallender Quantität vorkömmt, sondern sein Erscheinen in etwas bedeutender Menge scheint, wenigstens beim Menschen, mit dem phlogistischen Prozefs im Zusammenhang zu stehen, und Traill, dem wir die ersten Beobachtungen dieser Art verdanken, hat das Blut eines Mannes, in welchem er während einer Leberentzündung Fett gefunden hatte, später nach dessen Genesung wieder untersucht, und dieses Fett nicht mehr angetroffen. Wenn das Blut reich an Fett ist, so kann man dieses schon beim Ablassen erkennen, denn nach meinen Beobachtungen hat es dann eine auffallend blafsrothe, rosige Farbe. Dieses fetthaltige Blut hat ein spezifisches Gewicht von 1018 bis 1021, und ist, besonders das zuerst gelassene, etwas reichhaltiger an festen Bestandtheilen, als das gesunde Blut, denn während dieses, 9,80 Procent feste Stoffe liefert, giebt jenes 13,77. Hewson zu Dunfries hat dieses Blut mit dem Mikroskop untersucht und gefunden, dafs in dem Serum eine Menge kleiner Kügelchen vorhanden sind, welche in dem normalen, durchsichtigen und klaren Serum nicht beobachtet werden. Diese Kügelchen weichen aber von den rothen Blutkügelchen hinsichtlich ihrer Gröfse und Gestalt ab. Das in diesem Serum enthaltene Fett besteht aus Oleine und Stearine, und zwar glaube ich nach den bis jetzt vorliegenden Beobachtungen behaupten zu dürfen, dafs in dem Fett, welches bei der Synocha im Blute vorkommt, die Stearine der Art vorherrscht, dafs dieses Fett dem Talge sehr ähnlich ist, während bei jenen Entzündungen, die bei Säufern vorkommen — wahrscheinlich Synochus — im Blute die Oleine auffallend präponderirt, so dafs dieses Fett als ein gelbes flüssiges Oel erscheint. Alle Beobachter sind darüber einig, dafs diese Fettbildung im Blute mit dem phlogistischen Prozesse zusammenhänge, allein der hier zum Grunde liegende Vorgang ist noch sehr verschleiert. Einige Nosologen waren der Meinung, dafs eine Aufsaugung des Fetts durch das Blut während der Entzündung stattfinde, allein eine bethätigte Aufsaugung ist mit der Natur der Phlogosen nicht vereinbar. Wenn man berücksichtigt, dafs der Eistoff und der Faserstoff des Bluts mit Weingeist oder Salpetersäure in der Wärme behandelt, Fett bilden, so kömmt man auf den Gedanken, dafs bei intensiven Phlogosen durch Carbon- und Azot-Oxyde der Eistoff des Blutes theilweise in Fett zersetzt werde, besonders wenn nachgewiesen wird, dafs beim Synochus Carbon-Oxyde, und bei der

Synocha die Azot-Oxyde in entsprechender Art zugegen seien. Dafs bei der Synocha verschiedene Stickstoff-Oxyde, und zwar von Azot-Oxydul bis zur Salpetersäure erzeugt werden, davon kann man sich leicht überzeugen."

Ich habe seit der Zeit, dafs ich obige Abhandlungen schrieb, wieder öfter ein milchiges Serum beobachtet, aber immer nur das Molekular-Fibrin als Ursache dieser Beschaffenheit gefunden, und zwar bediente ich mich zur Ermittelung desselben der angegebenen Simon'schen Methode. Die rahmartige Masse, welche sich nach 24stündigem Stehen oben am Glase absetzt, habe ich mikroskopisch untersucht, darin aber Nichts, als dunkle, rundliche Körperchen entdecken können, deren Natur mir nicht klar geworden ist.

Druckfehler.

Seite	6	von oben	Zeile	8	statt	Elementheil lies Elementartheile.
—	9	- unten	—	18	—	reine l. rein
—	14	- —	—	12	—	der l. den
—	17	- oben	—	15	—	so erwiedern l. bewirken
—	20	- —	—	12	—	bei den l. beider
—	21	- —	—	12	—	Blutadern l. Blutarten
—	22	- —	—	6	—	gerinnter l. gerinnbar
—	24	- unten	—	14	—	der Wachsthum l. das Wachsthum
—	27	- oben	—	18	—	Eisenoxydhydrat l. Eisenoxyd
—	28	- —	—	5	—	Zersetzungs-Fäulnifs l. Zersetzungs- oder Fäulnifs
—	30	- unten	—	7	—	Umbildung l. Neubildung
—	31	- —	—	9	—	Entstehung l. Bildung
—	34	- oben	—	11	—	sauer l. saurer
—	38	- —	—	5	—	überworfen l. unterworfen
—	38	- —	—	7	—	normale l. anomale
—	48	- unten	—	9	—	auf l. auch
—	50	- —	—	2	streiche	quantitativen.
—	51	- —	—	8	statt	Verrichtung l. Vernichtung
—	52	- —	—	9	—	aeta l. aeth.
—	54	- oben	—	13	—	Kranken l. kranken Hunde
—	62	- unten	—	3	—	Centralagens l. Centralorgan
—	64	- —	—	16	—	quantitativ l. qualitativ
—	93	- oben	—	17	—	normalen l. anomalen

MIX
Papier | Fördert gute Waldnutzung
FSC® C083411

Kolibri 360 GmbH
Ferdinand-Jühlke-Straße 7
99095 Erfurt, Deutschland
produktsicherheit@kolibri360.de